全国医学教育发展中心医学教育译丛

丛书译委会顾问　韩启德　林蕙青

丛书译委会主任　詹启敏

职业责任：
教育和医疗改革的根本问题

Professional Responsibility

The Fundamental Issue in Education and Health Care Reform

原　著　Douglas E. Mitchell　Robert K. Ream

主　译　陈　翔

副主译　常　实　陈俊香　吴晓创

译　者　（以姓氏笔画为序）

于　婷　庄　权　李亚平　杨一峰

吴晓创　张　柯　张勿扬　陈　翔

陈俊香　陈联英　欧阳洋　周星璨

袁勇翔　常　实　曾　艺　谭斯品

U0253800

人民卫生出版社

·北　京·

First published in English under the title
Professional Responsibility：The Fundamental Issue in Education and Health Care Reform
edited by Douglas E. Mitchell and Robert K. Ream
Copyright © Springer International Publishing Switzerland, 2015
This edition has been translated and published under licence from
Springer Nature Switzerland AG.

图书在版编目（CIP）数据

职业责任：教育和医疗改革的根本问题 /（美）道
格拉斯·E. 米切尔（Douglas E. Mitchell）原著；陈翔
主译 . —北京：人民卫生出版社，2022.1
　ISBN 978-7-117-32685-8

Ⅰ.①职⋯　Ⅱ.①道⋯②陈⋯　Ⅲ.①医务道德 – 研
究②医疗保健制度 – 体制改革 – 研究　Ⅳ.①R192
②R197.1

中国版本图书馆 CIP 数据核字（2021）第 268867 号

| 人卫智网 | www.ipmph.com | 医学教育、学术、考试、健康，购书智慧智能综合服务平台 |
| 人卫官网 | www.pmph.com | 人卫官方资讯发布平台 |

图字：01-2021-1359 号

职业责任：教育和医疗改革的根本问题
Zhiye Zeren：Jiaoyu he Yiliao Gaige de Genben Wenti

主　　译：	陈　翔	
出版发行：	人民卫生出版社（中继线 010-59780011）	
地　　址：	北京市朝阳区潘家园南里 19 号	
邮　　编：	100021	
E - mail：	pmph @ pmph.com	
购书热线：	010-59787592　010-59787584　010-65264830	
印　　刷：	北京汇林印务有限公司	
经　　销：	新华书店	
开　　本：	710×1000　1/16　印张：20	
字　　数：	370 千字	
版　　次：	2022 年 1 月第 1 版	
印　　次：	2022 年 1 月第 1 次印刷	
标准书号：	ISBN 978-7-117-32685-8	
定　　价：	96.00 元	

打击盗版举报电话：010-59787491　E-mail：WQ @ pmph.com
质量问题联系电话：010-59787234　E-mail：zhiliang @ pmph.com

以医学教育科学研究推进医学教育改革与发展。

本套译丛的出版对于我国医学教育研究的科学化和

专业化具有重要作用。

林蕙青

医学教育研究要研究真问题，密切联系实际；

要努力发现规律，促进医学教育高质量发展。

林蕙青

译丛序言

    医学教育是卫生健康事业发展的重要基石,也是我国建设高质量教育体系的重要组成部分。2020年9月,国务院办公厅印发《关于加快医学教育创新发展的指导意见》,明确指出要把医学教育摆在关系教育和卫生健康事业优先发展的重要地位,要全面提高人才培养质量,为推进健康中国建设、保障人民健康提供强有力的人才保障。医学教育科学研究是医学教育改革与发展的重要支撑,发挥着引领作用。当前,我国已经建立起全球最大的医学教育体系,但在医学教育科学研究上还较为薄弱,在医学教育的最新理念和医学教育模式创新上还相对落后。引进和翻译国际权威、经典的医学教育专业书籍有助于拓宽我们的视野,是提升医学教育科学研究水平和掌握国际医学教育新理念行之有效的方法,对我国医学教育事业改革发展有重要的意义。

    北京大学全国医学教育发展中心自2018年5月成立以来,始终以推动我国医学教育改革与发展为己任,以医学教育学科建设为核心推进医学教育科学研究。2019年5月,中心联合全国20所知名高等医学院校联合发起成立全国高等院校医学教育研究联盟,旨在凝聚各高等院校医学教育研究力量,推动中国医学教育研究的专业化、科学化和可持续发展,促进医学教育研究成果的生成、转化和实践推广,引领和推动医学教育发展。2020年7~10月全国医学教育发展中心携手人民卫生出版社,依托全国高等院校医学教育研究联盟,牵头组织研究联盟中的国内知名院校和知名医学教育专家,组织开展了国际经典或前沿的医学教育著作的甄选工作,共同建设"全国医学教育发展中心医学教育译丛",期望出版一套高质量、高水平、可读性和指导性强的医学教育译作丛书,为国内医学教育工作者和医学教育研究人员提供参考借鉴。2020年11月,"全国医学教育发展中心医学教育译丛"启动仪式在中国高等教育学会医学教育专业委员会、全国医学教育发展中心和人民卫生出版社共同主办的"全国高等医药教材建设与医学教育研究暨人民卫生出版社专家咨询2020年年会"上隆重举行。

    "全国医学教育发展中心医学教育译丛"最终共甄选11本医学教育著作,包括国际医学教育研究协会(Association for the Study of Medical Education, ASME)最新组织全球知名医学教育专家编写的 *Understanding Medical Education:Evidence,Theory and Practice*;既有医学教育中教与学的理论性著作,如 *ABC of Learning and Teaching in Medicine*、*Comprehensive Healthcare Simulation*;

Mastery Learning in Health Professions Education，又有医学教育教与学中的实践指南，如 *Principles and Practice of Case-based Clinical Reasoning Education*、*Developing Reflective Practice*。译丛还围绕特定专题，如教师发展、临床教育、叙事医学、外科教育等选择了相关代表性著作。*Medical Education for the Future：Identity，Power and Location* 和 *Professional Responsibility：the Fundamental Issue in Education and Health Care Reform* 则帮助读者从社会学、政治学、哲学等多学科视角理解医学职业和医学教育。

这些医学教育著作在甄选时充分注意学术性与实践性的统一，注意著作对我国医学教育实施和研究的针对性和引领性。为充分开展"全国医学教育发展中心医学教育译丛"工作，全国医学教育发展中心专门组织成立译丛翻译委员会（丛书译委会），邀请了国内 11 位医学教育知名专家担任委员，11 所知名医学院校分别担任各书主译单位，并邀请第十、十一届全国人民代表大会常务委员会副委员长，中国人民政治协商会议第十二届全国委员会副主席，中国科学技术协会名誉主席，中国科学院院士韩启德与教育部原副部长、教育部医学教育专家委员会主任委员、中国高等教育学会副会长、全国医学教育发展中心名誉主任林蕙青担任丛书译委会顾问。译委会秘书处设立在全国医学教育发展中心，具体工作由全国高等院校医学教育研究联盟工作组推进实施。

"全国医学教育发展中心医学教育译丛"是一项大工程，在我国医学教育史上实属首次。译丛的整体完成会历时相对较长，但我们坚信，这套译丛中的各著作的陆续出版将会形成我国医学教育中的一道亮丽风景线，对我国医学教育事业具有重要作用，也必将对我国医学教育学科和医学教育的科学化研究的推进提供强大助力。

感谢北京大学全国医学教育发展中心和全国高等院校医学教育研究联盟为此付出辛勤努力的各位老师，感谢人民卫生出版社的大力支持！

詹启敏

中国工程院院士

北京大学全国医学教育发展中心主任

全国高等院校医学教育研究联盟理事长

2021 年 10 月

全国医学教育发展中心医学教育译丛
丛书译委会

原版书前言

在美国社会中,关于政府和市场在组织经济活动中应扮演的正确角色,已经有了许多争论。而存活在政府机构和追求利润的公司、企业夹缝中的组织,几乎没有受到人们的关注。这些组织包括约翰·梅纳德·凯恩斯(John Maynard Keynes)(1926/2004)定义的"某些国家机构内的半自治机构,这些机构在自己领域内的行为准则就是他们所理解的公共利益,而出于私人利益的行为是被排除在这些准则之外的"。一个世纪以前,阿历克西·德·托克维尔(Alexis de Tocqueville)(1835/1945)也用了类似的说法来描述美国人对志愿协会的热情。当代社会中,这种半自治、志愿和非营利组织中最重要的就是职业从业人员及其相关职业的协会。

本书旨在从不同的学科和方法学的视角来研究上述行业组织。诚然,人们更想看到的是我们在这一过程中发现了什么问题,而不是直接给出我们的答案。在一个民主社会中,专业人士以及作为专业人士"守门人"的大学的定位和作用的问题,总是会引起一些相互矛盾的反应。亚当·斯密(Adam Smith)(1776/1976)曾将这种矛盾反应的一面描述为:同行业的人,即使是为了消遣和娱乐也很少聚在一起,而他们一旦坐下来开始商谈,目的不是在密谋如何损害公共利益,就是在设法提高定价。大学,是进入大多数专业工作的唯一途径,通常被视为筛选合格的专业工作者的角色。其保护了传统精英阶层的利益,即老派的学位授予仪式中所说的"权利和特权"。

矛盾反应的另一面也很常见:患者在寻求是否接受心脏手术建议时,很乐意看到医生墙上的证书——这就意味着技能经过磨炼和考验的人才有"权利和特权"切开人们的胸膛。同样重要的是,患者希望可以相信外科医生的建议是基于医生最优的职业判断,而不是基于医生自己的底线考虑,而医生坚定的职业精神有助于确保这一点。

因此,关于专业人员理想中和现实中的身份究竟是怎么样的,我们在有限的范围内进行着一定程度的探讨,即消费者保护以及垄断方的特权和权力。本书的作者们思想非常独立,他们对争论双方的论点均有不同看法。这是件好事,因为观点的多样性为读者提供了独立思考的空间。

但本书中对消费者以及垄断方各自利害关系的讨论,远远超出了上文所述的关于专业人员身份的争论。问题的核心在于,真正专业人士的社会责任到底延伸到什么程度才合适。专业人士究竟是应该把自己的职业责任限定于每一个患者、学生或被告的需求范围内呢，还是以个体或集体的形式，在客户需求范围之外，进一步采取积极行动，使他们的工作也能够满足社区的需要。因此，读者会发现，作者们对于是否应当扩大所谓"精英"专业人士的话语权与影响力是存在分歧的。因为，这会影响社会政策的制定，从而带来相应的风险与收益。

而更困难的是，作者们发现，随着组织架构发生了根本的变化，专业人员的工作环境也今非昔比。在过去，律师、医生以及老师都能够独立从业，他们对自己的工作有着绝对的自主权，而这一模式正在逐渐成为历史。现如今，随着越来越多的专业人员就职于更加大型的组织机构，在复杂的组织框架内开展自己的工作。因此，对于工作的自主权以及专业判断该如何界定显得越发困难（请查阅 Steven Brint 和 Paul Adler 的专著）。在此，我们对能够解决当下这一困境的数种方式进行了仔细的评估和改良，并将其总结在一整章内容中，呈现给各位读者，展示了我们对这些重要且棘手的问题是如何思考的。

在接下来的内容中，我将提出一个分析框架，用以阐明专业组织与非营利性组织所面临挑战的共性。需要明确的是，虽然下文的某些观点契合本书的主题，但他们均为本人的观点并且未在本书除前言之外的其他地方得到详细的阐述。在前言的最开始我发现：存活在政府机构和追求利益的公司企业夹缝中的组织，并不仅仅是只有专业协会。

在古典经济学和新古典经济学的探讨中，关于私人领域和公共领域之间的区别，是围绕着"市场失效"这个概念进行的。在理想条件下，市场制度会产生"最佳"结果。大量公共政策的制定均基于这个假设。当现实条件与理想状态趋于一致，那么依靠逐利动机和追求私人利益来组织生产比依靠政府直接提供商品或服务能够获得更好的效果。在这个情况下，政府最好退居幕后，其核心作用仅限于制定和执行私有财产和合同制相关的规则。即使存在显著的市场缺陷，政府部门最好也只是充当一个让市场更加完善的辅助角色，通过颁布反垄断法、发布客观信息、规范供应商的行为（如督查餐厅的卫生和安全状况）等来发挥作用，而不是代替市场，由政府来提供所有的服务。

在其他一些"公共事物"相关的行业领域，市场机构完全不能提供社会大多数成员想要或需要的商品或服务。其中一个典型的例子就是国防。不管你有没有部队，私人公司不能仅向有能力和愿意支付费用的人"出售"免受攻击的保护，而不对那些不愿意付钱的人提供保护。类似的，例如公共消防部门（没有人赞成让私人消防部门在灭火前停下来检查账单是否付清），人们呼吁用政府提供的服务取代市场服务。

当一些公共事物和私营商业纠缠不清时，会出现一些颇具挑战性的案例。我们呼吸的空气质量——以及更广义上的环境质量，显然是一种公共财产。

很难想象我们能够把干净的空气卖给那些愿意为此付钱的人,同时把肮脏的空气留给这些人的邻居(可能除了少数有特权的人能在山顶"买到"清洁的空气)。但是,我们逐渐意识到,由市场驱动的日常经济活动对环境质量具有重大影响。未经政府调控的市场并不会给予买方或卖方足够的物质激励来识别或减少这种负面后果,这些负面后果产生的"溢出效应"为政府的调控行为提供了坚实的基础。

在所有这些情况下,我们认为政府调控是应对失效市场的有效手段,而且我们通常认为,私人企业和政府机构,正在瓜分他们之间的制度空间。

然而还有一类机构,我们称之为第三类机构,它处于政府机构和私人企业之间。在这些典型的案例中,我们不相信逐利动机能够将私人企业导向社会期望的结果,同时我们也怀疑传统的政府调控行为监管或直接提供政府服务是否能够充分解决这个问题。而在两者之间的主要机构类型包括专业人士及其行业协会和其他非营利组织,尤其是所谓的"商业非营利组织"。这些组织通过销售服务或商品(因此是商业性的)获得了可观的收入,但该机构的负责人不会从中获取个人利益。相反,所有盈余用来进一步提高机构的实力。需要引起各位读者注意的是,这两类机构在服务职能方面和面临的困难上存在共同点。不出意外的话,许多教育和医学等领域的专业人士通常都会在非营利性机构工作。

为什么在某些特殊情况下,我们既不相信逐利动机,也对政府调控手段心存疑惑? 我倾向于 Burt Weisbrod(1988)的观点:在这些典型的情况下,一方面消费者很难在接受服务之前判断其质量,另一方面使未经调控的市场自我纠错的"反馈机制"要么不存在,要么风险很大。因此消费者别无选择,只能寄希望于其所面对的从业人员拥有高超的职业技能和高尚的职业道德。这种市场环境以信任作为其最基本的特征。然而也仅限于此,消费者在接受服务之前无法验证服务质量(因为上文所述的反馈机制薄弱)。尽管此时政府可以进行调控,但他们同消费者一样,无法评判市场所提供服务的质量。

显然,教育和医疗服务都符合上述标准。人们不可能通过参加招生夏令营和阅读大学宣传册来判断一所大学的质量,即便最终被录取,亲身经历了校园生活,人们也需要通过很长的时间才能有把握判断这段经历的价值。由于大部分人一生只会上一次大学,所以大学生活的经验也非常有限。在医疗过程中,患者无法判断医生的诊断和推荐的治疗方案是否合理,而且患者也基本无法知道其他的治疗方法是否会更有效。

正如诺贝尔经济学奖得主肯尼斯·阿罗(Kenneth Arrow),1963 年在其开创性的文章《医疗保健的不确定性和福利经济学》中指出的那样,"可信度"本质上是一种在市场上无法买卖的商品品质。("我向你保证,如果你给我更好的报酬,我会成为那种不为金钱所动的人。")正如本书所述,对医患信任关系和师生信任关系的担心贯穿于我们对职业思考的方方面面。我相信,政府部门关注到了高等教育和医院存在相同的问题,对于改善目前的情况是有帮助的,并且也涌现出了一大批非营利性的学院、大学和医院。

同样值得关注的是,还有非营利性组织中对信任关系滥用的问题,他们通过相互勾结或单独行动来满足私人的利益,而这很难通过规章制度进行有效的预防。Weisbrod创造了术语"伪装利润"(for profit in disguise,FPID)来描述这种情况。此时,消费者与服务机构的信任关系很容易被破坏。诸如专业人士及其协会等非营利机构,正面临着建立和维持良好声誉的挑战,尤其是在体制改革迅速发展和普遍愤世嫉俗的时代。

正如专业人士感受到市场压力侵蚀,我们也看到营利性供应商迅速进入高等教育和医院行业。在高等教育中,信任的缺失以及用营利性机构取而代之,对于高校产出的可以投放市场的"产品"本质会有很大的影响。因此,一般很难衡量或证明某一人文学科教育的意义,更不用说某一个机构声称他能将这项工作做得更好。因此,我们几乎没有见到营利性机构进军人文学科的教育市场。相反,他们专注于提供职业教育,短期内就能改善客户的工作和薪酬。这种发展趋势产生的一个令人担忧的后果是,传统的学院和大学逐渐被迫以营利机构确立的迅速就业和所获薪酬标准来衡量自己,这种标准已经远远偏离了传统的大学所追求的目标。

最后,正如本书中的 Bill Sullivan 等指出,专业人士及其协会应该更全面地看待他们的工作,而不是服务好眼前的客户就行了。相对而言,他们并不是完全逐利的,这就给了他们一个独特的机会(因此,有些人认为这是一种责任),需要他们从更广泛的社会、文化和公民角度来制定自己的职业目标,这一职业目标比直接关注"消费者保护"更重要。遵循同样的逻辑,作为非营利性大学的领导层,需要承担更广泛的社会使命:不仅要关心、善待所有的学生,努力为多元化的生源,尤其是来自边缘化或弱势群体的学生提供教育服务,而且无论是为了学生本人还是为了社会,要帮助他们成为具有更高社会价值和公民价值的人。

因此,本人呼吁我们不仅需要将此巨著视为解决有关职业领域中纷繁复杂问题的助力,也应当看到它对研究那些"半自治机构"所做出的贡献,因为这些机构对于现代社会的繁荣至关重要。

斯宾塞基金会　Michael McPherson
芝加哥,伊利诺伊州,美国
(陈翔,陈俊香,谭斯品,陈联英,于婷　译)

参考文献

Arrow, K. J. (1963). Uncertainty and the welfare economics of medical care. *The American Economic Review, LIII*(5), 941–973.

Keynes, J. M. (1926/2004). *The end of laissez-faire: The economic consequences of the peace.* Amherst: Prometheus Books.

Smith, A. (1776/1976). *The wealth of nations.* Chicago: University of Chicago Press.

Tocqueville, A. D. (1835/1945). *Democracy in America* (Vol. 1). New York: Alfred A. Knopf and Random House.

Weisbrod, B. A. (1988). *The nonprofit economy.* Cambridge: Harvard University Press.

译者前言

受全国医学教育发展中心的委托,中南大学湘雅医学院承担了《职业责任:教育和医疗改革的根本问题》一书的翻译。团队成员经过半年的努力,完成译稿并作为中国共产党成立 100 周年及湘雅医学院建院 107 年的献礼。

职业责任指人们在所从事的职业活动中承担的特定职责,包括应做的工作和应尽的义务。职业精神是与职业活动紧密联系的精神与操守。医学职业精神意味着对学生和患者负有职业责任——既要承担专业技术责任,还要维护客户利益和遵守职业规范。由于医学职业的特殊性,在教育界和医学界,关于职业责任和职业精神的讨论从未停止。本书作者通过描述目前美国教育和医疗工作者面临的职业责任的挑战,阐明了他们在工作中行使职业责任的深层含义;同时通过描述职业责任的历史、背景和组织结构,探讨了医学职业的招聘、选拔、培训、入职、监督和激励机制等相关问题,为如何在教育和医学环境中发展和维持职业责任提供了四种备选方案。

我国已经建立起全球最大的医学教育体系,医学教育改革已进入“以岗位胜任力为导向”的新模式,而岗位胜任力的“核心价值观与职业素养”是八大核心指标中的重要模块,是医疗工作者的职业灵魂所在。医疗工作者要有较高的职业道德,要以崇高的职业精神对患者作出承诺,并接受行业协会的监管,从而保证其职业责任的实现。在本书中,美国的教育和医学界的同行们从不同的角度阐述了他们就职业责任所达成的九个共识,以及如何实现专业实践改革。博采众长,定能助力我国教育和医疗工作者;致知力行,必将促进当代中国医学教育改革。

本书可以作为我国高等医学院校教师、医生以及医疗卫生行业、卫生健康行政管理人员等的辅助读物,它对于提升教师职业素养、加强医学生职业素养的培养、了解职业素养和职业责任等,具有十分重要的意义和借鉴作用。希望本书能受到读者的喜爱。

本书翻译团队由湘雅医学院以及 3 所附属医院、中南大学基础医学院等单位中有丰富教育、医疗或管理工作经验的教授们组成,后期的审校工作得到了中国医科大学国际教育学院的大力支持,还有为此书出版付出辛勤努力的所有工作人员,在此一并表示感谢。

由于译者水平有限,不当之处在所难免,恳请读者朋友批评指正。

陈　翔

2021 年 12 月

原版书致谢

这本书的编写工作凝聚了许多人的心血。34 位合作作者在写作过程中均做出了超额奉献；其中 17 人在 2012 年 10 月于加州大学河滨分校（University of California, Riverside）举行的"在多样化社区发展职业责任"（Evolving Professional Responsibility for Diverse Communities）会议上宣读论文，通过深入讨论敲定了本书所有章节的核心思想。为了保持本书不同章节主题的连贯性，所有章节的作者都欣然接受了编辑指导。对于此次会议的支持，我们要感谢加州大学河滨分校，特别是加州大学河滨分校执行副校长 / 教务长 Dallas Rabenstein。除了为会议提供资金支持外，Dallas Rabenstein 针对职业责任的介绍性发言令人动容，为会议开幕式上对这一重要问题的认真讨论奠定了基调。

会议组织和本书后续章节得到了 Linda Scott Hendrick 博士的强力支持。书籍创作计划有条不紊地执行离不开她精湛的沟通技巧和对细节的敏锐洞察力。在项目规划阶段，Teresa Lloro-Bidart 博士和 Jennifer Branch 女士提供了最初的文献支持。UCR 教育研究生院院长行政助理 Marie Martin 女士和她的继任者 Jennifer Blain 女士提供了人员和通信支持。Robert Wolfer 先生和 UCR 媒体资源中心的工作人员协调提供技术支持。UCR 高级公共信息官 Ross French 协助处理媒体关系。我们也非常感谢斯宾塞基金会的邀请，让我们有机会与芝加哥的基金会工作人员一同展示并讨论这本书定稿前的草稿。在前言中，斯宾塞基金会主席 Michael McPherson 对本书的重要性提出了一个特别有价值的观点。同时也感谢我们的编辑 Melissa James 女士和她的助理 Miriam Kamil，在成稿过程中，他们的指导使我们始终保持正确方向，并鼓励着我们直至完成这项工作。

最后，作为共同编者，我们必须感谢我们的妻子们，Tedi 和 Patricia，以及我们的家人，感谢他们在整个项目中一如既往的耐心和支持，使我们不眠不休的工作，没有了后顾之忧。

（陈翔，陈俊香，谭斯品，陈联英，于婷　译）

目　录

第一章
职业责任概况

当农业推广机构开始向农民推广杂交种子和其他农业创新产品时,据说他们经常遇到农民抱怨,"我现在种的农作物还没有我以前种的一半好,那要新奇的种子有何用?"。在如今美国的学校和诊所中,虽然很少有人愿意这样明说,但的确存在类似的反馈。教育和医疗这两个领域的专业人士目前都感到自身被法律法规、复杂技术、政治压力、不当的激励手段、预算限制和情绪、疲惫等一些外界因素所束缚。这让我们认识到,当前的教育和医疗体制效率低下,公平性差,和我们当前的认知极不相符,也远未达到财政投入的预期效果。

那么这其中到底存在什么问题,又该如何解决?半个多世纪以来,美国的高校一直在进行频繁的改革。然而,人们却发现,学校的教育质量、教育机会平等性等方面的表现却变得越来越差。几十年来,美国的医疗服务改革也一直是政治辩论的热点。人们承认医疗资源的分配存在严重失衡、社区医疗服务质量较差、医疗成本过高等一系列问题。

本书撰写的前提是基于我们需要改变描述和思考教育、医疗和其他社会福利服务中提供专业服务的方式。在过去半个世纪里,通过设立越来越高的目标并进行努力,已经解决了教育领域中的一些问题,例如:进一步完善了有关儿童如何学习的理论基础,并用这些理论培训新的教师,制定相应考核的指标,从而加强基于研究的学习和教育管理理论的应用。人们认为,医学和公共卫生方面的问题与知识开发或应用关系不大,这些问题更多地涉及医疗服务提供系统的重新定位,通过在医疗服务系统中更多地考虑对健康结果产生不利影响的社会、文化和社区因素,最终达到普及卫生保健、改善医疗服务以及降低医疗成本的目的。

虽然人们通常分开考虑教育改革和医学改革,但其实我们更应该同时考虑它们。在所有的行业中,教育和医学对我们全体公民的影响是独一无二的。他们相辅相成,实现共同的目标。健康的公民在学习上具有优势,受过教育的公民可以更好地利用当今先进的卫生服务。如果国家能够把教育和医学改革中的问题一并解决,并产生一些整合性型的政策、结构和实践方法,国家为改善健康和教育而付出的积极努力、巨额投资则更有可能取得成功。

全书一致同意有必要在教育、医学和其他社会福利服务领域中发展和保持职业精神。也就是说,这些作者看到了以下这些改革间的联系:在教师和学生之间、医疗卫生工作者和患者之间,教育工作者和健康专业人士之间建立更牢固、更有效的工作关系。我们认为职业精神意味着对学生和患者负职业责任——不仅要承担专业技术的责任,还要有对社会职业规范的承诺,包括对客户利益的信任和责任。在过去,如果专业人员有充足的知识,能够把这些知识转化为专业实践的标准,就足以承担起这份职业责任了。而在今天,很明显,我们必须仔细考虑专业人士在培训期间发展、内化和保持职业精神的方式,以及冲击职场和就业制度的监管、财政、技术、政治和情感激励机制,这些方式和机制可能会破坏这种对社会责任职业精神的承诺。因此,本书的主题围绕着如何设计职业准备规划、安排管理方法、建立公共政策体系,以及如何规划有能力保持自信、信任和其他社会职业责任的强大专业协会展开。我们在上述主题的书写中,首先彻底重建对职业责任的理解。然后,我们将描述个人如何有可能需要提供具有职业精神的职业责任服务,评估审阅具有可行性的专业服务体系改革方案,最后提出一个在初级保健医学、公共卫生、社会福利和教育领域推进人类进步的改革战略大纲。

本书中阐述的想法是在加州大学河滨分校(University of California, Riverside's, UCR)的三个学术单位联合主办的邀请会议上开发并打磨的。三个学术单位分别为教育研究生院、新认证的 UCR 医学院和加州大学的一个健康倡议组织。该会议的中心主题——“为多元化社区不断发展职业责任”,源自 UCR 教育研究生院和 UCR 医学院教师之间的一系列跨学科讨论。新成立的加州大学河滨公共政策学院院长以及校园社会学、经济学和管理学系的代表加入了这些学院,大家集思广益,对职业责任工作及其所需的培训、支持和政策框架进行广泛多学科研究。

本章重点描述了美国赠地大学和 UCR 的社区和使命导向承诺的特点,这也是“为多元化社区不断发展职业责任”这一主题的发展结果。UCR 位于美国第十二大人口都市区(加利福尼亚州的河滨县和圣贝纳迪诺县)中人群密集的位置。教育和医疗保健服务行业所存在的全部核心问题,在这里都可以找到。我们通过展示该地区曾经引起广泛讨论的卫生和教育不平等现象,描绘了当今美国社会、文化、经济和政治特点在医疗和教育体制中的现状和缩影。

我们发现在教育界和医学界,有在更广泛的层面上讨论职业责任和职业精神的丰富历史。在教育界,20 世纪上半叶一系列宣布教学为专业型职业的努力基本上都没有成功。然而到了 1960 年,教师们大部分放弃了对职业地位的要求,将注意力转移到了成立工会上。这一举措相当成功,自此教师成为美国组织最严密的职业之一。1986 年发表的两份文件重新引发了关于职业精神的讨论:卡内基教育论坛的经济报告《国家的准备:21 世纪的教师》和福尔摩斯集团报告《明日教师:一个福尔摩斯集团的报告》。这两份报告都呼吁从本质上大幅提高教学的技能、自主性和声望,最终认定教师是一种完全专业化的职业(Burbules and Densmore 1991;Case 1986)。在这两份文件中,都描写了职业精神与公民政府(包括当地学校董事会)对教学的民主政治控制之间的紧张关系。民主控制被视为获得确保专业化劳动力所需的自主权力和报酬补偿的阻碍。卡内基论坛报告中呼吁建立一个更严格的体系,由教育专家对教师的资格认证进行管理。对于福尔摩斯集团而言,学校教育的改革被视为实现全面专业化的最佳途径。

医学的职业精神与孔德实证主义一起出现,后者在 19 世纪末成为医学的主导哲学,这种哲学强调了医学的科学基础,并构建了医学职业责任的概念。然而,到了 20 世纪末,医学职业精神跌下神坛。正如 Le Fanu(1999)所指出的,该行业开始遭遇:①幻想破灭的医生;②患者满意度下降;③非常流行但不太可靠的"替代"医疗;④成本飙升,许多人无法负担医疗保健服务。RAND 最近的一项研究(2012 年)强调了最后一点。该研究报告指出,1999 年至 2009 年间,家庭年收入增加了近 23 000 美元,其中 32% 的收入被用于增加的医疗保险费用(不包括免赔额和分摊付款额的增加)。Hilton and Southgate(2007)认为,最近这些医疗实践面临的挑战侵害了专业医学实践中必不可少的信任。

关于职业精神的研究中也存在一些观点的分歧,而这些分歧值得我们关注。例如,几乎所有观察员都认为,专业工作是技术性的、复杂的、需要全面准备的,并以专业人员与客户之间建立信任关系为基础。很多人都同意专业工作应该以道德或伦理要求为核心,呼吁专业工作者承诺遵守《希波克拉底誓言》,即牺牲自身利益,承担起保护和支持客户利益的责任(Gardner 2007;Sullivan 2005)。

大多数观察员也同意,专业工作诞生于医学、法律和牧师等职业,这些职业是职业精神的原型,许多专业工作的特定特征都起源于这些职业。重要的是,这些职业强调专业客户合同的信任和人际关系维度。然而,Steven Brint(1994)观察到,大多数专业工作现在被并入到大型复杂组织中并由其管理,这些组织具有截然不同的社会关系规则——这些规则强调工人的技术责任和管理控制,而削弱了他们对客户利益的职业责任。

关于职业精神的文献中也存在一些重要的分歧。首先,观察员往往在"专业"这个词是代表整个职业,还是属于职业群体中个别工人的特征的问题上无法达成一致。在大多数关于职业精神的讨论中,人们认为特定的职业(如医药、建筑、法律等)是专业的。这意味着一个人需要成为"专业"的工作者,才能参与到这个职业中来。相比之下,撰写上述卡内基报告的分析师提出,从事教学等职业的专业人士构成了劳动力的一个子群体,他们的高超技能和强烈的责任感将证明,他们在一个同时有大量非专业人员就业机会的职业中会被视为专业人员。

文献中的第二个分歧点涉及专业人员是否可以是某个组织机构的雇员,或者是否必须是自主职业者,即这类人可能接受机构管理但不一定有编制。也就是说,他们遵守的实践规范和承担的责任形式可能由他们在大学受过的培训和他们在专业协会的会员资格决定,或者他们的工作可能由支付他们工资的组织(如学区或保健组织)定义和控制,抑或由二者组合而成。

不同概念理解产生了第三个分歧点,即组织和公共政策法规是否损伤了专业人员与其客户之间的信任关系,这些法规能否成为保护和支持专业工作的重要机制。

一个重要的学术流派的研究结果提示:使用下面的工作结构分析的框架,可以消除这些分歧和异议。Mitchell and Kerchner(1983)、Huberman(1993)和Rowan(1994)等作者解释了这一流派的主要研究结果。不同于先前的先划分工人类型的研究,这些学者都选择了先划分工作任务的类型,他们普遍认为,全部职业按照本质特点可以划分为四种不同的基本工作类型:①非技术性的工作;②技术技能依赖型的工作;③需要感性的艺术性工作;④创造性和专业性的工作,这类工作包括接受客户的信任和对客户的结果负责。这种思路让我们发现职业工作可以,而且通常确实是由这些类型的工作任务组成。有些职业主要由劳动任务组成(Frederick Taylor 1911年出版的《科学管理》一书中描述的生铁运输船"施密特"就是典型的例证)。其他职业以手工艺类任务为主(例如计算机编程),还有一些可能主要是与艺术相关的(例如造型和表演艺术家),最后有一些职业主要是任务结构中的创造性专业类任务。按此顺序呈现任务类型并非偶然,因为它传达了任务结构是分层的这个事实,即手工艺工人必须勤奋工作才能完成其本职工作,艺术工作者既需要表演技艺,又需要展示富含艺术气质的专业劳动。专业工作的开展需要劳动力、技能和艺术要素,这些因素是保证我们高质量完成工作的先决条件。简而言之,专业工作除了要具备其他工作所需的勤奋、技能和职业敏感性,还增加了对人际关系、社会责任和信用责任的要求。

人们正在逐渐关注那些独特但有限的专业责任领域和更广意义上的职业责任,本书的作者们也以颇为新颖且富有成效的方式,探讨了教育者和医生应该如何保持适当的敏感性、技能水平和勤奋程度,才能履行自身的职业责任。

总而言之,本书阐述了一个新观点:用于组织、授权和资助这些行业的组织架构和公共政策,最终可以促进或干扰每类职业任务的执行——例如,焦虑或令人分心的任务可以降低工作的勤奋度。如果可以随意进行监督或问责,人们将难以认真努力执行劳动任务。如果培训不足,就会缺乏技能;如果需要体现政治正统观念,就会削弱艺术敏感性。如果插入某些监管政策,就会破坏专业工作中所需的信任度。

本书计划

本书主要包括五个部分。在这一简短的介绍性章节(概述了在专业工作分析时需要澄清的概念)之后:

第一部分,描述了教育(第二章)和医学(第三章)方面所面临的挑战。

第二部分,阐述了职业责任的概念基础,并审视了"教育者和医生能够并且应该在他们的工作中行使职业责任"的含义。这部分的三个章节对专业工作进行了剖析,阐明了关键概念和核心问题。第四、五、六章从历史由来、相关背景和组织结构的角度阐明了职业责任。第四章解释了关键概念,这些概念对职业责任需要确保教育和医学领域的公平和质量的论点提供了支持。第五章探讨了影响专业工作者的制度结构和社会力量。从制度背景的角度来看,它阐明了职业责任是由利益相关者团体塑造的,他们将道德和信用责任强加给执业人员。第六章阐述了在过去的 50 年中,专业工作已经从独立的按服务收费的个体合同方式,转变成大型的专业组织中的一部分(这些组织负责制定专业工作目标和规范)。

第三部分,探讨了与职业工作的招聘、选拔、培训、入职、监督和激励机制有关的问题。第七章从医学专业的角度探讨了招聘、选拔和培训。第八章着眼于教育专家的训练工作背景,强调了教育工作者亲手参与工作的重要性。第九章描述了新员工入职的复杂过程,揭示了年轻的医生从仅提供医疗指导过渡到服务医院患者时所面临的压力。第十章深入探讨了影响职场专业人员的激励制度,进一步区分支持性激励措施和那些让努力方向偏移并破坏职业责任的激励制度。第十一章详尽说明了职业的概念,强调了强大的专业协会的作用就是通过协商政治体制的监管要求,满足公民文化的专业服务期许,最终促进和维持职业责任。

第四部分,用七个章节探讨了在教育和医学背景中发展和维持专业精神的四种备选方案。在分析了用于支持专业工作者发展的招聘、选拔、培训、入职和激励制度后,探讨了其他一些组织专业工作的方法,可用来帮助克服职业场景所面临的挑战。作者们描述的组织备选方案包括以下内容:①创建"制度环境"，保护专业人员免受官僚主义和政治压力的影响；②将大学作为"运营基地"来指导和支持专业人员工作；③培养"职业间变革代理人"来提供职业间链接和整合服务；和 / 或④促进专业工作者社区努力发展"协作惯例"，确保在复杂的组织中遵守职业标准。

　　第五部分，汇集了前面二、三、四部分的综合见解，并且规划了一个在教育和医疗卫生组织中如何建立和维持职业责任的蓝图。

（陈翔，陈俊香，谭斯品，陈联英，于婷　译）

参考文献

Brint, S. (1994). *In an age of experts: The changing roles of professionals in politics and public life*. Princeton: Princeton University Press.

Burbules, N. C., & Densmore, K. (1991). The limits of making teaching a profession. *Educational Policy, 5*(1), 44–63.

Case, C. W. (1986). The Holmes Group Report: Impetus for gaining professional status for teachers. *Journal of Teacher Education, 37*(4), 36–43.

Cutler, D. M., & Lleras-Muney, A. (2006). *Education and health: evaluating theories and evidence*. Cambridge, MA: National Bureau of Economic Research.

Gardner, H. (Ed.). (2007). *Responsibility at work: How leading professionals act (or don't act) responsibly*. San Francisco: Jossey-Bass.

Hilton, S., & Southgate, L. (2007). Professionalism in medical education. *Teaching and Teacher Education, 23*(3), 265–279.

Huberman, M. (1993). The model of the independent artisan in teachers' professional relations. In J. W. Little & M. W. McLaughlin (Eds.), *Teachers' work: Individuals, colleagues, and contexts* (pp. 11–50). New York: Teachers College Press.

Le Fanu, J. (1999). *The rise and fall of modem medicine*. London: Little, Brown and Company (UK).

Mitchell, D. E., & Kerchner, C. T. (1983). Labor relations and teacher policy. In L. Shulman & G. Sykes (Eds.), *Handbook of teaching and policy* (pp. 214–238). New York: Longman.

RAND. (2012). A bitter pill soaring health care spending and the American family. *RAND Review, 35*(3), 16–17. 7.

Rowan, B. (1994). Comparing teachers work with work in other occupations: Notes on the professional status of teaching. *Educational Researcher, 23*(6), 4-17.

Sullivan, W. (2005). Work and integrity (2nd ed.). San Francisco: Jossey-Bass.

第一部分
为什么需要进行教育和卫生改革

引言

本部分的两章记录了当前教育和医学提供服务面临的挑战。在第二章中，Ross Mitchell 和 Lisa Romero 聚焦于公共教育的核心要素——课程、教师和学生——并研究这些要素如何相互作用来产生(但最终往往无法产生)优质教育。他们绘制了一幅说明图，重点描绘了社会、组织和其他政治力量如何分散和削弱那些既专业过硬，又有能力的教师的注意力。而正是社会、组织和其他政治力量决定了如何分配和管理这些核心资源要素。他们的分析结果表明：教育者的责任、学生成绩差距和持续的低绩效问题已被重新定义为需要积极改革、努力反复解决的问题，有效的政策和实践变革仍无法解决这些问题。他们指出，当代学生是美国历史上受教育最全面的学生，但他们所获得的师资以及课程资源的质量和平等性上仍然存在不足。他们还认识到，与他们的前任相比，当前这一代教师比他们的任何前辈接受更多的培训，同时肩负着更明确的教学责任。尽管从事教学活动需要教师具备专业的知识，但是他们仍然需要不断提高自身的能力。即使理论知识再丰富，如果老师不与学生接触，仍然无法开展教学工作。然而当面对学习能力较差或健康状况较差的学生时，教师需要灵活应对课堂的复杂性并且学会为这些学生和家长树立信心，使其对教师的教学产生信任。此外，在当前的教育体制内，教师、学生和课程并未很好协调，结果导致包括家庭、学生、教师、管理人员和教育政策制定者在内的所有人员都感到沮丧、疏远和疲惫。作者们认为，最重要的是营造一种更充分的认同感和协作参与感，让教师能够感受到并表达对学生和社区福祉的更深层次的职业责任感。

在第三章中 Allen、Olds 和 Schiller 讨论了医学职业精神。作者们发现，与公共教育的情况一样，美国的卫生服务具有成本高、治疗效果不一致、不可靠的特点，承受着很大的政治压力，需要进一步的改革和改善。他们直接论述了职业责任的含义,并从道德和社会两方面强调了从业者对医疗实践的承诺。本章的作者报告说,这些职业承诺受到了"市场"和"国家"的严峻挑战。医药市场的商品化在很大程度上挑战了专业性,因为传统的按服务付费的医生薪酬促使医生们关注与收费相关的服务,而不是正在接受治疗的患者的健康和福祉。这样的医疗系统很容易导致去依赖更昂贵而不是更必需的服务。药物和医疗服务由大型营利性公司提供,这些公司拥有强大的营销团队,他们寻求更有利可图的产品和服务,因此最终导致市场也偏离了最经济有效的治疗计划。

国家努力规范了医疗服务的性质和成本,但这一举措对医学职业精神发起了挑战。由于医疗服务主要由政府出资,因此政府部门也是控制低效率、欺诈和腐败的主要监管机构。但要履行这种市场控制职能,政府必须按照政治价值观来制定价格和分配服务,并制定一系列规章制度,然而这些规章制度是假定标准化医疗相对于个性化医疗更有效。作者们在结论中提请我们注意:

> 虽然医疗和医学教育机构对医学职业精神的重新关注令人鼓舞,但仅仅教授医学职业精神,而不解决那些根深蒂固的体制结构下的市场和政府给医学职业精神带来的压力,那将是没有意义的。

总而言之,这两章对人类进步提出了一个根本性的挑战,这一挑战也贯穿了本书的其余部分:我们怎样才能在重新激发教育工作者和医生兴趣的基础上,帮助他们理解社会契约的内涵。在教师和医生从事的这份职业中,社会契约授予他们:①熟练开展本职工作的资质;②抵制市场和国家对本职工作的影响的力量;③为社会成员提供优质和平等的受良好教育和健康生活的职业责任。

(陈翔,陈俊香,谭斯品,陈联英,于婷　译)

第二章
公共教育核心部分的职业责任：
学生、教师和课程

教育是社会讲述自己的故事。我们教给孩子我们是谁，或者我们想成为谁（Murray 2008，p. 39）。

美国的教育作为一种美国民主制度，正处于其历史上的另一个十字路口（Fuhrman and Lazerson 2006；e.g.，Gándara and Contreras 2009；Mitchell et al. 2011；Timar and Maxwell-Jolly 2012；Valencia 2002）。作为"有责任感的国家"，他们标榜机会人人均等，但却必将面对某些群体的需求无法满足的情况，因此最终需要偿还对几代未得到充分服务的家庭所欠的"教育债务"。19世纪初，霍勒斯·曼恩对大众义务教育提出了一个未实现的承诺，即公平地提供教育机会，保证教育质量（Vallance 1973—1974）。在整个国家，尤其是在教育系统中，这一代人面临着我们是谁和我们想成为谁之间的巨大差距。

毫不奇怪，美国国家的政治和经济精英认为"我们仍然是一个处于危险之中的国家"（U. S. Department of Education 2008，p. 1），且我们的政府长期以来一直在制定教育策略来治疗社会的弊病，同时抵御对其政治或经济安全的外部威胁（Tyack 1991）。正如公平和卓越委员会联合主席最近所阐明的：

> 我们的领导人谴责但容忍学生成绩的不平等，这不仅是不公平的，而且在社会和经济上都是危险的……委员会审查的数据清楚地表明，各级政府的官员、行政人员和选民都必须将我们的教育失败视为道德和经济上急待解决的问题（U. S. Department of Education 2013，p. 9）。

自美国建国以来，学校几乎是每一代领导人改革的目标（e.g.，Kaestle 1983；Tyack and Cuban 1995；U. S. Department of Education 2013）。然而，在这里我们不是要强调改革，而是要将注意力重新放在教育的核心内容，即教学的义务和责任原则上，教育核心即适应课程的教与学。我们承认成绩差异的存在，这种差异也将继续成为教育的特征。的确,教育的不平等会导致严重的社会、政治和经济后果。但我们希望关注教育实践本身而不是管理和政府部门的行政手段。这里所指的课堂教学是教育的灵魂所在,即在真实的课程中教师和学生如何扮演着各自的角色。

责任之根

公共教育对美国的儿童和青年的成长负有重大责任。它占用了孩子们最多的非睡眠时间和注意力,有时甚至超过了家庭(Christensen et al. 2011)。而家庭通过公共教育在早期识字发展、家庭作业支持和其他课外教育互动和活动中发挥的作用也会加强学校的影响。公共教育是州和地方政府支出和就业的最大部分(Raffel 2007)。这个庞大的体系源于州宪法授权,宪法条款中明确提到"促进智力、科学、道德和农业进步"(加利福尼亚州宪法,第Ⅸ条第 1 款)以及:

> 提倡和灌输人道和仁爱、公共和私人的慈善、勤劳和节俭、诚实和守时的原则;真诚、幽默等所有的社会情感和人与人之间慷慨的感情(马萨诸塞联邦宪法,第Ⅴ章第Ⅱ款)。

此外,正如北卡罗来纳州的州宪法中提到的我们认识到"宗教、道德和知识(是)好的政府和人类幸福所必需的",要求"支持和维护一个有效的免学费的公立学校系统"(Constitution of the State of Texas, article Ⅶ, section 1)。

公立学校的初衷是为社会和国家服务,因此需要对社会的需求和公众关注的问题作出应对(Graham 2005)。学校改革是解决社会问题的常用方法,因为"美国人一直认为教导年轻人比强迫成年人更容易"(Tyack and Cuban 1995, p. 2)。学校为未来即将开设的课程制定了新的策略,我们希望通过为国家的青年提供所需的培训来唤醒新的民族特点(Mitchell and Mitchell 2003)。然而,学校与其所处的社区每天都在互相影响,这使得成功的教育面临极其复杂的挑战(e.g., Walzer 1983)。一方面,我们寄希望于从象牙塔里脱颖而出的年轻人可以创建新的社会、政治和经济秩序;而另一方面,他们放学后走出校门便不得不回归到真实的社会,受到周围所有人的影响,而这些人(有时包括他们自己的家人)正在应对不满、压力、威胁或其他麻烦(e.g., Grubb and Lazerson 1988)。教育实践所处的地方既是日常世界的避难所,也是磨炼新的社区理想和关系的熔炉。在学校中,有能力和负责的老师一方面会努力建立和维持与学生的信任关系,让他们在课堂和校园中充满学习的热情;另一方面,他们还会持续跟进新的教学要求以及来自学生们的学习需求。

教育的核心

在激烈的政策讨论背后，在宪法规定的建立大众义务教育的核心内容之中，存在着教育的基本要素：教师、学生和课程（Turner 1997, p. 234）。要理解教育工作者的职业责任，我们必须关注这三个核心要素及其相互关系。图 2.1 描述了这些核心要素的四个方面：①它说明了教育核心的基本要素（三个标记的圆圈）；②它表明这三个基本要素通过实践、活动和机构（每对圆圈之间的双箭头）相互关联和构建关系；③描述了他们在正规教育机构中的位置（带有圆圈和双向箭头的标记漏斗）；④它指出学校教育是学生生命中一个重要但有限的时期（单向箭头指向"学生时期的结束"）（Turner 1997；Ball and Forzani 2011；Laden 2013；Walzer 1983）。我们的儿童和青年在成长和发展成为其社区的成年成员时，都被迫经历这种或多或少与社会隔绝的阶段。而这，正是公共教育的个人和集体责任的体现，以及教育实践的着力点。

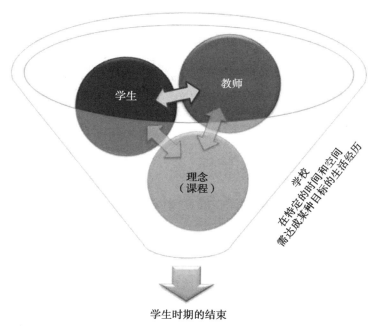

图 2.1　正规学校教育实践要素与建构概念图

教育实践规则的制定造就了现有的教育模式，从而形成了学校教育组织的合理方式。既定的模式虽然不容易改变，但总是要进行重新评估。在与家庭、政治共同体或经济需求（或垂危情况）相交的每一个十字路口，都有一种继续自我完善的冲动(Tyack and Cuban 1995),一种打破学校与社会其他人之间的隔离的愿望,一种干预教师、学生和课程之间的关系从而改善社会的渴望。学校是一段时间内积累经历和实现梦想的一个地方。我们必须一次又一次地扪心自问:我们是否有合适的老师通过合理的课程来达到正确的目标,让我们的孩子以正确的方式接受训练和培养,让我们的孩子和我们的国家走上正确或最好的道路?

然而,在提供答案之前,需要仔细研究最后一个复合型问题,因为这个问题的内容是有争议的、不稳定的和抽象的。毋庸置疑,"正确或最佳道路"是一个争论点,即使曾经达成一致,也可能会随着时间发生变化,并且不同地区会出现不同的情况。此外,无论是从全国范围还是从地方政策的层面来看,学校的特点各不相同,生源和教学方法也都存在着差异。漏斗比喻提醒我们,学校试图引导一个流动和动态的社会系统。他们对代与代之间的、人员和意识形态发生的变化负责并且必须对其做出反应。在学校之外,人口、经济、技术和其他情况都在变化——这都是学校需要应对的变化。

即使是由合适的老师以合理的教学方式来进行教学,也无法统一培养出理想的,能够在全国任何地方融入各种社会的国家公民[1]。在本章的最后部分,我们不求获得对教育改革和改进问题的答案,而是会继续仔细研究学校制度核心的组成部分。为此,我们回顾了教师、学生和课程面临的困难,以及学校目前需要应对的挑战。我们采用图2.1中提供的概念框架进行分析,该架构反映了公立学校在完成各种复杂任务的过程中所采用的嵌套式工作模式。

大众义务教育的使命与责任

在详细讨论学生、教师和课程的责任以及他们之间的相互作用之前,让我们回顾一下是什么把所有的美国年轻人带到学校来的——即为什么建立及如何发展公共教育制度。美国制定了大众义务教育,其目的是培养负责任的公民后代。这些公民后代能够参与社区的民主和公民生活,能够为社会做出贡献,并能够在当前的社会环境下追求经济上自给自足,而且有意义的工作(e.g.,Hochschild and Scovronick 2003)。要做到这一点,既要注意特定技能、习惯和知识体系的培训和发展,也要注意唤醒或灌输与我们生活的社区、州和

注1:如果我们继续使用机械生产这个比喻,那么我们就会质疑在一个完整的教育周期结束之前,改革是否有必要。那就是说,如果改革的频率超过了每12年一次,特别是如果改革要影响到整个系统,那么改革就会造成破坏性的而不是纠正性的混乱,会使整个系统变得不连贯和不稳定,而不是为学生、教师和课程奠定基础。改革将与承担责任的教育实践背道而驰,而不是促进其发展。

国家的政治、经济和社会生活相一致的性格和价值体系（e.g., Brown v.Board of Education of Topeka 1954；Tyack and Cuban 1995）。此外，义务教育应该帮助儿童适应他们的环境，这样他们就能最终承担起一个忠诚公民的全部责任（Grubb and Lazerson 1988；Kaestle 1983；Mitchell 2000；Plyler V. Doe 1982）。

在布朗案（1954 年）判决之后，联邦在制定公立学校政策方面的参与度大幅度增加，国民对制定大规模义务教育宪法的最终目的也进行了反思（e.g., Mitchell 2011）。作为联邦立法的根本问题和修订的动力，国家安全威胁通常被表述为国防或商业问题，而联邦立法目的在于影响公共教育的内容和行为（Cross 2004）。目前，政府以前所未有的广度和专注度，要求美国的学校提供一种教育，最终能让培养的学生在全球竞争中处于领先地位，获得最高的分数（e.g., Meyer and Benavot 2013；Schmidt 2012；U. S. Department of Education 2013）。并且，最重要的是在全球市场上获得更大的经济活力（e.g., Shipps 2000；U. S. Department of Education 2013）。

无论学校教育目的中的重点如何，公共教育的核心规划并没有发生变化。国家承担了培训、发展和培养下一代公民的责任。通过强制家长将孩子送到学校，由合格的老师教授课程来履行这一责任。在这里，我们将一起探讨义务教育的成功和失败的经验，以及所面临的挑战。

教育领域

我们在如何定义成功和失败，如何界定未来的挑战，与评估任何绩效和可能性一样，最好首先理解所面临的环境再进一步分析。美国的教育事业是一个由社会、政治和经济机构组成的巨大系统。在美国，有超过"一万个民主制度"体现在对基础教育阶段（K-12）教育的管理上（Berkman and Plutzer 2005）。私立学校、宗教学校和特许学校存在有数千个管理机构。美国数以百万计的学龄儿童和青年都必须上学，他们的家庭也直接受这种强制性行为的影响。我们雇用了数百万教师、教辅人员和管理人员，在 50 多个州和领地中的 16 990 个学区中照顾和集中培训这些学生（Gray et al. 2013）。几乎全部有资质的员工（即国家认证或许可的教师、行政人员、顾问、心理学家、社会工作者、护士、图书馆员等）都在国家和地区认可的专业学校接受了部分或全部认证培训。

政府除了雇用参与日常教育活动所需的人员，还需要提供各种设施和物资。虽然很多人不知道这些（除非出现问题），而且大多数美国人认为这是理所当然的，但这些设施和物资都是超出教育核心部分的利益和影响范围的。每所学校和教室均由与各州及其学区签订合同的众多企业建造、维护和提

供 [2]。这些企业包括建筑承包商、计算机制造商、食品和餐饮供应商、办公室和学校经销商、体育和操场设备制造商、标准化考试和教科书出版商、制服供应商，以及其他难以一一列举的供应商。

此外，还有许多以工会、专业协会、贸易协会或其他组织形式为代表的相关利益团体，这些组织维护其成员（个人或公司）的福利，并在与公共和私营实体（如政府、保险公司、服务提供商等）打交道时维护成员们的利益 [3]。然而，正是基于对教育事业的主要结构和责任的考虑，才出现了这些复杂机构或组织。但是教育实践的核心仍然是将学生与教师聚集在一起完成全部课程。

学校教育的参与者和活动

先从图中漏斗里的学生开始分析，然后围绕着教师与课程继续推进，其间关注教师与课程这两个元素重叠的部分，最后，我们将三者一并分析。学习是通过教师实践、课程制定和学生学习相互建构的，教育的目的就在这种三元结构中得以实现。

学生们

教育事业包括的学生数量众多，人种多样。截至 2010—2011 年，美国有近 5 000 万学生就读于公立小学和中学（Snyder and Dillow 2013，Tables 44-47，51，53，pp. 85-88，92，94）：略超过一半（52.4%）是白种人，大约四分之一是西班牙裔/拉丁裔（23.1%），大约每 6 个学生中就有一个是非裔美国人（16.0%），每 20 个学生中就有一个是亚裔/太平洋岛民，每 100 个学生中就有一个以上（1.1%）的美洲印第安人/阿拉斯加原住民。大约八分之一的学生（13.0%）是残障学生，需要个性化教育计划（individualized education program，IEP）[4]。

超过十二分之一的学生（6.7%）可以享受天才儿童教育计划（Gifted and

注 2：我们在此注意到，但并未详细介绍，尤其是在城市学区，教育设施经常损耗，同时缺乏关键物料和技术。此外，在为低收入家庭服务的新学校，学校学生可能大部分由有色人种构成，可能位于卫生条件相对（或绝对）较差的地方。

注 3：我们必须注意，一些州没有工会，许多教学辅助专业人员没有代表组织（即，他们既没有自己的工会，也不属于较大的分类雇员工会），并且许多小供应商没有组织。

注 4：虽然增加的学生人数相对较少，但这个百分比不包括残障学生，他们不需要 IEP 的特定住宿，而是通过 "504 条款计划" 提供（参照 1973 年职业康复法，P. L. 93-112 的规定）或 "ADA 计划"（参考 1990 年美国残疾人法案，P. L. 101-336 的规定）。当然，也有一些学生没有任何住宿计划，原因各不相同，具体人数不详。此外，我们注意到，目前使用以下残疾类别来描述学生患有 IEP 的一种或多种状况或障碍：自闭症、聋盲、耳聋、发育迟缓、情绪障碍、听力障碍、智力障碍、多重残疾、肢体障碍、其他健康障碍、特殊学习障碍、言语或语言障碍、创伤性脑损伤、视力障碍（包括失明）。

Talented Education，GATE）[5]。近一半的学生人口（48.1%）来自贫困家庭，他们有资格参加全国学校午餐计划（National School Lunch Program，NSLP，该计划为低收入家庭的儿童提供免费或平价校餐）[6]。近十分之一的学生（9.8%）还需要学习英语（移民的孩子或移民自己）。这些国家层面的统计数字下存在有非常大的地区差异。例如，在人口最多的加利福尼亚州，大多数是西班牙裔/拉丁裔（51.4%），只有大约四分之一是白种人（26.6%），其次是亚洲人/太平洋岛民（11.7%），非裔美国人（6.7%），和0.7%美洲印第安人/阿拉斯加原住民。该州的残障学生较少（10.7%），而被认定为GATE的学生较多（8.3%）。加州的NSLP参与率略高于全国平均水平，但他们的英语学习人数比例几乎是全国平均水平的三倍（28.9%）[7]。

在地方学区中，种族多样性的情况往往千差万别。可能一些地区的学生几乎都是同一个种族群体，而在其他地区，学生群体组成可能与全国的种族组成十分相似。在个别学校，学生往往来自学校附近的家庭，和他们所在的较大地理区域相比，这些社区往往更加同质化。因此，在日常的教育实践中，学生在地理上可以"聚集"在一起，但各自具有不同的经济、种族、语言、法律和能力背景。

能力差异和成就差距

从专业角度上来说，学生能力的差异是天然存在的。公立学校的教育工作者有责任为学生在整个社会、情感、认知和心理运动功能方面提供免费和合适的教育[8]。

如前所述，被诊断为IEP的学生在校园环境中存在行为障碍，这种障碍使他们无法对学校和课堂环境进行特定形式的关注或做出反应性调整[9]。学生认知功能的多样性占用了特殊教育的大部分注意力和资源。除了有IEP的学

注5：GATE统计数据是2006—2007年的，而不是2010—2011年的。与所有其他统计数据一样，被认定为GATE的学生比例在各州之间存在很大差异。

注6：要获得入学资格，学生必须来自处于贫困线的185%或更低的家庭。免费午餐资格为贫困线的130%或更低。

注7：为了进一步比较（来自相同的数据来源），入学率最低的怀俄明州主要是白种人（81.0%），其次是西班牙裔/拉丁裔（12.3%）、美洲印第安人/阿拉斯加原住民（3.3%）、非裔美国人（1.1%）和亚裔/太平洋岛民（0.9%）——其余1.4%是"两个或多个种族"；17.1%是残障学生；2.2%被确定为GATE；37.1%是NSLP参与者；2.9%是英语学习者。

注8：如注4所述，容纳残障学生的可执行责任首先编入1973年的《职业康复法》，但保障免费和适当的公共教育（FAPE）的法定权利随后于1975年通过"全民教育"残障儿童法案（P.L.94-142），现在更广为人知的是残疾人教育法案（IDEA，P. L. 108-446；20 USC §1400 et seq.，2004）。

注9：需要明确的是，学校有责任根据孩子的情况调整学习环境和教学，而不是仅仅让孩子适应僵化的环境或教育实践。

生,GATE 学生也有资格获得特殊服务。这些项目类别只反映了学生能力极端差异的一小部分情况(e.g.,Potter et al. 2013;Waldfogel 2012)[10]。然而,即使在极端情况被消除之后,孩子们在进入学校后也会因为能力的不同导致成绩的差异,这些差异不属于障碍或发育迟缓,因此在安排教师和课程方面需要有很大的变化。可悲的是,大量的数据显示,学生背景的差异往往很快就表现为众所周知的"成绩差距",即来自不同社会经济阶层家庭(对富人有利)、民族群体(对亚裔和白种人儿童有利)、原籍国(对来自英语国家的孩子有利)等的孩子之间的分数差距(e.g.,Farkas 2003;Reardon et al. 2012;Timar and Maxwell-Jolly 2012)[11]。有些学生在学习开始前就更适合学校,这些学生的优势很大,并且他们在学习过程中会保持这种优势。最近颁布的许多政策,进行的项目改革努力旨在克服成绩不平等——然而,这些项目往往是强调考试成绩的问责,而没有充分强调需要根据学生差异采取因材施教。

义务教育的普及

由于教育改革是一个长期而艰巨的过程,再加上人口结构的变化,当今学校就读的学生具有前所未有的多样性和包容性。从大约 150 年前内战后的联邦重建开始,我们本应拆除种族和阶级之间的障碍,创造一个新的公民平等的社会,但直到第二次世界大战期间,在全民充分享受公共学校教育方面仅取得了类似融冰一样的缓慢进展(Reese 2000;Tyack and Cuban 1995;Snyder 1993)。戏剧性的变化始于布朗(1954)判决。

在布朗判决之后的三十年里,在其宣布结束不同人种在学校隔离的基础上,原告阶层成功地要求结束几乎所有的其他隔离政策[12],尽管随后的联邦立法和行政执法进行了一系列修改来确保这些政策的合法性(e.g.,Mitchell and Mitchell 2011,2012)。美国的学校现在为所有儿童提供免费有效的 K-12 公共教育,不论种族、性别、信仰、肤色、语言、原籍、现籍或残疾。对于特定的学生群体,会按照政策来执行公共教育,但在实践中肯定会因人而异。这种差异经常伴随着适应型的(对于英语语言学习者和残障学生)或补偿型(对于经济上处于劣势的学生)的教育。

注 10:根据 IDEA,学区有明确的"发现儿童"义务,以识别具有教育相关残障的婴幼儿和学龄前儿童并向其提供服务。因此,在开学的第一天,必须要确定哪些学生是需要特殊教育计划的学生。

注 11:Merry(2013)记录了入学时美国和加拿大儿童能力的国家间差异,而这些不同的国家间入学特征能够解释两国 15 岁青少年 PISA 测试成绩的差异。

注 12:1982 年的 Plyler V. Doe 案件的判决后,要求公立学校为无证移民的子女注册并提供同样免费的教育。也就是说,没有理由拒绝居住在美国的儿童接受免费的公共教育,甚至对没有公民身份的儿童也适用。(然而,居留权是关键,因为被送到美国接受教育的孩子可能需要缴纳学费,并且如果没有更新签证身份,一年后会被拒绝重新入学。)

机会并不意味着成功

在保障全民能够接受教育后，目前 5~17 岁儿童和青少年的 K-12 公共教育入学率几乎没有差异（Snyder and Dillow 2013，Table 6，p. 24；also，Snyder 1993，Table 2，p. 14）；1960 年，全国 16~17 岁青少年入学率达到 82.6%；到 2010 年，这个数字上升到 96.1%（National Center for Education Statistics n. d. a）。然而，高中辍学率仍在增加，而且在不同种族群体之间存在显著差异（e.g.，Ream et al. 2012；but see Oropesa and Landale 2009）。尽管自布朗判决以来，大学毕业率有所提高，但成年人之间仍然存在很明显的教育差异。1960 年，43.2% 的 25 岁或以上的美国白种人完成了高中的学业；到 2010 年，这一比例增加了一倍多，达到 92.1%。同期，25 岁或以上的非裔美国人完成高中学业的比例从 1960 年的 21.7% 增加到 2010 年的 84.6%。1970 年，32.1% 的 25 岁或以上的西班牙裔美国人完成高中学业，而到 2010 年，这一比例已增长到 62.9%（Snyder and Dillow 2013，Table 8，p. 27；U. S. Census Bureau 2012，Table 229，p. 151）。意料之中的是，成绩越差的学生群体可能辍学率越高。

种族隔离和歧视持续存在

教育的结果不仅仅取决于能力，也与机会相关，但在增加的机会面前，学生群体的机会并不平等。主要由于各学区覆盖范围不同，美国学校之间的分层近期达到了近 50 年来的高峰（e.g.，Bishoff 2008；Fiel 2013；Mitchell et al. 2010）。当校内分层加剧时（e.g.，Conger 2005；Mitchell and Mitchell 2005），学生经常发现自己被安排到截然不同的机会结构中，这种分层与他们的教育需求或个人能力无关（Boger and Orfifi eld 2005）。不同的学校在满足学生需求方面差别较大，极不公平，以至于一位全国知名的教育家问道："如果我们不愿意完全实施布朗法案'取消学校种族隔离'，我们至少可以拥有普莱西法案'独立但平等的学校'吗？"（Ladson-Billings 2007，p. 1279）长期以来，在违反简单正义原则的情况下，学校既没有给就读的学生提供公平的机会，也没有平等对待自己的学生，学生当然也没有得到公平的服务（即按需要提供服务）。那些有自主学习意愿的学生，仍旧面临困境，他们的学习热情得不到充分的释放，而这与他们的动机和能力无关。

教师们

在教育事业中，教师对学生负有最大责任。整个学期教师们几乎每天都和学生们在一起。教师是"教学内容和实践的决定者"（Ogawa et al. 2003，p. 173）。除了授课外，教师还担任着课堂管理者、纪律干预者和学生社会化代理人的角色（Brophy 1996；Phillippo and Stone 2013）。因此，可以说教师在学校中对学生的影响力最大(e.g.,Clotfelter et al. 2006；Little and Bartlett 2010)[13]。

美国的教师队伍由 3 385 200 名公立学校教师组成。与他们教的学生相比，绝大多数教师是白种人(81.9%)；只有 7.8% 是西班牙裔 / 拉丁裔,6.8% 是非裔美国人,1.8% 是亚洲 / 太平洋岛民。即使在非白种人学生人数接近四分之三的加利福尼亚州，教师也绝大多数是白种人(70.5%),只有 17.3% 的西班牙裔 / 拉丁裔、3.2% 的非裔美国人和 6.1% 的亚裔 / 太平洋岛民(National Center for Education Statistics n.d.b；Little and Bartlett 2010；Villegas et al. 2012)。这在很大程度上是因为教师的人口统计特征在出生队列中并不统一(就像年轻一代被认定为白种人的学生比例低于老一代一样),并且因为班主任的教育和执照资质在种族群体之间分布不均,也成为非白种人教师的从业障碍。

受限于长期以来形成谁应该担任班主任的成见(e.g.,Grubb and Lazerson 1988；Little and Bartlett 2010),以及职业的自愿性质,教师行业的性别选择效应随之而来。与男女比例几乎平衡的学生不同,教师更有可能是女性(76.3%),尤其是在小学阶段(89.3%)(Goldring et al. 2013,Table 2,p. 8)。尽管缺乏关于残疾教师的系统数据,但我们有充分的理由相信,除了在聋哑教育工作的完整性和部分听力障碍教师,残障人士在教学职业中的比例严重不足(Hauk 2009)。有一项关于教师上大学前的家庭背景的研究表明,许多教师在上学期间在低收入家庭长大——并非所有教师小时候都很富裕——而且许多教师在非英语的语言环境长大(Zumwalt and Craig 2008)。在社会经济方面,目前的教师收入远远高于贫困线(他们的工资稳定在中等收入水平),并且很少有老师能感受到英语学习者的困境(教育要求和教师资格考试都会筛除英语流利程度未达到职业标准的报名者)。

教学的职业选择标准造成教师在相关资格方面的相似性(Little and Bartlett 2010)。几乎所有教师都至少拥有学士学位(96.2%)[14],几乎一半的人还拥有硕士学位(47.7%),但只有大约九分之一的人拥有硕士以上的学历(8.7%)(National Center for Education Statistics n.d.c)。只有略超过 3% 的人,要么通过自主学习,要么在州或地区激励措施的鼓励下,获得了国家委员会的认证(National Board for Professional Teaching Standards n.d.)。根据 2001 年(2002 年)的《不让一个孩子掉队法案》规定每个教室都必须配备 "高素质教师",但大约 13% 的公立学校教师仍然没有通过他们任教所在州的常规认证,少于 4% 的教师没有

注 13 : 对学生而言,同学之间的影响不容忽视。尽管学校可以合法地控制教师招聘,但是在决定招收哪些学生方面能力有限。

注 14 : 如今,只有职业和技术教育(career and technical education,CTE)教师才能在没有学士学位的情况下持证教学。

参加认证或完成认证要求的证书课程（Keigher 2010，Table 2，pp. 7-8）。

教员资质升级

目前国家教师的入职资格要求已经达到历史上最高水平。他们还接受了更多的在职培训活动（尽管教师们认为大部分活动不是很有帮助）。越来越明显的是，从其他途径获得的认证可能会损害传统的大学项目的信用度，因为他们缺乏来自大学的监督和质控（Little and Bartlett 2010）。很大程度上，当代培训程序是在《国家处于危险之中》（National Commission on Excellence in Education 1983）报告发布后发展起来的，该报告对"平庸的浪潮不断上升"表示痛惜，并特别通过创建继续教育项目（Zumwalt and Craig 2008），进一步促使教师教育项目提高其录取标准。早年有句俗语（成绩不好留校任教），然而目前对于教师候选人入职前的选拔已经变得足够严格，以至于这种说法不再准确（Zumwalt and Craig 2008）。事实上，到 2005 年，攻读单科（中学）证书的教师的 GPA 高于未从事教学工作的相同专业的同学（Zumwalt and Craig 2008）。

教师认证测试的应用越来越广泛，认证测试提供了另一种筛选手段，原则上是对教师资格的另一种质量检查（Little and Bartlett 2010）[15]。第一次笔试涵盖基本技能、不同内容领域和"专业知识"（Haertel 1991，p. 3）。随后的测试侧重于通过书面反思实践成果，来展示知识、技能和能力（e.g., Pecheone and Chung 2006）。除了职前筛选外，初级教师还经常需要接受或多或少结构化的指导和评估项目（e.g., Ingersoll and Strong 2011）。这些计划有助于确保教师们成功开始新的教学生涯。

尽管有太多的教师被派去接受培训和全部认证（e.g., Hill 2011；Ingersoll 2013）或部分认证（Boyd et al. 2008；LoGerfo et al. 2011），但是各种教师资质考核与教师能力之间的关系仍然受到质疑（Clotfelter et al. 2006）。目前的遴选、筛选和认证标准已经提高了对教师质量的界定，全面考虑了教师应该具有的各种能力。

教师和学生的联系

课堂学习是一种社会行为，通过学生、教师和同龄人之间复杂的说教式互动来完成，因此，它依赖于现有社会环境和社会关系的质量（Romero in

---

注 15：然而，教师资格考试的扩展有一段相当不光彩的历史，美国南部各州曾利用教师考试来抵制法院强制废除各种形式的种族隔离政策。正如 Baker 在他的文章中所详细描述的，全国教师考试（National Teachers Exam，NTE）中白人和黑人考生的通过率差异很大，南方立法者通过了强制执行 NTE 的法律，阻止继续聘用黑人教师（即，必须通过考试才能继续工作）。从而避免在以前的全白种人学校中雇用黑人教师。Angrist 和 Guryan 记录了当代教师测试制度中的种族选择效应。

press)。正如 Pianta 等(2012)所说,"关系是环境参与发展过程的一种机制或媒介……它也许是增加课堂体验价值的关键机制"(p. 366)。教师和学生发生互动时,他们之间的人际交往,而不仅仅是认知关系,才是最终有效实现教育实践的基础。

不协调的文化和思维缺陷

因为学生的背景千差万别,而每个班级又相对独立,但是教师和他们教授的内容则大同小异,所以因文化差异带来的冲突频繁出现。因此,学生和教师既不能假定他们有共同的信任基础,也不能确定他们可以准确了解和解释彼此的行为或意图。如果师生之间没有形成这种默契,当教师在承担教师、课堂管理者、纪律干预者和学生社会化代理人等多种角色时,学生眼中的教师是专制且不具有权威性(Brophy 1996)。同样,教师可能会误解学生的某些行为,认定学生的行为和反应为愚蠢无知、品行不端或毫无意义,甚至还可能因此惩罚学生。

当筛选和选择偏见导致教师对他们工作的学校社区的环境和文化知之甚少、缺乏了解或经验不足时,关系的建立就会更加困难。事实上,一些新教师发现自己的教学是在鸡同鸭讲(Howard 2010)。并且,其中一些教师可能有意或无意中陷入"缺陷思维"(deficit thinking)模式(Valencia 2010)[16],通过这种方式,他们将自己处理师生关系不当造成的后果推卸给学生及其家庭、经济和邻里环境等。在高度贫困和少数族裔社区的学校中,由于关系问题和文化不协调产生的挑战最为明显。在这些贫困和少数族裔社区的学校中,我们发现经验丰富的教师明显较少(Lankford et al. 2002),教师离职率和校长的人事变动率更高(Loeb et al. 2010; Ingersoll 2001),学生停学率和开除率也更高(Losen and Gillespie 2012)。在实施任何加强国家学校职业责任的措施中,我们必须认真对待这些文化冲突。

无序/有序设置

教师通过规则、规章制度和其他不成文的规范和行为预期来维持学校的日常正常运行(Jackson 1968)。城市教师所面临的最大挑战包括了课堂管理、学科干预和学生社会化(Milner 2011);这些问题经常会拖堂或教学中断。许多纪律问题源于课堂(Skiba et al. 2002),这些问题和其他管理课堂的方式是影响教师成就感、职业倦怠和工作满意度的重要因素(Emmer et al. 2011)。为了进一步讨论接下来的主题,通过学生参与而不是用奖励和激励来建立课堂秩

注 16：Kirkland 以类似的话语描述了成绩差距这一说法的确产生了一定程度的影响："它(缺陷思维)似乎把受压迫群体遭受的苦难归咎于他们的身份,即他们不是白种人。无论是什么原因造成学生出现成绩差距,解决这一问题迫在眉睫,并且在全国范围内不断地引发激烈的讨论,然而这反倒强化了人们的刻板印象,即白种人至上,从而掩盖了白种人和非白种人学生之间产生成绩差距的根本原因。"

序，是课堂上职业精神成功的一个标志。

　　当课堂中断时，特别是当学生和老师之间发生冲突时，学生会受到影响，冲突之后伴随的后果往往是学生被停课（或停学）[17]。文化冲突导致教育机会严重不平等，这一事实表明，非洲裔美国学生更有可能因轻微和"主观"的违纪而被教师训诫，例如"不尊重老师、过度吵闹、对同学造成威胁和逃课"（Skiba et al. 2002，p. 334）。这种现象在非洲裔和拉丁裔美国男性学生上表现得最为突出，这些学生被训诫、停学以及开除的比率远高于其他同学（Skiba et al. 2002；Losen and Gillespie 2012；Wildhagen 2012）。这种现象被称为"纪律差距"（discipline gap）（Gregory et al. 2010），其在不考虑社会经济地位、较高的不当行为率、破坏课堂或更严重的行为率等因素的情况下仍然存在（Skiba et al. 2002）。因此，有学者提出惩罚差距和成绩差距就是"硬币的两面"（Gregory et al. 2010）。

教育课程

　　每个州都有一些关于教育的宪法规定（如上所示），但没有一个州在课程计划的制定政策上使用了一个全面的教育框架。完整的课程计划应阐明组织和指导教育事业的"目标、学生视角、学习态度、教学理念、知识建构和评价效能"（Schiro 2013，p.xv）。尽管在州宪法中可能出现与公立学校教育相关的多种目标和概念，但这些目标和概念并没有形成教育工作者或其社区认同的意识形态。在课程形式和内容方面，教育意识形态是多元且相互冲突的。学校按照以前的课程设置进行的教育实践，经过几十年来课程不断的磨合和改变，最终形成了目前的课程模式（e.g., Kliebard 2004；Schiro 2013；Tyack and Cuban 1995）。

　　类似于我们前面对学生和教师的讨论，我们讨论的是课程，教育事业是围绕着课程的多样性和标准化来组织的。既定的"学校教育法则"是一个按年龄分层的课程体系（Tyack and Cuban 1995）。学生要学的和教师要教的，都是按照年级循序渐进的。课程计划通常从教授学生基本知识、技能、性格举止、习惯、传统和礼仪开始，并且在教学大纲内不断强化（Kliebard 2004）。与此相对应，必修科目包括英语语言文学（即口语、阅读和写作，通常单独强调拼写）、数学、社会研究（历史、政治等）和科学——因此学校在教授基本知识（阅读，

注 17：相对来说，一小部分老师要对这一现象负责，因为学生常常不信任这些老师及其权威性，从而导致了学生们的不满，较低的课堂参与度以及疏远行为的发生（Gregory and Ripski 2008；Gregory et al. 2010；Emmer et al. 2011）。

写作和算术)以外,还设置了其他的内容。体育、计算机技术、第二外语(非英语)、性教育和家庭生活、艺术、音乐和职业艺术(职业技术教育)在课程中占有一席之地。学校还创造机会,组织大家参与竞技体育、辩论、拼字比赛、保龄球比赛、音乐和艺术节、农业博览会和其他课外活动,以及学生经营的社区服务组织、兴趣小组。为了青少年学生,我们可以扩大课程体系的范围,融入新的理念和教学活动来教育我们的下一代。并且,教学活动不仅仅可以发生在课堂内,它还可以发生在任何一个包括博物馆、交响乐厅、海边、农场、工厂在内的教育场所。

是否经过教学实践检验的课程设置

在对于教学场景的扩展之中,仅有一小部分被纳入了当代教学课程体系的标准化评估之中。通常来说,语文和数学的课堂教学扩展是老师们关注的重点,但其他科目并没有得到重视,甚至被完全忽略。这就造成了不同科目在课堂扩展中与学校规划不一致(基本技能相关的科目在课堂扩展中做得更好),同时非基本技能学科的老师将课堂扩展开展受挫归咎于教育资源分配的不合理(e.g., Ravitch 2010)。此外,大规模的教学试点项目主要关注的仍旧是基本技能相关的科目,正如 Hochschild 和 Scovronick(2003)观察到的。

最具洞察力的改革者坚信,课程不仅要系统化,而且要内容丰富,重点是基本能力之外知识的学习。他们希望学校能够承担起培养更高水平学生的责任,使他们对所学知识有更深入的理解,并具有分析和整合知识的能力……(p. 92)

目前尽管新的共同核心州标准(Common Core State Standards, CCSS)及其评估系统应该涵盖所有科目,解决其中的一些问题,但它们却仍然局限于英语语言文学和数学这两门科目(National Governors Association Center for Best Practices, and Council of Chief State School Officers 2010a, b)[18]。

教师与课程计划

教师与课程计划之间的关系至少可以产生四种差异,这些差异对教育实践提出了重大挑战。首先,也是最基本的,是课程计划和教学之间的区别。教师对教学负责,但对课程计划的负责较少且仅是部分负责,尽管负责任的教学实践并非独立于课程。课程计划不仅规定了"教学内容",而且确立了"教学

注18:与此同时,符合这些标准的课程却逐渐使许多州宪法中存在的民主公民的概念形同虚设;全国州长协会(National Governors Association, NGA)和美国州首席中小学教育官员理事会(the Council of Chief State School Officers, CCSSO)指出,"只有当我们能够证明在当今激烈的全球竞争中这些课程的设置对于大学和就业至关重要时,才会被纳入官方文件"(2010a, p. 3)。

方法""课时""教学目的"和"教学对象"，使得老师们按照规定修改和评估自己的教学。因此，老师们不得不在不同的课程设置中做出自己的选择（e.g.，Evans 2004；Loveless 2001；Stotsky 2000）。这就导致了教研室和教务处之间的关系紧张。

全科与专科

其次，全科教师（小学或多学科证书教师）与专科教师（单一学科资格教师，通常是中学教师）之间存在分工差异。尽管这种教师之间的分工考虑到了学生的发展需求，但这种关于教师和课程之间的关系的假设是有问题的。课程的范围、顺序和协调会影响教师是否具备所教授科目的必要概念和教学知识。例如，国内外的比较研究表明，虽然当今的中学数学课程，多学科和单学科教师都有资格任教，但对具体学科内容和教学知识的要求超出了全科教师所需的认证培训范围（Blömeke et al. 2011；Hill and Charalambous 2012；Schmidt 2012）。在这种情况下，全科教师很难胜任教学工作。

课程分级

第三点，课程中经常存在不同的规划或分级（Oakes 2005）。在一开始，这些不同的规划可能较好契合了学生的需求，但课程分级不可避免地会使教师的地位发生变化。有时，教师的地位差异是显而易见的，比如重点班的老师；在另一些情况下，这些差异化的课程被冠以特殊的称谓，例如 GATE 班或全能班（also Mitchell and Mitchell 2005；Oakes 2003）。无论哪种方式，差异化的课程不仅要求提供相应的教学——教师与课程之间的匹配——同时还要求教师对所授课程感兴趣。因此，如果推行课程分级制度，教务人员和教师会面临新的挑战，这关乎教师地位以及行政或教学奖励。而因为教师之间的合作及相互之间的讨论对于提升教学质量至关重要（e.g.，Roehrig et al. 2007），所以课程制定应当尽量避免引起教师反感的差别或使某些课程的老师被孤立，从而影响了教师团体间的和谐氛围。

评估与测试

第四，课堂评估和标准化测试作为指导教学实践的基础评估方式之间存在差异。如前所述，课程的整体目标和知识体系无法通过"以标准化测试为目的的教学"来实现，但在低年级课堂中，标准化测试正在取代可靠的课堂评估实践（e.g.，Ogawa et al. 2003）。为了预测学生们在全州标准化（可信度）测试的成绩，有的学校在研究了课程标准之后加入了自己的理解，并开发出一套标准化测试。但这些标准化测试不一定与课程计划相关，并且几乎没有涉及那些非基本能力的课程。换言之,尽管这些未受重视的科目有的存在于教学大纲之内,有的与综合性人才培养目标相关,但是却没有受到任何重视。

此外,按标准化测试教学容易导致教学目标的降低,只要学生的熟练度与学习进度能够通过测试即可,尽管教师们知道更丰富的教学内容会带来更好的学习效果(e.g.,Bodovski and Farkas 2007)。也就是说,当对于学生的评价唯考试成绩论时,它不仅破坏了教学实践的平衡,也轻易地摧毁了课程设立之初所制定的计划和其高远的目标。

学生和课程的联系

让我们最后来探讨学生(三角循环终点)与课程的关系。学生的学习、动机、课程的参与度事实上映射出他们对整个课程的兴趣、个人的价值观和对课程的重视度(Brophy 2013)。

例如,当学生相信他们在科学课中学习的内容有价值、有益于他们的个人生活时,他们则更能够从学习科学内容中享受到快乐和兴趣。学习内容是否有意义,与个人兴趣有无关系,是决定学生是否享受学习过程,能否集中精力扩展所学知识的重要影响因素(Ainley and Ainley 2011,p. 11)。

但这并不意味着当前课程很契合学生的日常生活和常规活动。学生对于真正代表当代教育实践的项目以及那些能够学以致用的课程才会产生兴趣并积极参与(Tytler et al. 2011)。

实践活动与纸上谈兵

然而,学生们往往觉得课堂教学缺乏趣味、意义,或与他们的日常生活无关。学生们的这种感觉,即课堂与现实生活的脱节源于知识本身的特性。尽管学生很享受掌握知识的乐趣,但他们更喜欢通过实践或活动而不是背诵或记忆来学习(e.g.,Swarat et al. 2012)。可惜的是,并不是所有的学校和课堂都有足够的经费来维持和开展那些有意义的课程活动。贫困地区的学生以及非重点班中的学生往往只有较少的书籍、实验室设备和其他材料和设施来开展那些生动而有趣的教学活动(e.g.,Oakes 2003,2005)。

课程进度安排与学习

在当前这个课程标准化的时代,学校课程对授课内容、课时数、授课时间段的规定非常严格。学校好像把课程变成了一系列要交付的包裹一样,规定必须以一定的速度严格完成课程,这可能会超过学生学习的速度,让学生的学习变得紧张。对于可能转班或转学的流动学生来说,尽管时机和时间的统一有助于确保课程的范围、顺序和协调，但课程速度必须适度，才能让孩子都能跟上教学进度。目前美国的课程大多倾向于肤浅的教授各种各样的内容，而不深入理解或探讨那些复杂内容，所以适当的教学进度对解决上述问题尤为重要（e.g., Schmidt 2012）。也就是说，如果学习以牺牲深度和复杂性为代价来保持学习进度的同步，那么就学不到什么有价值的东西。

严格的课程与经过检验的课程

另一个会影响到学生课堂参与度的原因源于对"严格"的理解。如果严格意味着学生需要掌握复杂而重要的内容，那么他们就有可能从中获益，但是，如果严格意味着学生只需要了解基于标准化考试的内容，那么课程本身必将丧失趣味性以及与现实生活的联系（e.g., Roehrig et al. 2007）。

学生 - 教师 - 课程三元结构

正如上文所述，我们之前的分析仅探讨了学生、教师和课程两两之间的关系，并没有强调这三者实际上是紧密联系的。在不同环境里和不同社区中的学校，其教学特点有着很强的环境特征和地方特色。学生的成功取决于他们个人的认知和能动性，取决于教师对所授课程的理解、可用的教学材料和设施以及班级的社会背景。教学成功与否取决于学生、教师和课程的协同互动。

例如，让我们回到课程分级的话题。非重点班无法在实际课程中接触到例如微积分或物理等高阶课程，或者其他一些类似课程。他们的课程特点是挑战性较小，通常只需要死记硬背（Oakes 2005）。并不意外的是，纪律在非重点班中也经常是一个问题，由于教师的期望和要求比较低，就会放任学生的不良行为（Oakes 2005）。相比之下，重点班的学生能够接触到更有价值的课程，学习批判性思维，可以选择更多、更高质量的教学内容，并且与教师建立起更积极、更加相互信任的关系（Oakes 2005）。然而，重点与非重点班的学生极易区分。拉丁裔和非裔美国（尤其是男性）学生、非英语母语以及来自贫困家庭的学生在特殊教育中的人数占比较高，而在 GATE 和大学预修班（AP）课程中的人数占比很少（Gándara and Contreras 2009；Losen and Orfifi eld 2002；Skiba et al. 2006；U. S. Department of Education n.d.）。因此，学生、教师和课程这三个要素融合在一起，创造了强化地位差异和区别的教学和学习条件，最终产生了不那么负责任的分级教育实践。

现在，让我们举例说明什么是"隐性课程"，及它如何实现学生和教师的联合互动。在许多市区的低收入学校中，零容忍政策大量涌现，又称社会和行为或公民（非学术）课程。这些政策创造了一种将安全和秩序优先于学习和自由的环境[19]。在这些学校里,警察和保安人员经常出现,过去可能在教育工作者和学生家庭之间私下处理的学生行为已被界定为犯罪。最终结果是"城市公立学校的孩子们……经常会遇到监视和监管,而不是严格的'学术'课程和有爱心的成年人的安全监护"(Winn and Behizadeh 2011, p. 148)。学校通过严厉的纪律处分和刑事定罪来彻底强化这类"隐性课程",这类课程中教师和学生的行为和期望不同,导致差学生获得的都是劣等的学习体验。这种情况下,以责任为标志的教育实践荡然无存。

总结

下文摘自 Suzi Sluyter 的辞职信——她是马萨诸塞州剑桥市的一名有着25 年教龄的资深幼儿园教师——这封信展示了我们前面所阐述的有责任感和称职的职业行为。这位老师、她的学生和课程结合在一起,形成了一个紧密相依的体系,他们通过这个体系来完成学龄儿童的教育。摘录于她信中的这段话强调了当今困扰教育核心三元素的一些问题和挑战。我们让这位教育工作者对如何拥有和实施负责任教育实践来做一个总结性发言:

"在现在这个时代,公立学校对于考分的重视以及各类教学指标的执着已经达到了令人不安的程度,我看到我的职业不再符合我对儿童如何学习以及教师应该在课堂上做什么、如何建立健康、安全、提供适合我们的每个孩子发展的学习环境的理念。我看到我的工作要求从关注孩子、关注他们的个人学习方式、情感需求和他们的家庭、兴趣和优势转向专注于给孩子们测试,评估和评分,最终增加他们的学业要求和压力……我需要安排和参加越来越多的会议,讨论课堂上儿童日益极端的行为和情感需求。我发现他们的许多行为,实际上是在对他们世界中的成年人大喊:'我做不到! 看看我! 认识我! 帮帮我! 理解我! ……'我爱这些孩子们,我知道什么方式最适合他们,但是,我却越来越没有机会使用这些方式来教育他们,直到去年我发现我已经成为这个支离破碎的教育体制的一部分,这个体制正在对我爱的孩子们造成伤害。"(Strauss 2014)

这封信深刻揭露了当代教育改革的努力与教师职业责任之间的尖锐矛

注 19:在 1980 年代中期里根-布什总统任期内,对毒品、暴力和学校安全的担忧引发了对零容忍政策的呼吁。在克林顿政府期间,1994 年《无枪学校法案》的签署后,美国全国各地的学校中普遍执行这些政策。尽管零容忍政策因州和地方而异,但学校甚至对于下列行为(包括初犯),扩大到携带枪支、刀具、其他类似武器的物品、大麻、酒精和其他毒品,打架、使用暴力和威胁等行为采取强制停学和开除等处理政策。结果导致学校停学率和开除率飙升。

盾，以及详细阐述了教师的职业责任即创造师生关系，鼓励学生的课堂参与，并根据学生的社会、文化和智力需求调整他们的教学工作。当读者们阅读后续章节中的分析和建议时，我们希望各位能够牢记学校教育的复杂性，以及如何在学校教育过程保持信任和适应性关系，最终确保教育的成功。

（陈翔，陈俊香，谭斯品，陈联英，于婷 译）

参考文献

Ainley, M., & Ainley, J. (2011). Student engagement with science in early adolescence: The contribution of enjoyment to students' continuing interest in learning about science. *Contemporary Educational Psychology, 36*, 4–12. doi:10.1016/j.cedpsych.2010.08.001.

Angrist, J. D., & Guryan, J. (2008). Does teacher testing raise teacher quality? Evidence from state certification requirements. *Economics of Education Review, 27*, 483–503. doi:10.1016/j.econedurev.2007.03.002.

Baker, R. S. (2001). The paradoxes of desegregation: Race, class, and education, 1935–1975. *American Journal of Education, 109*(3), 320–343.

Ball, D. L., & Forzani, F. M. (2011). Building a common core for learning to teach and connecting professional learning to practice. *American Educator, 35*(2), 17–39.

Berkman, M. B., & Plutzer, E. (2005). *Ten thousand democracies: Politics and public opinion in America's school districts*. Washington, DC: Georgetown University Press.

Bishoff, K. (2008). School district fragmentation and racial residential segregation: How do boundaries matter? *Urban Affairs Review, 44*(2), 182–217.

Blömeke, S., Suhl, U., & Kaiser, G. (2011). Teacher education effectiveness: Quality and equity of future primary teachers' mathematics and mathematics pedagogical content knowledge. *Journal of Teacher Education, 62*(2), 154–171. doi:10.1177/0022487110386798.

Bodovski, K., & Farkas, G. (2007). Do instructional practices contribute to inequality in achievement? The case of mathematics instruction in kindergarten. *Journal of Early Childhood Research, 5*(3), 301–322. doi:10.1177/1476718X07080476.

Boger, J. C., & Orfield, G. (2005). *School resegregation: Must the South turn back?* Chapel Hill: The University of North Carolina Press.

Boyd, D., Lankford, H., Loeb, S., Rockoff, J., & Wyckoff, J. (2008). The narrowing gap in New York City teacher qualifications and its implications for student achievement in high-poverty schools. *Journal of Policy Analysis and Management, 27*(4), 793–818.

Brophy, J. (1996). *Teaching problem students*. New York: The Guilford Press.

Brophy, J. E. (2013). *Motivating students to learn*. New York: Routledge.

Brown v. Board of Education of Topeka, 347 U.S. 483 (1954).

Christensen, K., Schneider, B., & Butler, D. (2011). Families with school-age children. *The Future of Children, 21*(2), 69–90.

Clotfelter, C. T., Ladd, H. F., & Vigdor, J. L. (2006). Teacher-student matching and the assessment of teacher effectiveness. *The Journal of Human Resources, 41*(4), 778–820.

Cohen, A. (2010). Achieving healthy school siting and planning policies: Understanding shared concerns of environmental planners, public health professionals, and educators. *New Solutions: A Journal of Environmental and Occupational Health Policy, 20*(1), 49–72. doi:10.2190/NS.20.1.d.

Conger, D. (2005). Within-school segregation in an urban school district. *Educational Evaluation and Policy Analysis, 27*(3), 225–244.

Cross, C. T. (2004). *Political education: National policy comes of age*. New York: Teachers College Press.

Emmer, E., Sabornie, E., Evertson, C. M., & Weinstein, C. S. (Eds.). (2011). *Handbook of classroom management: Research, practice, and contemporary issues*. New York: Routledge.

Evans, R. W. (2004). *The social studies wars: What should we teach the children?* New York: Teachers College Press.

Farkas, G. (2003). Racial disparities and discrimination in education: What do we know, how do we know it, and what do we need to know? *Teachers College Record, 105*(6), 1119–1146.

Fiel, J. E. (2013). Decomposing school resegregation: Social closure, racial imbalance, and racial isolation. *American Sociological Review, 78*(5), 828–848. doi:10.1177/ 0003122413496252.

Fuhrman, S. H., & Lazerson, M. (2006). *The institutions of American democracy: The public schools*. New York: Oxford University Press.

Gándara, P., & Contreras, F. (2009). *The Latino education crisis: The consequences of failed social policies*. Cambridge, MA: Harvard University Press.

Goldring, R., Gray, L., & Bitterman, A. (2013). *Characteristics of public and private elementary and secondary school teachers in the United States: Results from the 2011–12 Schools and Staffing Survey (NCES 2013–314)*. Washington, DC: National Center for Education Statistics. Retrieved from http://nces.ed.gov/pubsearch/2013314.pdf

Graham, P. A. (2005). *Schooling America: How the public schools meet the nation's changing needs*. New York: Oxford University Press.

Gray, L., Bitterman, A., & Goldring, R. (2013). *Characteristics of public school districts in the United States: Results from the 2011–12 Schools and Staffing Survey (NCES 2013–311)*. Washington, DC: National Center for Education Statistics.

Gregory, A., & Ripski, M. B. (2008). Adolescent trust in teachers: Implications for behavior in the high school classroom. *School Psychology Review, 37*(3), 337–353.

Gregory, A., Skiba, R. J., & Noguera, P. A. (2010). The achievement gap and the discipline gap: Two sides of the same coin? *Educational Researcher, 39*(1), 59–68.

Grubb, W. N., & Lazerson, M. (1988). *Broken promises: How Americans fail their children*. Chicago: The University of Chicago Press.

Haertel, E. H. (1991). New forms of teacher assessment. *Review of Research in Education, 17*, 3–29. doi:10.3102/0091732X017001003.

Hauk, A. (2009). *No teacher left behind: The influence of teachers with disabilities in K-8 classrooms: A meta-synthesis*. Unpublished master's thesis, University of Alaska Southeast. Retrieved from https://scholarworks.alaska.edu/bitstream/handle/11122/2986/EDSE692Hauk%20thesis%202.pdf?sequence=1

Hill, J. G. (2011). *Education and certification qualifications of departmentalized public high school-level teachers of core subjects: Evidence from the 2007–08 Schools and Staffing Survey (NCES 2011–317)*. Washington, DC: U.S. Department of Education, National Center for Education Statistics.

Hill, H. C., & Charalambous, C. Y. (2012). Teacher knowledge, curriculum materials, and quality of instruction: Lessons learned and open issues. *Journal of Curriculum Studies, 44*(4), 559–576. doi:10.1080/00220272.2012.716978.

Hochschild, J. L., & Scovronick, N. (2003). *The American dream and the public schools*. New York: Oxford University Press.

Howard, T. C. (2010). *Why race and culture matter in schools: Closing the achievement gap in America's classrooms*. New York: Teachers College Press.

Ingersoll, R. M. (2001). Teacher turnover and teacher shortages: An organizational analysis. *American Educational Research Journal, 38*(3), 499–534.

Ingersoll, R. M. (2013). The persistent problem of out-of-field teaching. In C. A. Dwyer (Ed.), *Measurement and research in the accountability era* (pp. 113–140). New York: Routledge.

Ingersoll, R. M., & Strong, M. (2011). The impact of induction and mentoring programs for beginning teachers: A critical review of the research. *Review of Educational Research, 81*(2), 201–233. doi:10.3102/0034654311403323.

Jackson, P. W. (1968). *Life in classrooms*. New York: Holt, Rinehart and Winston.

Kaestle, C. F. (1983). *Pillars of the republic: Common schools and American society, 1780–1860*. New York: Hill and Wang.

Keigher, A. (2010). *Teacher attrition and mobility: Results from the 2008–09 Teacher Follow-up Survey (NCES 2010–353)*. Washington, DC: National Center for Education Statistics. Retrieved March 26, 2014, from http://nces.ed.gov/pubs2010/2010353.pdf

Kirkland, D. E. (2010, August 17). "Black skin, white masks": Normalizing whiteness and the trouble with the achievement gap. *Teachers College Record*. Retrieved March 18, 2014, from http://www.tcrecord.org/content.asp?contentid=16116

Kliebard, H. M. (2004). *The struggle for the American curriculum, 1893–1958* (3rd ed.). New York: Routledge Falmer.

Laden, A. S. (2013). Learning to be equal: Just schools as schools of justice. In D. Allen & R. Reich (Eds.), *Education, justice, and democracy* (pp. 62–79). Chicago: The University of Chicago Press.

Ladson-Billings, G. (2006). From the achievement gap to the education debt: Understanding achievement in U.S. Schools. *Educational Researcher, 36*(7), 3–12. doi:10.3102/0013189X035007003.

Ladson-Billings, G. J. (2007). Can we at least get Plessy? The struggle for quality education. *North Carolina Law Journal, 85*, 1279–1292.

Lankford, H., Loeb, S., & Wyckoff, J. (2002). Teacher sorting and the plight of urban schools: A descriptive analysis. *Educational Evaluation and Policy Analysis, 24*(1), 37–62.

Little, J. W., & Bartlett, L. (2010). The teacher workforce and problems of educational equity. *Review of Research in Education, 34*, 285–328. doi:10.3102/0091732X09356099.

Loeb, S., Kalogrides, D., & Horng, E. L. (2010). Principal preferences and the uneven distribution of principals across schools. *Educational Evaluation and Policy Analysis, 32*(2), 205–229.

LoGerfo, L., Christopher, E. M., & Flanagan, K. D. (2011). *High School Longitudinal Study of 2009 (HSLS:09). A first look at fall 2009 ninth-graders' parents, teachers, school counselors, and school administrators (NCES 2011–355)*. Washington, DC: U.S. Government Printing Office.

Losen, D. J., & Gillespie, J. (2012). *Opportunities suspended: The disparate impact of disciplinary exclusion from school*. Los Angeles: The Civil Rights Project/Proyecto Derechos Civiles, UCLA. Retrieved from: http://escholarship.org/uc/item/3g36n0c3

Losen, D. J., & Orfield, G. (Eds.). (2002). *Racial inequity in special education*. Cambridge: Harvard Education Press.

Loveless, T. (Ed.). (2001). *The great curriculum debate: How should we teach reading and math?* Washington, DC: Brookings Institution Press.

Merry, J. J. (2013). Tracing the U.S. deficit in PISA reading skills to early childhood: Evidence from the United States and Canada. *Sociology of Education, 86*(3), 234–252. doi:10.1177/0038040712472913.

Meyer, H.-D., & Benavot, A. (2013). *PISA, power, and policy: The emergence of global educational governance*. Oxford: Symposium Books.

Milner, R. H. (2011). Classroom management in urban contexts. In E. Emmer, E. Sabornie, C. M. Evertson, & C. S. Weinstein (Eds.), *Handbook of classroom management: Research, practice, and contemporary issues* (pp. 491–524). New York: Routledge.

Mitchell, T. (2000). Turning points: Reconstruction and the growth of national influence in education. In L. Cuban & D. Shipps (Eds.), *Reconstructing the common good in education: Coping with intractable American dilemmas* (pp. 32–50). Stanford: Stanford University Press.

Mitchell, D. E. (2011). The surprising history of education policy 1950 to 2010. In D. E. Mitchell, R. L. Crowson, & D. Shipps (Eds.), *Shaping education policy: Power and process* (pp. 3–22). New York: Routledge.

Mitchell, D. E., & Mitchell, R. E. (2003). The political economy of education policy: The case of class size reduction. *Peabody Journal of Education, 78*(4), 120–152.

Mitchell, R. E., & Mitchell, D. E. (2005). Student segregation and achievement tracking in year-round schools. *Teachers College Record, 107*(4), 529–562.

Mitchell, T. K., & Mitchell, D. E. (2011). Civil rights for individuals and groups. In D. E. Mitchell, R. L. Crowson, & D. Shipps (Eds.), *Shaping education policy: Power and process* (pp. 119–142). New York: Routledge.

Mitchell, R. E., & Mitchell, D. E. (2012). The limits of desegregation accountability. In K. Gallagher, R. Goodyear, D. Brewer, & R. Rueda (Eds.), *Urban education: A model for leadership and policy* (pp. 186–199). New York: Routledge.

Mitchell, D. E., Batie, M., & Mitchell, R. E. (2010). The contributions of school desegregation to housing integration: Case studies in two large urban areas. *Urban Education, 45*(2), 166–193.

Mitchell, D. E., Crowson, R. L., & Shipps, D. (Eds.). (2011). *Shaping education policy: Power and process*. New York: Routledge.

Murray, H. (2008). Curriculum wars: National identity in education. *London Review of Education, 6*(1), 39–45. doi:10.1080/14748460801889886.

National Board for Professional Teaching Standards. (n.d.). *California state profile*. Arlington: National Board for Professional Teaching Standards. Retrieved March 26, 2014, http://www.nbpts.org/sites/default/files/documents/events/scorerelease2013stateprofiles/State%20Profile_2013_CA.pdf

National Center for Education Statistics. (n.d.a). Digest of Education Statistics, Table 103.20. *Percentage of population 3 to 34 years old enrolled in school, by age group: Selected years, 1940 through 2012.* Retrieved from http://nces.ed.gov/programs/digest/d13/tables/dt13_103.20.asp

National Center for Education Statistics. (n.d.b). Schools and Staffing Survey (SASS), Table 1. *Total number of public school teachers and percentage distribution of school teachers, race/ethnicity and state: 2011–12.* Retrieved from https://nces.ed.gov/surveys/sass/tables/sass1112_2013314_t1s_001.asp

National Center for Education Statistics. (n.d.c). Schools and Staffing Survey (SASS), Table 4. *Percentage distribution of public school teachers, by highest degree earned and state: 2011–12*. Retrieved from http://nces.ed.gov/surveys/sass/tables/sass1112_2013314_t1s_004.asp

National Commission on Excellence in Education. (1983). *A nation at risk: The imperative for educational reform. An open letter to the American people. A report to the nation and the Secretary of Education.* Washington, DC: U.S. Government Printing Office.

National Governors Association Center for Best Practices, & Council of Chief State School Officers. (2010a). *Common core state standards for English language arts & literacy in history/social studies, science, and technical subjects*. Washington, DC: National Governors Association Center for Best Practices, & Council of Chief State School Officers.

National Governors Association Center for Best Practices, & Council of Chief State School Officers. (2010b). *Common core state standards for mathematics*. Washington, DC: National Governors Association Center for Best Practices, & Council of Chief State School Officers.

Oakes, J. (2003). Introduction to: Education inadequacy, inequality, and failed state policy: A synthesis of expert reports prepared for *Williams v. State of California. Santa Clara Law Review, 43*, 1299–1398.

Oakes, J. (2005). *Keeping track: How schools structure inequality* (2nd ed.). New Haven: Yale University Press.

Ogawa, R. T., Sandholtz, J. H., Martinez-Flores, M., & Scribner, S. P. (2003). The substantive and symbolic consequences of a district's standards-based curriculum. *American Educational Research Journal, 40*(1), 147–176.

Oropesa, R. S., & Landale, N. S. (2009). Why do immigrant youths who never enroll in U.S. schools matter? School enrollment among Mexicans and Non-Hispanic whites. *Sociology of Education, 82*(3), 240–266.

Pecheone, R. L., & Chung, R. R. (2006). Evidence in teacher education: The Performance Assessment for California Teachers (PACT). *Journal of Teacher Education, 57*(1), 22–36. doi:10.1177/0022487105284045.

Phillippo, K. L., & Stone, S. (2013). Teacher role breadth and its relationship to student-reported teacher support. *The High School Journal, 96*(4), 358–379. doi:10.1353/hsj.2013.0016.

Pianta, R. C., Hamre, B. K., & Allen, J. P. (2012). Teacher-student relationships and engagement: Conceptualizing, measuring, and improving the capacity of classroom interactions. In S. L. Christenson, A. L. Reschly, & C. Wylie (Eds.), *Handbook of research on student engagement* (pp. 365–386). New York: Springer. doi:10.1007/978-1-4614-2018-7_17.

Plyler v. Doe, 457 U.S. 202 (1982).

Potter, D., Mashburn, A., & Grissmer, D. (2013). The family, neuroscience, and academic skills: An interdisciplinary account of social class gaps in children's test scores. *Social Science Research, 42*, 446–464. doi:10.1016/j.ssresearch.2012.09.009.

Raffel, J. A. (2007). Why has public administration ignored public education, and does it matter? *Public Administration Review, 67*(1), 135–151.

Ravitch, D. (2010). *The death and life of the great American school system: How testing and choice undermine education.* New York: Basic Books.

Ream, R. K., Ryan, S. M., & Espinoza, J. A. (2012). Reframing the ecology of opportunity and achievement gaps: Why "no excuses" reforms have failed to narrow student group differences in educational outcomes. In T. B. Timar & J. Maxwell-Jolly (Eds.), *Narrowing the achievement gap: Perspectives and strategies for challenging times* (pp. 35–56). Cambridge, MA: Harvard Education Press.

Reardon, S. F., Valentino, R. A., & Shores, K. A. (2012). Patterns of literacy among U.S. students. *The Future of Children, 22*(2), 17–37. doi:10.1353/foc.2012.0015.

Reese, W. J. (2000). Public schools and the elusive search for the common good. In L. Cuban & D. Shipps (Eds.), *Reconstructing the common good in education: Coping with intractable American dilemmas* (pp. 13–31). Stanford: Stanford University Press.

Roehrig, G. H., Kruse, R. A., & Kern, A. (2007). Teacher and school characteristics and their influence on curriculum implementation. *Journal of Research in Science Teaching, 44*(7), 883–907. doi:10.1002/tea.20180.

Romero, L. S. (in press). Trust, behavior, and high school achievement. *Journal of Educational Administration.*

Schiro, M. S. (2013). *Curriculum theory: Conflicting visions and enduring concerns* (2nd ed.). Thousand Oaks: Sage Publications.

Schmidt, W. H. (2012). At the precipice: The story of mathematics education in the United States. *Peabody Journal of Education, 87*(1), 133–156.

Shipps, D. (2000). Echoes of corporate influence: Managing away urban school troubles. In L. Cuban & D. Shipps (Eds.), *Reconstructing the common good in education: Coping with intractable American dilemmas* (pp. 82–105). Stanford: Stanford University Press.

Skiba, R. J., & Knesting, K. (2001). Zero tolerance, zero evidence: An analysis of school disciplinary practice. *New Directions for Mental Health Services, 92*, 17–43.

Skiba, R. J., Michael, R. S., Nardo, A. C., & Peterson, R. L. (2002). The color of discipline: Sources of racial and gender disproportionality in school punishment. *The Urban Review, 34*(4), 317–342.

Skiba, R. J., Poloni-Staudinger, L., Gallini, S., Simmons, A. B., & Feggins-Azziz, R. (2006). Disparate access: The disproportionality of African American students with disabilities across educational environments. *Exceptional Children, 72*(4), 411–424.

Snyder, T. D. (Ed.). (1993). *120 years of American education: A statistical portrait.* Washington, DC: U.S. Department of Education, National Center for Education Statistics.

Snyder, T. D., & Dillow, S. A. (2013). *Digest of Education Statistics 2012 (NCES 2014–015).* Washington, DC: U.S. Department of Education, National Center for Education Statistics.

Stotsky, S. (Ed.). (2000). *What's at stake in the K–12 standards wars: A primer for educational policy makers.* New York: Peter Lang.

Strauss, V. (2014, March 23). *Kindergarten teacher: My job is now about tests and data — not children. I quit [The Answer Sheet].* Retrieved from http://www.washingtonpost.com/blogs/answer-sheet/wp/2014/03/23/

kindergarten-teacher-my-job-is-now-about-tests-and-data-not-children-i-quit/

Swarat, S., Ortony, A., & Revelle, W. (2012). Activity matters: Understanding student interest in school science. *Journal of Research in Science Teaching, 49*(4), 515–537. doi:10.1002/tea.21010.

Timar, T. B., & Maxwell-Jolly, J. (Eds.). (2012). *Narrowing the achievement gap: Perspectives and strategies for challenging times.* Cambridge: Harvard Education Press.

Turner, J. H. (1997). *The institutional order: Economy, kinship, religion, polity, law, and education in evolutionary and comparative perspective.* New York: Longman.

Tyack, D. (1991). Public school reform: Policy talk and institutional practice. *American Journal of Education, 100*(1), 1–19.

Tyack, D., & Cuban, L. (1995). *Tinkering toward utopia: A century of public school reform.* Cambridge: Harvard University Press.

Tytler, R., Symington, D., & Smith, C. (2011). A curriculum innovation framework for science, technology and mathematics education. *Research in Science Education, 41,* 19–38.

U.S. Census Bureau. (2012). Education. *Statistical abstract of the United States: 2012* (131st ed.) (pp. 143–192). Washington, DC: U.S. Census Bureau. Retrieved from http://www.census.gov/prod/2011pubs/12statab/educ.pdf.

U.S. Department of Education. (2008). *A nation accountable: Twenty-five years after A Nation at Risk.* Washington, DC: U.S. Department of Education.

U.S. Department of Education. (2013). *For each and every child—A strategy for education equity and excellence.* Washington, DC: U.S. Department of Education.

U.S. Department of Education (n.d.). *2009 Civil rights data collection: Estimated values for United States [Excel workbook].* Retrieved from http://ocrdata.ed.gov/downloads/projections/2009-10/2009-10-Estimations-Nation.xls

Valencia, R. R. (2002). *Chicano school failure and success: Past, present, and future* (2nd ed.). New York: RoutledgeFalmer.

Valencia, R. R. (2010). *Dismantling contemporary deficit thinking: Educational thought and practice.* New York: Routledge.

Vallance, E. (1973–1974). Hiding the hidden curriculum: An interpretation of the language of justification in nineteenth-century educational reform. *Curriculum Theory Network, 4*(1), 5–21.

Villegas, A. M., Strom, K., & Lucas, T. (2012). Closing the racial/ethnic gap between students of color and their teachers: An elusive goal. *Equity & Excellence in Education, 45*(2), 283–301. doi:10.1080/10665684.2012.656541.

Waldfogel, J. (2012). The role of out-of-school factors in the literacy problem. *The Future of Children, 22*(2), 39–54. doi:10.1353/foc.2012.0016.

Walzer, M. (1983). *Spheres of justice: A defense of pluralism and equality.* New York: Basic Books.

Wildhagen, T. (2012). How teachers and schools contribute to racial differences in the realization of academic potential. *Teachers College Record, 114*(7), 1–27.

Winn, M. T., & Behizadeh, N. (2011). The right to be literate: Literacy, education, and the school-to-prison pipeline. *Review of Research in Education, 35*(1), 147–173.

Zumwalt, K., & Craig, E. (2008). Who is teaching? Does it matter? In M. Cochran-Smith, S. Feiman-Nemser, D. J. McIntyre, & K. E. Demers (Eds.), *Handbook of research on teacher education: Enduring questions in changing contexts* (pp. 404–423). New York: Routledge.

第三章
医学职业责任及其与社会的相关性和影响力

引言

在 21 世纪的最初几十年里,医学实践的发展速度极快。药理学、生物化学、遗传学和医学技术等领域迅速发展,产生了不断提高和改进的诊断和治疗方案。在人类历史上,医学从来没有像现在这样了解疾病的病因,也没有拥有像现在这样强大的诊断和治疗疾病的工具和干预手段。在医学知识和医疗资源方面,美国处于世界领先地位。

与此同时,美国在医疗服务或医疗成果领域并不处于领导地位。2000年,世界卫生组织(World Health Organization,WHO)试图用医疗保健服务的获得、预防服务和婴儿死亡率统计学数据等标准对世界各国的卫生健康系统进行排名。美国在该报告中排名第 37 位(World Health Organization 2000)。尽管外界对该报告的研究方法褒贬不一,随后的报告结果分析仍然支持下列发现:尽管美国在全球医疗保健方面的人均支出是最高的,拥有世界上设备最好、最优秀的医院和诊所,但美国并没有向全国所有民众提供最好的医疗服务。根据经济合作与发展组织(Organization for Economic Co-operation and Development,OECD)最近的一份报告,2011 年,美国的人均健康支出为 8 508 美元,是经合组织人均 3 339 美元的 2.5 倍。但是,美国人在 1960 年的预期寿命比经合组织的平均水平高出 1 年半,现在美国人的预期寿命是 78.7 岁,低于经合组织平均 80.1 岁的寿命水平(OECD 2013)。

在此背景下,我们来讨论医学职业精神。医疗职业已经逐步发展成一个在社会上占有特殊地位的职业,具有和其他职业一样的关键属性。医学职业的从业人员具有专业知识,遵守某一道德框架。从业人员管理自己的职业,用专业知识为社会服务。至少,我们认为,医生们应该都是这样的。

尽管,大部分医生能够满足上述要求,但是我们也不能忽视医疗行业正受到来自外部的影响和挑战。市场力量和政府对整个医疗行业和从业者发挥外部影响。市场力量可能导致医生之间的利益冲突,这种现象被称为医疗的商业化和商品化(Brennan 2010)。政府的影响,从国家安全和人权的问题到政府相关卫生法规的制定,都会影响医生的自主权,给医生带来一系列不同程度的冲突。医疗职业和市场力量、政府的冲突真实且强烈,它们对医疗职业的完整性、自主性和合法性提出了挑战。

医学研究,特别是药品和医疗设备的研究是在强大的市场调控背景下进行的,因此倍受利益驱使。政府资助的医学研究会受到议员游说、不同的政治理念和政治安排等因素的影响。在这样一个环境下,医生做出的临床决策不仅能够直接和实时影响患者,而且也会影响医生的收入补偿。为了应对职业自主权所面临的威胁,医疗卫生组织有时会采取类似行业协会的措施来自我保护,而不再注重守护医疗职业精神。所有这些冲突都可能导致医学界不再关注服务的患者和社会的最大利益。

医学实践要求医生享有特殊的权力,包括使用强效药物或实施外科手术。社会赋予了医生这些特权,但作为回报,社会希望医生能够保护患者隐私权,尊重患者自主权,同时以患者利益为出发点来工作,并把患者利益置于医生自身利益之上。专业医生必须要协调好自身权利和社会义务之间的冲突,同时必须优先考虑社会义务(特别是尊重患者意志和权利的义务)。

因为医疗服务体系存在十分重大的缺陷,所以现代医学未能提供更好的医疗服务。事实上,可以肯定地说医疗服务体系中的问题确实是核心问题,所以美国政府持续关注医疗体系的改革是合乎情理的。

然而,作为一种职业,医学应该开发具有洞察力、指导能力和领导力的解决方案来改善、解决美国国内和国外面对的难题。在这种情况下,医学职业精神成为一个最重要的、极有价值的专题。医学专业需要特殊专业知识,同时该职业被授予非同一般的地位和特权,那么医学专业的从业人员应该如何应对个人健康和社会健康当前面临的现实情况和挑战呢?

美国的医疗保健现状

从技能、知识和创新的角度来看,美国医疗行业记录总体良好。然而,当关注点放在医疗卫生健康产出上时,则毁誉参半。医疗卫生健康行业在取得巨大成就的同时,也有失败,也错失了一些机遇。

如果从最先进的技术、高级专科医生和为有资源的人提供护理选择等方面来看,美国令全世界人羡慕。毫无疑问,在过去的一个世纪里,因为许多美国诊所和医院不断开发和改进医疗和公共卫生的服务质量,所以美国人的预期寿命显著延长。据美国癌症协会称,"1990/1991 至 2008 年间,男性的总死亡率下降了约 23%,女性下降了 15%。"这意味着 100 多万人避免死于癌症(Simon 2012)。艾滋病的治疗方面也取得了巨大进展,生存率得以提高(Centers for Disease Control and Prevention,2011)。军事医学的进步也极大地提高了战争存活率(Gerhardt 2011)。这些只是现代医学成功的几个例子。回顾历史,医学界还有很多值得骄傲的地方。

然而,从广义的社区或公共卫生的角度来看,美国医疗保健的表现并不是最好的。护理质量和个人健康是评估整个医疗体系很重要的指标,医疗系统本身的公平公正也同样重要。只向社会小部分人提供优质医疗服务的系统,是一个不完善的系统,而且医疗保健的不公平会产生不良的健康结果。

就像我们前面所描述的,在引用最多的国家卫生保健质量排名榜中,2000年美国在世界卫生组织排名为第 37 位(World Health Organization 2000)。通过测量、量化和对医疗卫生系统的下列关键指标排序,这个排名榜对 191 个国家卫生保健系统进行了量化排名,排序的关键指标包括:改善健康,缩小健康差距,保护家庭不因医疗费用而陷入贫困,提供尊重患者尊严的响应性服务。该报告以及世界卫生组织随后的报告指出,尽管美国在人均医疗保健上的支出超过任何其他国家,但在包括婴儿和成人死亡率在内的绩效衡量方面却落后于其他国家(Murray and Frenk 2010)。

最近,联邦基金发布了关于美国国家卫生系统绩效记分卡。该报告的最新的版本(2011 年)写道,美国从 2007 年到 2009 年,在确保平价医疗服务方面失去了优势。2010 年,8 100 万成年人(占所有工作年龄成年人的 44%)在一年的某些时候未投保或保险不足。44% 的非老年人缺乏正规的初级保健医生。四分之一的儿童没有全面接种预防传染病的疫苗。美国的婴儿死亡率尽管最近有所降低,但总死亡率是 35%,高于个别的州婴儿死亡率,35% 的死亡率是某些工业化国家婴儿死亡率的两倍。在可接受医疗护理死亡率(通过及时有效的护理本可以避免的死亡)方面,美国在 16 个工业化国家中排名最后,早产儿死亡率比医疗服务最好的国家高出 68%。2008 年,美国有健康问题的成年人中,只有 43% 的人能够在生病时迅速预约到医生,这一比例大约是医疗服务最好的工业化国家的一半。另外,尽管医疗保健质量存在巨大的地域差异,但相对于白种人或参保的同龄人,少数族裔、低收入未参保成人、儿童等群体更希望在生病时看医生,更有可能会受到极差的不配套的护理服务,最终产生较差的医疗服务结果(联邦基金高绩效卫生系统委员会,the commonwealth fund commission on a high performance health system 2011)。

当然,国家卫生成果反映的不仅仅是医疗和公共卫生成效。社会、经济和政治因素也以重要的方式影响健康服务(Navarro 2001)。尽管除了医疗行业本身的影响,政府和私营医疗保险公司一样也要对这些失败负责——美国医疗保健在结果、可及性和公平性等重要领域表现平平,这并不能给整个医学行业带来荣誉。

从职业精神的角度来看,美国的医疗行业在技术竞争力方面已经获得了成功,但在自我调节、公民参与度、促进患者福祉和社会公正方面却举步维艰。

医学与社会契约

广义的职业精神和特定的医疗职业精神有很多种定义。美国内科医学委员会(American Board of Internal Medicine,ABIM)和加拿大皇家医师学会(Royal College of Physicians and Surgeons of Canada,RCPSC)定义了基于"社会契约"体系的医疗职业精神(Reid 2011)。

该体系定义"医疗在特定社会环境中发挥作用"和"行医是以信任为基础的"(Reid 2011,p. 456)。Lynette Reid 提出的这种说法具有一定局限性。社会契约是指明确的,法律上可执行的书面合同,它严格的界定了各方的义务,清楚明确的列举违约处理的方法。然而,在医学的社会契约概念中,双方(即社会和医生)并没有进行正式或明确的磋商。

尽管这个概念有其局限性,但事实证明它提供了一个有用的框架结构,即在这个结构里,医生无论是作为个体的从业者还是作为一个行业的成员,应该平衡他们的职责权利和他们对患者和整个社会的义务之间的关系。作为赋予医学和医疗从业人员权利的回报,社会期望医生除了其他的品质外,还具有"竞争力、善于关怀和可信任"等特质(Reid 2011,p. 458)。

法国、英国和苏格兰启蒙运动的思想家提出了"社会契约"的概念,这一概念在美国后来发展成一个新的用来描述平等社会秩序的理论框架(Wynia 2008)。社会契约最终替代了传统等级社会的行为规范。

2001 年,美国医学会代表大会通过了职业责任宣言:医学建立与人性的社会契约。该宣言称"我们的患者是人性",确定了医学对社会总体和患者个人的承诺保障。该宣言承诺除了尊重人的生命和尊严外,在需要的时候即使面对医疗风险也要运用医学知识治病救人,保护患者的隐私,教育医生和公众,宣言还包括了公民参与的承诺。它声明,医生群体致力于倡导"社会、经济、教育和政治的变革,减轻人类痛苦,促进人类健康"(美国医学会,2001 年)。

简而言之,从社会契约的角度来解释医学职业,需要个人和社会理解医学专业为人类健康带来的真实且重大的利益,作为从业者,医生则不能违背这些利益,否则就会破坏契约所建立的信任。信任逐渐削弱后,医生和患者就无法建立治疗关系。当这种情况发生时,医疗行业将失去其合法性和促进个人和社会健康的能力。

当然，世界并不会如此简单，即使在这种社会契约体系中，复杂和微妙的冲突也可能会在真实并常见的情景中产生（例如在隔离问题中，医生可能会在服务于整个社会的过程中违背个别患者的利益和自主权）。然而，在当今的医学实践中，我们可以认为公众能够理解并设想社会契约关系的存在。公众不管是作为整体，还是个人，如果他们能够从这一契约关系中获得真正的、客观的健康利益，他们就很乐意赋予医生较高的社会地位、丰厚的报酬和拥有施展医学技能的权力。目前而言，大多数公众相信医生能够履行契约所规定的义务。但是医生还需要不断重申他们的承诺，公众才会持续保持对它的信任。

医学职业精神进化史

医学职业精神这一概念实际上近期才出现。尽管职业精神起源于希波克拉底，但在那个时代，他的道德准则只是少数人的观点（Wynia 2008）。同样，Thomas Percival（1803 年《医学伦理学》一书的作者）的著作激发了将医学努力变成为一种职业的改革，但这些著作在他的时代从未被广泛采用。19 世纪中期，由于医疗领域缺乏统一的标准，美国医学会（AMA）制定了一套道德教育标准来定义医学职业。1847 年的美国医学会医学道德规范是第一个国家层面的职业道德规范（Wynia 2008）。

随着社会的变化，医学职业精神的概念也在变化。医生和患者之间的关系已经取代了所谓的假定医生是"最懂"的专业人士的家长式传统，这种医生和患者之间的关系不仅平衡了医生的知识、技能和专业自主权，还让患者获得了对于任何治疗和个人自主权知情同意的权利。

尽管职业精神规范不断在演变，职业义务和责任也在不断编纂，医学行业一直在努力做好"关于其从业人员素质的统一声明，这是获得公众信任和改善公共健康的基础（无独有偶，这也是建立自律和垄断权力的基础）"（Wynia 2008）。

什么是医学职业精神

也许是为了应对逐渐丧失的社会契约精神，不管怎样，为了应对职业行为的明显偏移和腐败，人们重新对医学职业精神产生了兴趣。公众对医生和医疗行业的担心，对一些医生可疑的商业行为的忧虑，促使整个医学界不断反思职业精神的含义和重要性。

对于广义的职业精神，以及特定的医学职业精神，有着很多定义。然而，在许多基本领域里这些定义的理念是一致的。首先，一个为社会及其成员的利益服务的职业,才能为社会增加价值。从业者通过自我监督,才能维持道德行为和实践标准。特定职业必须具有专业化和标准化的知识和技能,该职业的从业人员必须具备本领域的职业能力。最后,一个行业必须有其从业者必需遵守的一套行为准则或道德框架。

哥伦比亚大学医学专业研究所为医学专业提供了以下行为标准:

● 以患者利益为中心,具有利他主义。不断变化的市场力量持续干扰医疗行业,医生们面临着越来越大的挑战,要求他们坚定不移地对自己的患者做出承诺。

● 医生自我调节。迫于团体压力不告发同事,对他人表现漠不关心可能导致医生忽视同事的不称职或渎职,最终损害患者的健康和安全。

● 保持技术层面的竞争能力。现代医学创新之快是前所未有的。如果不终身学习,即使接受过最好训练的医生的知识基础很快就会过时,最终无法为患者提供最好的医疗措施。

● 公民参与。医生应该把他们关心的范围从个别患者的利益扩大到关心所有患者的利益。医生必须通过向公众传播他们的知识(医学专业研究所)来扩大专业影响力。

2002 年,美国内科医学会(American Board of Internal Medicine,ABIM)基金会与美国内科医师学会与美国内科医学会(American College of Physicians-American Society of Internal Medicine,ACP-ASIM)和欧洲内科医学会联盟(European Federation of Internal Medicine,EFIM)合作,制定了一份医生章程。该章程规定了医学职业的三个基本原则。这些原则包括:

● 患者的安全与健康至上——医生必须要致力于保障患者利益。维护医患之间的信任至关重要,"市场力量、社会压力和行政紧急情况绝不允许在患者至上这一原则上妥协。"

● 病患自主——医生必须对患者诚实,并允许他们对自身治疗做出知情决定。

● 社会公正——医学界必须促进卫生保健系统的公正,包括卫生保健资源的公平分配。医生应"积极努力消除医疗保健中无论是基于种族、性别、社会经济地位、族裔、宗教或其他社会类别的歧视"(The ABIM Foundation et al. 2002)。

该章程进一步规定了一套职业责任。这些职业责任包括了医生对自身职业能力的承诺、对患者的诚信、对患者的保密、与患者的适当关系(不在性或财务上占便宜)、提高护理质量、提高获得护理的机会、公平分配有限资源、获取科学知识、管理利益冲突、自我规管和教育等多个方面。2011 年,美国医学院校协会发布了一份报告,描述了实践的"核心能力",其中包括许多职业要素,包括对道德行为、临床能力和服务导向的要求。

职业精神的概念包括对道德规范的要求。在这里,医生的道德准则有很多不同的观点。然而,所有这些都是基于一些基本的道德规范,包括:

1. 善行——医生必须为患者的利益着想。
2. 非伤害性——医生的行为不能违背患者的利益(最重要的:不要伤害患者)。
3. 自主权——医生将尊重患者在医疗决策中的自主权。
4. 知情同意——医生将提供完整、准确、公正的信息,以寻求患者对推荐治疗的同意。
5. 尊严——尊重患者的尊严。

职业责任面临的挑战:市场与政府

医学职业精神的考验来源于两个因素:自由市场和国家政府。事实上,有人认为,由于强大的、有社会价值的医学领域与这两个因素冲突,最终导致医学职业精神的产生(Relman 2007)。

市场的影响

Arnold Relman 曾写道,美国的医学职业精神"正面临一场危机,就像医疗保健系统面临的危机一样严重,而且这两场危机是相互关联的"(Relman 2007)。大多数医生获得报酬的方式是服务收费模式,该模式提供了强大的经济刺激,从而促进了各种服务项目的开展,并吸引越来越多的年轻医生从初级保健转向注重服务流程的亚专科服务(Relman 2009)。亚专科医学在经济激励下变得更像是一门生意,而不是一种职业。职业与劳动力市场的其他领域的区别是,相比于经济回报,职业更重视工作的有效性和必要性。在这些强大的经济激励下,医生可能会开具更昂贵和更多的诊疗项目,从而最终破坏了职业精神(Friedson 2001)。

医生按服务收取费用,获得报酬过程中长期存在一个问题:医生获得的报酬主要来源于医生的服务,而与最终的治疗结果相关性不大。医生可以按照常规服务和额外的服务得到报酬,但却不能影响最终医疗效果。鉴于薪酬模式对专业行为影响深远,我们早就应该修改传统的按服务收费模式了。人们已经充分意识到要修改服务收费模式,管理式护理模式的扩展,已部分解决了该问题,可改良型薪酬模式仍处于早期开发和部署阶段,且该模式着重关注干预初级保健,而不是目前占主导地位的基于服务流程的亚专科服务收费模式。

更广泛地说,"通过对卫生保健机构的压力,让医学变成更像是一种商业而不是一种职业,更像是一种商品而不是一种服务"的说法削弱了人们对医学行业的尊重和整个行业的效力(Pizzo 2001)。

近年来,制药行业对医疗行为作用的影响已成为市场影响医生职业最明显的例子。制药公司以医生为目标,采取高利润直接营销,还通过广告支持渗透到同行评议的医学出版业,通过商业利益驱动的方式,在医生的医学继续教育领域中发挥了突出的作用。医生个体、学术机构和同行评议的期刊不仅愿意接受制药行业的财政支持,而且还经常寻求这种资助(Relman 2001)。在这一过程,医生及医院损害了他们作为独立和公正的医疗信息权威的地位。虽然许多医生坚信他们不受制药行业的影响(Chimonas et al. 2007),但每年由医生指导的 70 亿美元的制药行业营销额证明了制药行业的影响力度。

人们现已广泛关注制药业对医学职业的影响。包括美国医学会(AMA)和美国医学院校协会(AAMC)在内的医学专业协会已经着手解决这些问题,并提出了建议,限制医药市场影响医学教育。然而,这两个专业组织都没有禁止制药业支持医学继续教育,因为医学继续教育目前没有其他资金来源(Relman 2008)。制药业在支持医生继续教育方面的重要作用引出了一个问题:谁制定医学教育的议程——商界还是学界?诸如此类的问题只会削弱公众对医疗行业的信心。

政府的影响

职业精神除了要应对来自市场的压力外,还需要面对国家或政府的压力。尽管医疗行业拥有医疗决策的自主权,但作为卫生服务支付方,政府通过行使其巨大的权力能够决定治疗选择。此外,授予或吊销执照的权力并不掌握在职业协会手中,而掌握在各州手中。虽然州执照委员会经常使用专业组织(如AMA)的道德准则,但最终医疗行业实际的调查和制裁权由各州自主决定。

在政府运营的医疗服务机构中,可以看到政府对医疗实践的影响。比如政府作为雇主和决策者,可以通过退伍军人管理局对临床医生施加影响。政府权力高于医生的最显著的例子发生在监狱和军队等类似于"指挥链"的机构。

当布什政府指派医生参与并支持审讯小组的工作时,这一任务与医生对患者的义务相冲突。政府在试图解释这种做法时声称:医生承担的是监督角色而不是职业角色,因此医学伦理不适用这种情况。当时负责卫生事务的国防部副助理部长 David Tornberg 提出,被派到军事情报部门的医生与被拘留者不是医患关系,因此他们的行为不受医疗道德的约束。David Tornberg 说,一个医学学位不是一个神圣的誓言——它只是一个技能证书(Bloche and Marks 2005)。

按照 Tornberg 的阐述,医学就变成了一桩交易或一个基本知识技能的组合。注意,亚专科专家确实像技术人员(Relman 2007)和商人,所以他的观点有一定的基础。然而,正如美国医学会在发布意见时主张禁止医生参与审讯,只要使用了专业技能,医生都必须遵守医学道德(AMA code of medical ethics 美国医学会医学道德准则)。

让医生对关塔那摩湾绝食抗议者实施强制喂食,参与美国酷刑项目的设计、开发、部署和合法化,这些行为都强调了如下观点:在具有指挥链结构特征的强制性安保环境中工作时,他们的职业精神受到了巨大的威胁。

但是,国家政府对卫生专业人员的影响并不局限于指挥系统。通过控制卫生保健筹资和资质许可,政府保障了他们对医疗行为强大影响。医疗补助和医疗保险的还款政策也深刻地影响着医生的行为。

政府运营资助机制(如 NIH 和 CDC)也大大影响医学研究的优先次序。2007 年,联邦政府资助了所有生物医学研究的 33%(行业资助了 58%)(Dorsey et al. 2010)。作为研究的主要资助者,政府在制定卫生研究领域的议程方面拥有巨大的权力,因此可以影响卫生保健和提供卫生保健的方向。参与研究的医生必须在一个政府和产业界决定研究优先次序的世界中工作。从历史角度看,新药物、医疗程序和技术一直是优先考虑的研究项目,尽管研究次序正在开始改变,促进提供公平、提供系统的效力以及改善人口健康结果的研究仍然被忽视。

医学教育的大部分资金直接或间接地来自联邦政府,特别是在医学研究生教育(graduate medical education,GME)领域。医疗保险目前是 GME 的最大支持者(Iglehart 2012),每年以 95 亿美元的成本承保 GME。所以我们再次强调,政府对于医学教育发展方向的影响极其强大。

失败的自我调节

职业的关键要素之一是具有自我调节的能力。医疗行业的自我调节毁誉参半。在 2011 年的一项调查中,只有 63.5% 的受访医生(n=1 891)一直认为发生重大医疗错误时,医生应告知之受影响的患者(Roland et al. 2011)。

在同一项调查中,约有相同比例的人表示,他们曾报告有同事在医疗实践中不能胜任本职工作或不称职。但没有上报这类出问题的医生。除了上报和披露真相的错误,即使报告了工作中出现的失误,后继对相关医生的调查和惩戒力度方面也很薄弱。近年来,执照颁发机构和专业协会完全没有解决国家安全部门从业人员违反医德的问题,这就是国家影响医疗机构职业自主权的一个例子。

经济因素与真正持久的变革

虽然有组织的医疗和医学教育机构对医学职业精神的重新关注令人鼓舞,但仅仅教授职业精神,而不通过解决根深蒂固的制度结构问题来削弱市场和国家对职业精神的影响,将是毫无意义的。我们首先要为医学职业精神打下一个行为准则的牢固基础。但只要市场、国家与理想、善意竞争,职业精神就处于危险之中。因此,作为一个职业,医学必须与政府和市场合作,通过改善政府和市场对医疗自主权的过度影响,最终提高医生活动的效率和效果。

尽管医学的目标是人口健康、缩小差距、最终达到真正的健康服务,但经济因素提升了昂贵的亚专科服务,减少了初级保健的提供。首先要纠正经济因素影响医疗服务这个问题,然后才能期望整个行业发生真正的转变。这不是整个医疗系统资金不足的问题,在某种程度上,这可能是在错误的地方投入过多造成的问题。Arnold Relman 观察到,"……美国医疗保健系统的巨额资金和医生赚取的高收入机会使得许多医生几乎不可能成为患者的受信托人"(Relman 2007)。更糟糕的是,医疗保险赔偿注重的是医疗程序和意外,与医疗结果成功与否不挂钩,最终形成不正当的激励因素。今后,必须调整财政补偿的方向,以支持那些在用公平方式改善卫生保健成果方面显示出效力和效率的干预措施。经济赔偿至少应该利用经济影响力来促进初级保健和公共卫生服务。需要调整经济赔偿的金额,调整的力度必需足以抵消目前驱使医科学生进入专科而远离初级保健的激励措施的影响。

除了通过医保报销制度引导医生选择从专科转向初级保健外,通过医生的报酬来反映就诊和治疗过程中的积极健康结果,也可能对医疗实践产生积极影响。那些对个人和公共健康最有效和具有积极影响力的诊疗活动应该获得更高的报销比例,而那些疗效不确切的诊疗项目可以适当降低报销比例甚至不予报销。医生的收入需要更多地与治疗结果挂钩,而不仅仅是与治疗过程和操作本身相关。

除了医保报销制度之外,健康产业也在影响医生的行为。正如本文所讨论的,最有影响力的产业是制药业。虽然制药行业对其产品的营销和推广享有合法的权益,但没有理由认为制药业应该成为医学期刊和继续医学教育的主要资金来源——但在当前的体系中它们的确是金主。通过使用来自基金会或是公共资金的资助,将有助于消除医学信息传播中的商业偏见。虽然增加政府资助只会带来潜在的政府偏见,但通过建立平衡的公共和私人资金的混合系统,可能会改善这个问题。

政府设置的机构,必需承诺医疗机构自治,尊重医疗道德规范。这种自治承诺需要写入政策甚至法律,必须有针对报告冲突和侵权行为的对应机制,以保护医务人员和患者。

现代医学逐步发展成团队模式,奖励有效的医疗团队和医疗服务系统,可能比只奖励医生个人活动更有帮助。就医生们而言,需要能够展示他们在基于团队的医疗服务质量,并且可以利用医疗报销的杠杆作用来进一步提高基于团队的医疗服务。

如何维护和利用职业声望

尽管医疗职业精神在逐渐丧失,但公众对这一职业的尊重程度仍然很高。医生仍然是最受尊敬的职业之一,在经历了一段声望相对下降的时期后,医学院的报考再次呈现上升趋势(尽管仍然低于历史高位)。尽管如此,还是有一些关于医生公众信任逐渐丧失的先兆。尽管公众仍然很尊重医生,但在对其职业的诚信和道德的看法方面,医生已经落后于护士和药剂师(Jones 2011)。大约四分之一的慢性病患者认为他们的病情没有得到很好的控制,同样数量的人认为他们的医生或健康服务提供者没有提供关于他们的治疗或药物的所有必要信息。近四分之三的美国患者希望他们的医生花时间与他们讨论可能会影响他们的长期健康的其他更广泛的问题(72%),而不是仅仅谈论他们的具体医疗问题(21%)(NPR et al. 2012)。

如果社会赋予了某个职业特殊的地位和权力,我们认为衡量该职业的重要性和有效性的关键客观指标之一,是它能否产生可观察到的对社会的积极影响。尽管美国医疗保健系统的失败是许多人口健康措施无法取得成功的主要原因,但是在关于医疗保健政策和医疗实践的政策制定中,医生是否参与并主导反映出这些政策是否接地气和系统化。由于医生自主权的减少可能会导致卫生系统的崩溃,因此医生们需要更好地向公众和政策制定者证明为什么要保证医生在卫生保健领域的主导地位。这种主导地位非常重要,对社会具有重要价值。

建议

提高和维护医学职业精神不仅对医学的完整性和可持续发展必不可少,而且对整个社会的健康至关重要。在理想情况下,医学对患者个人健康和公共健康的承诺应该是毋庸置疑的。而在现实中,这个承诺却难以实现。然而,医学界和社会可以以一种既维护公众信任又尊重行业最佳传统的方式,通过多种渠道来加强医学职业精神。

从广义上讲,必须在医学职业精神框架内采取以下步骤,才能重振医学职业的重要性、有效性和合法性:

1. 利他主义和对患者利益的承诺 医疗职业精神与健康结果密切相关。医学必须重新致力于弘扬利他主义,强调患者的健康,以可衡量的方式改善患者个人和整个社会的健康。这些职业精神的核心要素能够较强的平衡市场和国家的深刻影响。

2. 自我监管 为了保持行业地位,对行业内部在市场和国家影响下产生的非专业行为建立更严肃的问责制。

3. 公民参与 专业人员必须积极参与有关卫生政策的集体讨论。其参与方式必须超越简单的行业协会级别,最终达到在卫生问题上服务公共利益的水平。执业人员也需要在政府行政机构中重申其自主性。医学作为一门专业,必须解决卫生不平等问题,推广那些成功解决社会健康问题的政策。

4. 技术竞争力 通过经济激励和遏制措施(包括 CME 的替代资金来源)来支持职业框架。通过教育变革来更好地反映专业人士的价值观(下一篇论文的基础):

(1)改进对医学院招生、医生晋升和培养模式。

(2)从单纯的个人护理范式转变为综合考虑人群健康结果和医疗服务的公平性。

(3)在医生领导下发展合作诊疗模式。

为了实现这些目标,需要在医学专业进行全方位改革。医学院招生必须更加强调学生所表现出的利他主义和道德行为规范。必须以一种有意义的方式将职业教育融入专业学习,以便在适当的情况下对学生进行教育、评分、奖励或处罚。通过经济奖励来鼓励那些对个体患者和公众健康产生积极影响的执业医生的行为。专业执照委员会和专业协会必须对医疗行为采取更广泛、更有效的监管策略。

显然,我们还要在多个层面上完成许多工作,有些目标比其他目标更容易实现。诸如招生和培训学生,尤其是学术相关的内容,完全在医学行业的控制范围内。其他方面,如医疗报销改革,则需要行业和政府的积极参与。

本文中概述的诸多任务都比较困难,而且有许多问题迫在眉睫:首先是社会和患者个人的健康,其次是医疗职业的合法性和完整性。如果医疗职业不能做到维护社会和患者个人的健康,那么医疗职业本身就没有存在的理由。

（陈翔,陈俊香,谭斯品,陈联英,于婷　译）

参考文献

AMA Code of Ethics, Opinion 2.068. Available at: http://www.ama-assn.org/ama/pub/physician-resources/medical-ethics/code-medical-ethics/opinion2068.page.

American Medical Association. (2001). Declaration of professional responsibility: Medicine's social contract with humanity. Available at: https://www.med.illinois.edu/depts_programs/ClinicalAffairs/Document/decofprofessional.pdf.

Bloche, M. G., & Marks, J. H. (2005). When doctors go to war. *New England Journal of Medicine, 352*(1), 3–6. doi:10.1056/Nejmp048346.

Brennan, M. D. (2010). Professionalism. *International Journal of Dermatology, 49*(10), 1210–1212. doi:10.1111/J.1365-4632.2010.04781.X.

Centers for Disease Control and Prevention. (2011). HIV prevention through care and treatment. *Morbidity and Mortality Weekly Report, 60*(47), 1618–1623. Retrieved from http://www.cdc.gov/mmwr/PDF/wk/mm6047.pdf.

Chimonas, S., Brennan, T. A., & Rothman, D. J. (2007). Physicians and drug representatives: Exploring the dynamics of the relationship. *Journal of General Internal Medicine, 22*(2), 184–190. doi:10.1007/S11606-006-0041-Z.

Dorsey, E. R., de Roulet, J., Thompson, J. P., Reminick, J. I., Thai, A., White-Stellato, Z., et al. (2010). Funding of us biomedical research, 2003–2008. *JAMA: The Journal of the American Medical Association, 303*(2), 137–143.

Friedson, E. (2001). *Professionalism: The third logic*. Chicago: University of Chicago Press.

Gerhardt, R. T. (2011). Prehospital and emergency care research at the us army institute of surgical research: Enabling the next great leap in combat casualty survival. U.S. Army Medical Department Journal, 82–6.

Iglehart, J. K. (2012). Financing graduate medical education – Mounting pressure for reform. *New England Journal of Medicine, 366*(17), 1562–1563. doi:10.1056/Nejmp1114236.

Institute for Medicine as a Profession. (NEEDS DATE OF ACCESS). *Professionalism in medicine – The imap agenda*. Retrieved NEEDS DATE OF ACCESS, from http://www.imapny.org/medicine_as_a_profession/professionalism-in-medicine---the-imap-agenda.

Jones, J. M. (2011). *Record 64 % rate honesty, ethics of members of congress low*. Retrieved March 6, 2014, from http://www.gallup.com/poll/151460/record-rate-honesty-ethics-members-congress-low.aspx.

Murray, C. J. L., & Frenk, J. (2010). Ranking 37th-measuring the performance the US health care system. *New England Journal of Medicine, 362*(2), 98–99. doi:10.1056/Nejmp0910064.

Navarro, V. (2001). World health report 2000: Responses to Murray and Frenk. *Lancet, 357*(9269), 1701–1702. doi:10.1016/S0140-6736(00)04827-3.

NPR, Robert Wood Johnson Foundation, Harvard School of Public Health. (2012). *Poll: Sick in america summary*. Retrieved from http://www.npr.org/documents/2012/may/poll/summary.pdf.

OECD. (2013). *OECD health data 2013: How does the United States compare*. Retrieved from: http://www.oecd.org/unitedstates/Briefing-Note-USA-2013.pdf.

Pizzo, P. (2001). The changes in health care finance give new meaning to 'conflict of interest.' *Stanford Medicine*. 18(2), fall. Available at: http://stanmed.stanford.edu/2001fall/secondopinion.html.

Reid, L. (2011). Medical professionalism and the social contract. *Perspectives in Biology and Medicine, 54*(4), 455–469.

Relman, A. S. (2001). Separating continuing medical education from pharmaceutical marketing. *JAMA: The Journal of the American Medical Association, 285*(15), 2009–2012. doi:10.1001/Jama.285.15.2009.

Relman, A. S. (2007). Medical professionalism in a commercialized health care market. *JAMA: The Journal of the American Medical Association, 298*(22), 2668–2670. doi:10.1001/Jama.298.22.2668.

Relman, A. S. (2008). Industry support of medical education. *JAMA: The Journal of the American Medical Association, 300*(9), 1071–1073. doi:10.1001/Jama.300.9.1071.

Relman, A. S. (2009). Doctors as the key to health care reform. *New England Journal of Medicine, 361*(13), 1225–1227. doi:10.1056/Nejmp0907925.

Roland, M., Rao, S., et al. (2011). Professional values and reported behaviours of doctors in the USA and UK: Quantitative survey. *BMJ Quality and Safety, 20*, 515–521.

Simon, S. (2012). *Annual report: More than a million cancer deaths avoided in 2 decades.* Retrieved from http://www.cancer.org/cancer/news/news/annualreport-more-than-a-million-cancer-deaths-avoided-in-2-decades.

The ABIM Foundation, A.-A. F., & The European Federation of Internal Medicine. (2002). Medical professionalism in the new millennium: A physician charter. *Annals of Internal Medicine, 136*(3), 243–246.

The Commonwealth Fund Commission on a High Performance Health System. (2011). *Why not the best? Results from the national scorecard on U.S. Health system performance, 2011.* New York: The Commonwealth Fund.

World Health Organization. (2000). *The world health report - Health systems: improving performance.* Available at http://www.who.int/whr/2000/en/index.htmlm.

Wynia, M. K. (2008). The short history and tenuous future of medical professionalism the erosion of medicine's social contract. *Perspectives in Biology and Medicine, 51*(4), 565–578.

第二部分
职业责任的界定

引言

　　这一部分包括三个章节,它们致力于解释职业责任的本质,并清晰地阐明如何以改变思想与丰富能力的方式,来提升促进人类进步的社会服务从业人员的专业责任意识,从而增强教育和医疗服务从业者的质量与提升服务的公正性。在第四章中,William Sullivan 以提出问题的方式,给予职业责任明确的概念:"发展和支撑职业责任的实践需要什么?……和作为公共目标的体系,职业的长远目标是什么?"在探索该问题的过程中,他注意到在这些职业中:"当前的经济和政治走势,对高质量的专业性工作造成了严重的威胁。"一开始,Sullivan 的分析中便赞同了 Mitchell 和 Ream 在本卷第一章中的观点,即专业性的工作产生于一种"分层式的任务结构",其中对辛勤劳作、熟练工艺和感性艺术的要求都被归结为职业任务表现的一种特殊道德和受托责任的前提条件。他强调,责任是一种适用于所有形式的工作的现代道德观念。然而,对于专业性任务,责任道德源于一个假设,即人类进步的专业人士已经接受了一种为其客户利益服务的"社会契约"。从这个意义上来说,职业的伦理性责任是工作本身所固有的——好的工作是合乎道德的工作,因为它支持个人的繁荣和社会的福祉。Sullivan 关注的是,这种对公民职业道德的强调已经渐渐被当代专业人士所取代,正如对技术工艺有责任的技术"专家",而不是对公民利益有责任。他担心将专业人士与他们的责任、客户和所在社区绑定在一起的"社会契约"已经"被磨损",这将威胁到现代社会的人性化和民主化。当然,组织管理和专业服务的市场化是确实存在的,所以,Sullivan 关心的是,如何避免专业人士接受和履行他们对客户和更大社会目标的责任能力被这些外部环境的力量破坏。因此,他将注意力转向了市场力量、组织管理指令和职业实践规范这三者之间的错位,这种错位破坏了专业工作者接受和履行其责任的意愿和能力。为对抗组织和市场力量的退化,Sullivan 向专业人士们提供了三种

"学徒式"训练：①核心理论知识；②应用实践；③职业文化、职业道德和职业受托责任。虽然组织可以使技术实践常规化，但 Sullivan 的观点是，专业人士必须准备好坚持职业道德责任，并拥护组织的新规划，从而使这些责任的执行成为可能。Sullivan 引用了对芝加哥公立学校的研究，认为在创建可行且灵活的专业服务机构方面，"有机信任"至关重要。

在第五章中，Kathleen Montgomery 通过专注于专业工作被制度化的方式丰富了对"职业责任形成"的讨论。这个讨论不仅针对复杂社会组织中的专业工作者，而且针对有大量资源影响专业工作以及在如何开展工作方面的重要利益的利益相关方的体制环境。她首先指出，专业责任不仅包括 Sullivan工作中所强调的道德和伦理规范，而且还包括大量强制力的施用，以制裁那些没有对利益相关者的期望做出适当反应的工作者。Montgomery 呼吁关注所谓的"制度理论"的最新进展——该理论框架的核心前提是，在相关社会环境中发现的"规范、信念和规则"在塑造复杂社会组织中的行为方面"起着关键作用"。这直接引向了一个命题，即专业自主权和专业权威实质上取决于专业行为是否符合环境期望，以及是否被关键利益相关者视为合法。这反过来也引起了人们描绘利益相关者群体的关系图，并开始分析他们的期望和他们在道德上或在被胁迫下挑战可疑职业行为能力的兴趣。她指出，矛盾的是，利益相关者越远离他们关系图的中心，他们的权力就会越强，这可能使得对专业人士 - 客户关系不太了解的边缘参与者产生不成正例的影响力。从这个角度，Montgomery 探讨了专业人士在复杂的机构环境中工作所面临的一些挑战，这些被讨论的挑战包括：①脆弱利益相关者的责任性质；②保密要求和行动透明度压力之间的紧张关系；③职业学校在培养这些专业人才方面所扮演的角色。

在第六章中，Steven Brint 发起了一场关于职业责任的讨论。他提醒读者，我们传统的职业观产生于以独立、有偿服务、专业人士与其个人客户之间的合同为特征的历史背景。Brint 指出，这个源自这一关系的历史背景的观点，即专业人士对客户和社会的福祉负有道德和受托责任，多年来不仅"支离破碎"，而且甚至不太可能被技术导向的带薪职业，如会计师、工程师和公司律师，所欣然接受。Brint 指出，这个重大历史转折，是个人收费服务的黯然失色，这是因为在复杂的社会组织——以效率为导向的组织通过签订合同来雇佣大多数专业人员，与客户建立合同关系，并寻求以安排专业人员服务的方式来提供合同规定的服务。Brint 将早期的职业主义形式称为"社会受托人职业主义"，以此将他在 William Sullivan 的作品中看到的职业责任，建立在服务于公认的社会目的的社会道德领域。他将这种专业主义与他所谓的"专家专业主义"进行了对比，以强调他的信念，即现代社会组织中专业人员的核心道德责任是"做好工作"，在使用他们的技术工艺技能的同时，用心和勤勉地服务于组织的目标。他发现专家专业主义的概念在这个临时性的"知识经济"时代尤为重要。因为知识相当于在知识经济领域流通的货币,并且知识领域的技术专家拥有赋予工作者独立行动和专业地位的权利。此外,Brint 观察到,如今在雇佣了大部分专业人员的大型复杂组织中,几乎所有的专业人员都必须在重要时刻听从同组织中辅助人员的专业知识,因此不能独自承担关于客户福利的责任。最后,Brint 强调,职业责任的存在必须有相应的组织环境,因此,为实现组织目标而服务的技术和管理技能,与在讨论社会受托人职业主义时所强调的更广泛的社会和受托责任一样,都是一种职业责任。Brint 还希望我们从"为什么"方面和"为谁"方面来区分职业责任,以使分析人员保持一种意识,即专业能力的丧失在道德上与社会道德的丧失一样值得怀疑。

（陈翔,张柯,庄权　译）

第四章
职业责任的本质和新要求

在本卷的前言中,作者 Douglas Mitchell 和 Robert Ream 将职业精神定义为职业责任的制定,不仅包括胜任的实践,还包括"与职业相关的社会规范相一致的行为"。其次,他们提出了医学和教学之间的比较,作为一个棱镜来探究专业责任如何在专注于个人客户的案例结构领域和以公共结构占主导的教育为例的项目结构领域中发挥作用。最后,他们给了我们一个"分层任务结构"的概念,作为一种专注于在专业基础上组织工作的独特之处的方式。

在下文中,我想表达这些观点。然而,我的关注点将是发展和维持职业责任需要什么。我想提醒大家注意,我认为当代经济和政治走势通过削弱工作中所需的一些制度支持对医学和教学方面的高质量专业工作造成严重威胁。我要问的是,职业教育将如何借鉴一些专业准备领域的研究成果来应对这些发展。最后,本卷的几位撰稿人,包括 Douglas Mitchell 和 Robert Ream,提出了围绕一种新的专业实践模式的融合观念,而且 Paul S. Adler,Charles Hecksher 和 Saul A. Rubinstein 也在第十八章中提出了"协作社区"的概念。在第六章中,Steven Brint 对所采取的论点提出了一些重要的反对意见。在我的最后一节中,我想通过将这些观点融入我的行文中来予以回应。我将用教育部门的一个例子来说明明确的责任职业伦理在协作社区的有效化中发挥了关键作用。

分层任务结构下职业工作的伦理意义

分层任务结构是一个有价值的工具,用以澄清讨论。在导论章节中,Douglas Mitchell 和 Robert Ream 总结了区分使工作专业化的具体特征的文献,也因此需要履行职业责任。根据 Mitchell 的工作,他们提出了对工作种类的四重划分——劳动、工艺、艺术和职业。无论表现如何,劳动都需要勤奋。工艺工作同样需要对任务投入勤奋,但这也增加了对高水平专业技能应用的需求。艺术表现增加了审美敏感性的成分,但这些艺术能力的实现都离不开勤奋劳动和工艺技能的特质。就其本身而言,专业工作由劳动、工艺和艺术活动三个部分组成,但增加了人际交往、社会和信托责任的维度。

这种模式的优点是,它明确了专业人员明确工作所包含的四个组成部分。它使我们能够更为深入地分析在教学或医学等任务中支持或破坏高质量表现的条件。所有这些组成部分必须一同工作,并以制度化的专业工作方式予以支持,以便专业人员保持其作为社会分工部分的完整性。这提供了一个分析分类,在2012年加利福尼亚大学举办的以多元化社会的职业责任为题的滨河会议上,多篇论文阐述了呼吁改变和革新医生和教师的工作。

与此同时,该模式高度强调了社会和道德层面的专业工作,而不是专注于艺术、工艺和劳动三个层面,后三者均是赋予了教师和医生工作中所具有的勤奋、熟练和敏感特点的独特且具有社会重要性品质的组成部分。从这个角度看,这些也正是他们所从事的工作特点,要求教师和医生以及其他专业人士需要具有高度的责任感。责任本身的定义就意味着教师和健康专业人士已经融入了一系列社会关系之中,这些关系也对他们提出了伦理要求。

责任是一种重要的现代伦理观念。在20世纪早期,John Dewey,Josiah Royce和George Herbert Mead等美国实用主义思想家基于他们不断完善的自我社会观率先提出了责任道德伦理概念的建立。实用主义思想家提出的自我社会观认为,个人发展主要发生在模式化的社会关系中,即制度化的社会关系中。典型的例子包括家庭和学校环境、工作场所、宗教和社区组织。这些制度环境支持和结构的关系将个人需求和冲动塑造成社会认可的意向性倾向。由于意图往往是通过共同参与的实践活动来形成的,因此它以个体对其社会关系期望的智能反应的姿态达到适当的发展。

也就是说,个人的意愿和目的不仅仅产生于活动,也产生于与其他人的关系,这些人已经在他们的生活中体现了在社区中建立的有意义的生活模式。这就是教育的意义。从这个观点来看,相互依赖是人类处境的基础,甚至是影响个人心理最为密切的特征。因此,性格本质上是一种以适当方式对世界做出反应的倾向,这取决于代理人如何解释生活的境遇。这种解释总是通过与那些George Herbert Mead称之为"重要的他人"的一种持续"对话"来发展的。

在Mead看来,人格和个人决策的形成具有强烈的会话特征。这允许了个人的创造力和自由,同时也不否认个人与他人关系的重要性。一个人在一系列的社会交流中行动。因此,个人的行为总是对它人行为的反应。因为这些行为被自我和他人都解释为是有意义的,作为主体参与的重要模式的一部分,甚至自我发起的行为都是在预期他人将如何反应的情况下形成的。

很明显,实用主义思想家认为所有人都受益于这种长期建立在相互尊重的基础上的合作意愿。这一观察为他们提供了一种基本的理论基础,即合作与互信的伦理作为民主的道德基础。然而,这种风气能否由任何特定的个人或群体间维系,在很大程度上取决于他们所参与的实际社会"对话"。因此,如果生活的经验得到合作和信任的回馈,个体将接受这些观点以作为对现实正常和理性的反应。另外,如果生活经验确认存在不信任和威胁,防御性的自我利益将会驱使人们的生活立场。这种信任或不信任的循环,不仅仅会存在于个人心理,更会根植于社会关系中,这些往往会形成强大的动力使作为成功和公正社会的关键要素的相互信任和互助的社会伦理的发展成为一项不稳定的工程。

职业道德包括在劳动中表现出色、工艺技能发展和艺术敏感性所必需的气质或美德。但是在专业工作的信托方面确实增加了一个独特的维度,这是一种对他人的特殊回应,因为专业人员对所从事工作的性质有特殊的承诺,有意识地执行任务以增进其他人的福祉。

职业道德属于古典意义上的"政治"的主题,即探讨普通生活的公正和有价值的形式。因此,职业道德的恰当定义必须从个人价值和责任的问题到社会和制度背景所产生的问题。它必须包含这些情境的实际运作,力求理解这些社会情境的动态,以便考虑如何以符合职业所宣称的道德目的的方式应对这些情境。

职业责任与磨损的职业"社会契约"

在 20 世纪早期,美国实用主义的伦理和社会理论与作为公民改革意识形态的职业精神的当代表述之间有相当大的重叠。这也不仅仅是只在北美发生的现象。20 世纪初,不仅出现了医学和其他有抱负的专业团体的崛起,而且专业人士也努力与公众签订合同,在合同中,职业社会责任发挥了重要作用。英国工党的经济历史学家和理论家 R. H. Tawney 将专业化职业的道德风气与社会工作的重组联系起来,以服务于社会正义和社区团结方面,他也在这条路上走的最远。

为了使 20 世纪的大规模工业社会人性化和民主化,Tawney 敦促将职业化的特征推广到其他职业。Tawney 将职业定义为"一种为履行职能而组织起来的、不完全的、没有疑问的、但真实的行业。一种体现和表达社会目的观念的活动。"他的职业标准不是抽象的资历,而是表现出的专业知识和有效的集体责任,但这些都取决于公认的社会目的的实际体现。Tawney 承认这个想法听起来很奇怪,但他坚持认为,这是因为自由放任资本主义时代的扭曲效应,这种资本主义将社会目的和集体责任的概念收缩为只存在于国家和教会企业中的残余部分(Tawney 1920,pp. 92 and 98)。

　　Tawney 认为,一个更加相互依存和复杂的社会离不开对共同目标的承认以及由此产生的专业团结。他在暗讽 Frederick Taylor 倡导的当时流行的科学管理理念时写道,"一个明智的管理体系能认识到专业的团队的合作能做比自身更多更有效的工作,因为他的职业精神是个人的一部分,而不是他之外的一种力量。"Tawney 继续指出只有在所有行业中充分发展职业精神,才能"避免官僚主义中机械的和阻碍性的东西"。如果 Tawney 的这种说法被证明对工业官僚机构有先见之明,尽管在很大程度上被忽视了,它是否有可能为建立灵活的、服务密集型的和公共响应型的组织提供有用的见解,以满足当前对医疗和教育的需求?

　　随后,早期以公民为导向的职业精神概念被简单的作为技术专家的专业人士概念所取代,这威胁到了先前的专业人群与他们声称服务的公众之间的受托"社会契约"概念。正是这些职业的成功使 20 世纪后期的职业领导能力转向建立自己的组织和威望。正如 Steven Brint 和其他人所描述的 20 世纪的发展,对专业知识的要求取代了社区托管,成为大多数专业人群合法性的代表。这一长期的发展推动了"职业化从一种联系社区和权威的意识形态向一种联系市场和技能的意识形态所转变",使得"专业人员与公共生活的文化的联系"在专业组织的力量和影响力不断扩大的情况下变得越来越弱(Brint and Levy 1999,p. 200)。

　　这种意想不到的转变削弱了专业人士在公开辩论中的发言权(Brint 1994)。另一个后果是,专业团体似乎越来越难以说服公众为什么他们的使命性质可能需要一种不同于当代美国商业中典型的工作组织。设计一种超越现状的方法将需要医学和教学等领域以新的方式与公众接触。事实上,这样一个新的开始,将需要他们弱化仅仅依赖于技术模式中的专家这一职业概念,而是在一定程度上强化以道德模式构建的职业概念。例如,改革后的医生模式将融合专业人士作为患者和社区健康的积极受托人的旧理想,与联合健康领域和广大公众建立更为合作的关系。新型的专业领导必须能够说服医学界为公众承担新的责任。

　　最近医学界出现了一些运动,这些运动被称为"新的职业精神"。其中一些已经开始在学术医学和医学教育中开展,重点是希望随着时间的推移培养出医生的身份,这将是回应更多关注患者和社会导向的做法。其他运动已开始处理该领域的领导者及其与从业人员和公众的关系这一重大问题。例如,在 1990 年代中期的严重渎职丑闻的刺激下,英国国家卫生服务部门内出现了一场新的专业化运动。

　　美国几家与内科相关的基金会,同时也是最大的专家机构,随后发布了"医学专业宪章"(2002)。英国人对"新职业精神"的理解,正如通用医学委员会新任主席 Sir Donald Irvine 所描述的,有三个特点:第一,保持良好的患者保健所需的知识和技能;第二,培养尊重、沟通和以患者为导向的保健,包括促进人人获得优质保健;第三,问责,既包括医生个人的责任,也包括通过专业自我监督与公共监管合作的集体责任(Irvine 1999)。

另外,正如这些专业学生所表明的那样,不那么崇高的志向和利己主义对"集体流动性项目"的职业的兴起有着很大的影响。寻求大学培训不仅是因为它被认为提高了实践标准,还因为通过与学院所倡导的知识和科学的理想目标相结合,它提高了所有有抱负的领域的威望(Bledstein 1976;Larson 1977)。各行业工作的背景和内容大不相同,正如近年来职业判断的灾难性失误所昭示的那样,只有实践、机构设置以及从业者的愿望符合帮助客户、造福社会的更大目标,才能更可靠地按照职业的最佳标准为社会服务。

真正的职业价值观仍然至关重要。作为道德认同和动机的来源,真正的职业价值观是为他们职业社区中许多最受尊敬的成员服务。但在当今的许多领域,包括医疗卫生、商业、金融服务等突出领域,职业理想与职业工作实际设定的具体目标之间的不协调使这些目标受到了真正的威胁(Gardner 2001)。身负压力与尽职工作本身很难统一,但为了重塑一个统一的职业认同,还是必须阐明职业精神丰富的公民意义。

在当今瞬息万变的职业环境中,职业士气在很大程度上取决于职业目标在将职业与其更大的公共目标联系起来的工作模式中的嵌入程度,但这并不容易。过去几十年来,从战后政治管理型经济转向所谓的新自由主义、市场化政策,给各部门的专业工作组织带来了沉重压力。在这一背景中,新兴信息技术的作用仍然是一个争论的焦点。当然,现在不可能理所当然地认为,目前组织安排所执行的任务与医学或教学专业工作的目的两者之间能够保持一致。

而现在职业责任的问题是,如何重新调整职业工作的条件,使其既能保护从业者的利益,又能促进职业作为公共目的机构的长久目的。第二个问题是:如何在从业者和有志向者中发展和培养能够使这种调整有效的技能? 换句话说,如何将专业人员的培养与专业工作本身的改革项目结合起来?

调整:组织和市场压力与职业责任的比较

在一项对各领域表现优异、道德模范专业人员的研究中,心理学家 Howard Gardner、Mihaly Csikszentmihalyi 和 William Damon 发现了反复出现的结构性问题,他们称之为专业"领域"(从业者的主要目的与想法)与执业"领域"(包括执业组织的需求与利益相关者的期望)之间的不协调(p. 90)。

Gardner 等在 2001 年出版的《好工作》一书中用遗传学的方法解释了一

个至少在他们收集数据的时候出现的较高一致性的领域。但是他们也注意到
该领域的走向受到了聚集"风暴云"的威胁：

> 遗传学是在世纪之交出现的一门非常好的职业。领导者和中层从业
> 者对主要任务、最重要的标准，以及主要的个人目标和职责范围都达成了
> 一致。他们舒适地照着镜子，对他们所看到的身份感到放心。在一个只能
> 在不太有利的环境中引起专业人员的嫉妒的程度上，遗传学似乎是一个完
> 美结合的企业——从业者的愿望、领域的价值观、领域的实践以及股东和
> 利益相关者的愿望和谐地融合在一起(p. 128)。

Gardner、Csikszentmihalyi 和 Damon 将遗传学与新闻报道进行了对比，他
们将新闻报道描述为一个失衡的领域。在他们看来，包括增加对市场份额的
推动和更大的利润，公众并不要求严肃的新闻报道，以技术为导向的新闻工作
节奏的提高，以及新闻编辑室文化因预算削减和因企业而非家庭所有而退化
在内的许多因素，都使记者感到该领域的力量"侵犯了他们领域的完整性，妨
碍了他们追寻好的报道的使命感"(p. 27)。作者在总结他们的结论时指出：

> 当文化的价值观与领域的价值观(告知职业的关键理念及其伦理规
> 范)一致时，当利益相关者的期望与领域的期望相匹配时，当领域与领域本
> 身同步时，该专业领域(实际从事某一特定职业的人)是最健康的。当这些
> 条件都存在时，个体从业者可以自由地发挥其最佳状态，士气高涨，专业领
> 域蓬勃兴起。我们称之为真实的对齐(p. 27)。

新闻事业并非唯一存在文化、产业和领域失衡的行业，其士气和方向的
弱化状态是其他职业所共有。正如研究生医学教育认证委员会前执行主任
David Leach(2008)所指出的：

> 目前居民形成的背景并不能让培养医疗专业精神的任务变得容易。
> 无休止的时间和经济压力，医疗服务的碎片化和支持医疗服务的关系，不
> 断增加的外部监管，令人兴奋但又具有破坏性的新知识和新技术，尤其是
> 医疗保健系统的断裂……这些都是外部环境的特征(pp. 515-516)。

最近一项关于本科医学生对伦理妥协情况的反应进行的实证研究揭示了
这种失调的具体表现。在加拿大的一项研究中，研究员提供给四年级实习医
学生一组视频，这些视频描述的情况对他们所学到的公开价值观提出重大但
并不一定极端的挑战。事实证明，对于大多数学生来说，对这些情况最常见的
反应是从动机进行推理，这与他们公开的价值观截然不同。例如，事实证明，
最重要的决策来源是对学生自身的地位的关注，尤其是主管(以及可能被接受

或否认的建议)和同行对他们的看法——而不是关注患者的健康状况或他们的决策对病例结果的影响(Ginsberg et al. 2003)。

学生原则上拒绝承认的、有时甚至明确否认的动机成为他们实际决策和后续推理的最有效的决定因素。然而,作者建议医学教育工作者将他们的发现作为一种重要的学习工具,而不是简单地谴责学生或建议纠正来灌输正确的(公开的)价值观。毕竟,第一个重大发现是,通过与自身内部矛盾的对抗,学生对自己作为有抱负的专业人员的决策产生了明显的自我反思。他们不仅对自己更加了解,而且对教育中的压力和教育的实践环境也越来越不敏感。该研究的作者总结说,这使得学生们有可能朝着更加"平衡的职业立场"的方向发展,而这种立场不寻求根除或否认所有的自我关怀,而是寻求在职业使命的更大目的范围内去磨炼和引导它(p. 1021)。我们可能需要补充的是,这种自我反思的教学法需要扩展到培养个人成熟判断的目标之外,包括学习如何和为什么进行机构改革的宣传,以便更好地将自我关注与患者需求结合起来。

职业责任在有效职业教育中的优先地位

有事例表明,教育者如果想要确保毕业生的职业实践符合道德规范,不仅要让他们为道德支持的背景做好准备,还要为破坏职业基本目的和标准的背景做好准备。事实上,教育工作者试图让学生完成高质量的专业实践——既体现了深厚的专业知识,又体现了健全的道德标准的工作——所面临的最大挑战来自这样一个事实:在当今许多职业中,毕业生将进入这样一个领域:工作环境实际上损害了职业的基本宗旨及其质量和道德实践标准。

根据卡内基教学促进基金会过去十年内在多个职业领域对职业教育进行的研究,似乎可以清楚地看到,广义上教育工作者可以做更多的工作,让学生有效地、合乎道德地工作,即使是在不协调的领域也是如此。然而,如果维持现状,职业学校将不仅仅无法发挥其积极潜力,甚至可能导致受到损害的职业工作加大损伤。

这些研究的第一个发现是职业教育本身的广泛比较性质。所有的职业学校都面临着一个挑战:如何塑造学生的思维方式,使他们能够成为自己职业环境中的贡献者,并最终成为更大的社会的贡献者。这些学校被特许以培养专业人才为公共使命,将通过教学实践以及学术活动(如奖学金和研究)建立文化制度化。作为组织,他们瞄准的是一个具有深刻意义的整体性的目标。他们的任务是培养职业判断和表现能力。他们的职责是让学生学会如何将专业知识与特定技能和技能矩阵整合到职业社区对客户和社会的特点配置中。

有效的职业教育意味着为掌握这些复杂任务的终身过程奠定基础。然而,大学作为这个过程的组织和开端,是围绕着课程结构、研究和教学传统而建立的,它们是专业的、独立的,往往是有意竞争的。虽然这种竞争推动了研究的发展,但它的教育效果却不那么一致。职业教育的挑战是通过将学生不同的教育经历统一起来以摆正这个圈子。这种结合包括三种不同类型的学徒期,每种类型都基于专业知识的不同方面,并以各种不同的教学意图为指导(Sullivan 2005, pp. 207-210)。

第一个"学徒期"可以称之为对专业理论知识基础学习的学徒期。在这三者中,它最适合大学环境,因为它体现了该学校在分析推理、论证和研究质量方面的巨大投入。在职业学校,智力训练的侧重点是该领域的学术知识基础,包括教员认为对职业最重要的思维习惯。

学生的第二个"学徒期"是对职业应用实践的学徒期。学生们遇到这种基于技能的学习,往往是通过截然不同的教学方法的教员,而不是通过将他们引入知识库学徒期的教员。在这第二个学徒期中,学生学习参与指导、想象或模拟的实践情境,如同案例研究一样,或与真正的客户进行实际的"临床"体验一样。

第三个"学徒期"——对职业的文化、伦理和责任的学徒期——是通过戏剧性与参与式教学法传授的。在某些领域,这种努力主要是说教性的,而在另一些领域则更具有参与性。然而,基本的目标都是传授技能和技巧,以及道德标准、社会角色和责任,这些都标志着成为真正的专业人士。通过了解并开始实践这些知识,新手将了解以职业的基本目的为基础的职业所有方面的综合实践含义。

如果职业教育要向学生全面介绍职业需求,就必须引导学习者进入这三个学徒期。通过这三个学徒期,学生的职业自我定位可以在了解该领域的实践、制度和历史背景的基础上得到最广泛的探索和发展。

这三种类型的学徒期都是站在隐喻或分析性的视角,通过这些视角可以更清楚地看到不同领域和学校是如何开展职业培训业务的。它们代表了不同类型教育学所服务的课程中的三个以上要素。学徒期的这些维度也反映了所有职业教育的竞争重点——在大学职业培训的历史和组织中有着深刻的根源价值冲突。要更清楚地看到这一点,不妨考虑一下今天的法律教育。也就是说,想象一下,有志于该职业的人如何体验法学院。法学院一直是研究和批判的对象。然而,将法律教育作为三段学徒制来靠近审视,就揭示出当前法律教育组织的模糊性。有时,它争取三种学徒制,以支持培养合格和忠诚的从业者的更大目标,而在其他方面,现行制度由于未能公正地对待各种学徒制而破坏了这一目标。

最终,学生成为各种各样教师的学徒,但他们也会成为参加某一特定专业学校和课程的总体教育效果的学徒。也就是说,它们的形成一部分是由正式课程构成的,同时也是由师生互动和学生生活本身而取所代之的非正式或"隐性"课程构成的。尽管这个问题似乎在职业培训的学术制度化中普遍存在,但其深刻的、有时甚至是自我破坏的影响在医学中得到了比其他地方更多的探索(Hafferty and Franks 1994)。

这种社会化大部分是默契的,其运作水平低于清晰的认识水平,但大量的研究证实了它在第三学徒期学生经历中的重要性:学习成为一名专业人员的过程。许多学校和教员都会说,他们所有的教学形式都是面向培养从业者从事这一职业的单一目的。然而,纵观法学院等职业教育的实际案例,就会发现,学术生活与实践需求之间的关系在现实中往往并不像教员们脑海中想象中的那样直截了当、逻辑严密,尤其是在第三或专业学徒领域。

那么,职业教育有什么帮助呢?

研究文献指出,面对困难和障碍,恢复力的关键是培养更大的目的(Damon 2008)。目的的形成正是职业教育第三类学徒期的关键目标。但考虑到这些常见的弱点,职业学校的结构与职业形成的需要之间可能会出现错位,希望职业教育在今天能够为加强职业责任做出积极贡献,这是否合理呢? 在以下几个方面,它显然是可以的。首先,职业教育可以使学生将职业的使命或目的视为其工作意义的基础、其内在价值的源泉和其标准的最终依据。其次,职业教育可以帮助学生理解该领域的标准是高质量工作的内在方式。第三,教育工作者可以有目的地提供体验,使他们的学生能够体验到他们领域的一些内在驱动力,例如工作中体会到的快乐、兴奋或是工作本身的魅力。

当然,任何职业的日常实践都会引发这些情绪。然而,这里的重点是,通过激励的榜样、受人尊敬的同事、团队精神和对工作目的的各种提醒,即使工作或学术准备的条件使他们感到远离日常生活,也有可能与这些内在的满足保持联系。所有这些目标都属于职业准备的第三个学徒期。他们在培养强大的职业人才方面的重要性不仅体现了学徒制的基本素养,也体现了学徒制的综合特性,即它作为其他两种学徒制的组织者、灵感和标杆。

为了有机会在整个职业发展过程中保持职业水平的增长,职业教育需要与其他机构,如认证和授权机构、职业协会和国家研究院保持一致。然而,要开始这一过程,职业教育需要提供强有力和有效的三阶学徒培训。这就意味着两件事:一是在言语和行动上重视第三个学徒期,二是把第三阶段学徒期和其他两个阶段结合起来。

对职业学校来说,最重要的形成机会之一是有让学生在数年的时间里沉浸在标准和实践的生活传统中。为了实现这一目标,该领域的标准不仅必须通过接触道德规范等直接解决,而且还必须在课堂、诊所和领域安置以及更广泛的机构文化中普及。无论是好是坏,学生在接受教育的过程中都不可避免地要融入这个职业。为了确保这些经验将支持高质量、有道德基础的工作,职业学校需要批判性地和系统地审视有助于学生道德学习的许多经验,以及这些经验所传达的价值观。

遗憾的是,从卡内基的研究来看,显然这种将校园文化作为一种形成机制的意向性在大多数职业学校还是比较少见的。

灵活结构——前景和挑战

正如 Steven Brint 在第六章"综合组织中的职业责任"中有力论证的那样,在新组织时代重塑职业精神的一个主要挑战是现代制度发展的日益复杂和分化。而且,Brint 指出,职业工作的重点通常是在工作的"技术核心",尽管这更专注于商业和技术领域中的数学编程的程序和定量结果,而非来自人类服务的职业人士教育,医学和公共部门等领域。在以前的工作中,Brint 已表明,尽管共同致力于精英价值观,但私营部门的职业人员在社会和政治价值观方面,与本卷所代表的公共、人力服务领域的职业人员有着显著的分歧(Brint 1994)。这限制了服务理想对人类服务行业以外的社会的直接吸引力。

过去一个世纪,随着私营部门和公共部门的社会组织规模不断扩大,公众对责任的期望和要求日益高涨,从而产生了监管干预。Brint 指出,这反过来又刺激了组织职业化形式的发展,例如监督对各种要求的遵守情况的办事处。在大学、学校和医院里,这样的例子比比皆是。Brint 认为,这些组织创新标志着社会责任从职业人员个人层面向职业人员参与的制度运作转化的必然演进。

因此,规则管理的组织通过将工艺和技能纳入标准操作程序,并将其常规化,与 Brint 所说的"部分道德心外包"之间存在着重要的相似之处。我们可以说,现代正式组织的一个目标是将责任与技巧和判断力常规化。另一方面,理论专家已经注意到了许多职业工作的工艺导向和正式组织的规则管理性质与市场激励之间的差异(Freidson 2001)。因此,学校和健康维护组织等雇佣职业人员的组织,在应用其知识和技能时必须行使相当大的自由裁量权,因此对这些组织的管理就特别复杂,很难完全常规化。

这些考虑因素表明,"外包"职业判断的可能性可能是有限的,从而使对社会反应的专门知识的培训和培养变得多余。在职业发展和激增的整个时期,全面实施官僚模式的可能性甚至可取性一直是现代社会的一个主要分歧点。一个世纪以来,从美国实用主义者 John Dewey 和 George Herbert Mead 到欧洲的 Max Weber 和 Georg Lukacs,各种各样的思想家都在担心将道德责任合理化为程序的项目的可行性,以及异化和铁笼的非人性化潜力。对于目前的讨论,可能会引出另外两个原因来质疑将责任常规化到组织程序中是否足够,因为这在复杂的组织中是有价值的,甚至是必要的。

　　与当代社会的许多机构部门一样,中小学教育一直是组织努力重新设计的地方,支持者认为,与强调教师的职业奉献相比,这种重新设计强调集体应该承担更多责任。围绕《不让孩子离开法律》所规定的那种考试和问责制度重新设计学校,加强了教育工作场所的官僚、自上而下的等级结构,同时削弱了旧形式的组织忠诚度。与此同时,在努力消除教师工会化的同时,往往还引入了更能适应市场的组织形式,如推动"灵活"和教师就业和学校人员流动的权变模式。这些重新调整教育部门组织结构的计划引起了激烈的争议,Diane Ravitch 等批评者指责这些制度削弱了职业自主,削弱了学校履行对社会的集体责任的能力(Ravitch 2013)。改革的支持者则有力地反驳了该观点(Lee 2013)。

　　认为责任的培养需要被视为是职业能力不可或缺的第二个原因源于不同的发展。在一些现代工作环境中,已经发展出了与官僚和市场结构并存的其他组织形式。这些工作场所的运作依赖于在工作团队中培养强有力的集体承诺和信任的强烈规范。一些学校组织体现了这些特点,本章的下一节将说明这一点。在本卷中,这些发展被 Paul Adler,Charles Hecksher 和 Saul Rubinstein 在第十八章中强调。Adler 和他的合著者强调了与正式的结构化组织形式相比,他们所谓的"协作团体"越来越重要。这些新的工作形式尤其涉及职业人员,更广泛地说,是所谓的知识工作者。它们的出现显然是近几十年来技术和经济巨变的另一个方面。

　　随着更多的生产、服务和行政职能变得常规化,"智能系统"实际上变成了算法,管理和职业角色的重点已经转向一些可识别为实用的东西,也就是说,需要相当大程度的自由裁量权,而不是纯粹的技术判断。在这种形式的管理和职业工作中,很难将责任的道德规范与效率和效力的技术规则分开如今,这种组织经常出现在更大的官僚组织中,但在一些明显缺乏正式等级制度的地方,他们也缺乏下级和领导、工人和组织之间以前那种忠诚和安全的道德关系。与早期的组织形式相比,新的工作组织依赖于 4 种职业责任:其性质和新的要求是相互依赖的关系,而不是上下级的依赖形式。与早期的职业实践形式相比,人们对个人自主性和责任的重视程度较低,而对团队和小型工作组的重视程度更高。

　　在这种新的背景下,道德的复杂性扩大了。项目团队和灵活的网络不仅对员工的生产力提出了新的要求,而且对他们的承诺、可信度和为团队和项目着想的能力提出了新的要求,尽管他们还必须将其他团队成员视为潜在的竞争对手。在这种情况下,可以说,运用技术去解决问题与职业工作的其他方面变得越来越无法分开,因为组织的有效性依赖于协作学习,在协作学习中,相互信任和对集体目标的承诺变得比更传统的角色结构组织中更重要。这种新的定位是否以及在多大程度上能够延伸到对协作团体所能实现的工作的公共影响的责任,仍然是一个悬而未决的问题。换言之,尚不清楚这种协作工作组织形式是否能够由于其固有的逻辑而产生对组织所创造的公共价值以及私人占有价值的理解。

鉴于这种模棱两可的情况,新形式的公众责任是否会在这些组织的工作实践中得到良好的制度化,仍然是一个重要的问题(Hecksher and Adler 2006)。这种做法隐含地将个人专长的发展与参与集体进程的意识联系起来。也就是说,他们已经体现了参与更大价值的社会企业的集体意识的核心。这种观点中隐含对信任和共同贡献的道德理解很少是抽象的,也不代表道德原则在具体案例中的"应用"。相反,它根植于实践中,这些实践将技术过程和实践中的集体学习结合在一起,让个体参与者感觉,他们对他们所能做的和他们工作的结果都很重要。

但是,如果这种协作团体要影响并可能决定知识工作的未来,它们的形式和操作实践就必须成为培训以及这种工作运行规则的明确方面。这意味着明确关注职业工作的信托层面,将其作为职业知识的一个组成部分。

协作团体中的责任挑战:一个例证

在 Anthony Bryk 和 Barbara Schneider 对 20 世纪 90 年代芝加哥学校改善工作的研究中,他们将所谓的"有机信任"确定为"核心",或许是改善的核心资源。他们将这种信任与典型的短期交易关系(如市场上的买卖双方)中的"工具性"信任进行了对比。相比之下,有机信任对于有效教育至关重要,因为正如他们所写的:

> 学校教育的社会关系不仅是一种生产机制,而且是这些社会关系本身的能力带来的一种有价值的结果。[这些关系]塑造了参与者的生活;它们提供了自我认同的机会,以及归属到一个有巨大社会价值的企业中的机会(Bryk and Schneider 2002,p. 19)。

作者本可以描述任何类型的职业企业,但意味深长的是,他们强调了有效学校组织的公共属性。因为,他们认为:

"学校教育的目标是多方面的、相互关联的，从生产力的角度来看，这类工作场所的社会动力要比那些定义清晰和例行常规的生产重要得多。"因此，为追求共同的、有价值的目的而进行的这种合作的基础，取决于成功地将特定类型的社会关系制度化。这些都是基于特定的角色关系，由有意识的互惠支配，在这种关系中，长期的伙伴关系和共同的责任是随着时间的推移而建立起来的（pp. 20-22）。

反过来，实现这种工作场所组织取决于"人际识别"，即对这些目标敏感并能够管理员工、学生、家长和更大团体之间复杂关系的地方领导。它还要求员工具备类似的素质，包括尊重他人和信守自己的诺言的道德美德。它还需要一个更大的系统来严格地促进和奖励这种工作场所文化的培养。作者提出了这样的学校工作场所，这些工作场所是在参与者之间坚实的有机信任的基础上组织成"有意识的团体"，是高教育绩效的典范，也是官僚和基于市场的控制系统的替代战略。

这些例子带来的巨大挑战是双重的。首先，鉴于其复杂和脆弱的性质——所有道德共同体都需要得到持续不断的关注与更新，它们如何才能维持下去？第二，如何才能发展和吸引足够多的参与者，使该模式能够大规模推广？芝加哥研究报告中提供的"鲜活案例"形象地证明了在教育界面对官僚主义和市场时，公共职业组织形式的"the third logic"的力量和价值。类似的情况也存在于其他领域。问题仍然是，他们作为社会改革的领头羊取得胜利的主要障碍，是存在于公共职业工作组织本身的某些固有局限性，或者更确切地说是在我们这个时代的政治和经济范围内。

（陈翔，张柯，庄权　译）

参考文献

ABIM Foundation, American Board of Internal Medicine, ACP-ASIM Foundation, American College of Physicians-American Society of Internal Medicine, & European Federation of Internal Medicine. (2002). Medical professionalism in the new millenium: A physician charter. *Annals of Internal Medicine, 136*(3), 243–246.

Bledstein, B. (1976). *The culture of professionalism: The middle class and the development of higher education in America.* New York: W.W. Norton Publishers.

Brint, S. (1994). *In an age of experts: The changing role of professionals in politics and public life* (pp. 203–209). Princeton: Princeton University Press.

Brint, S., & Levy, C. S. (1999). Professions and civic engagement: Trends in rhetoric and practice, 1875–1995. In T. Skocpol & M. P. Fiorina (Eds.), *Civic engagement in American democracy* (pp. 1875–1995). Washington, DC/New York: Brookings Institution Press/Russell Sage Foundation.

Bryk, A., & Schneider, B. (2002). *Trust in schools: A core resource for improvement.* New York: Russell Sage.

Colby, A., & Sullivan, W. M. (2008). Formation of professionalism and purpose: Perspectives from the preparation for the professions program. *University of St. Thomas Law Journal, 5*(2), 404–427.

Damon, W. (2008). *Path to purpose*. New York: Free Press.

Dewey, J. (1930). *Human nature and conduct: An introduction to a social psychology*. New York: Random House Modern Library, 1922.

Freidson, E. (2001). *Professionalism: The third logic*. Chicago: University of Chicago Press.

Gardner, H., Csikszentmihalyi, M., & Damon, W. (2001). *Good work: When excellence and ethics meet*. New York: Basic Books.

Ginsberg, S., Regehr, G., & Lingard, L. (2003). The disavowed curriculum: Understanding students' reasoning in professionally challenging situations. *Journal of General Internal Medicine, 18*, 1015–1022.

Hafferty, F., & Franks, R. (1994). The hidden curriculum, ethics teaching, and the structure of medical education. *Academic Medicine, 69*, 861–871.

Hecksher, C., & Adler, P. S. (2006). *The firm as a collaborative community: Reconstructing trust in the knowledge economy*. New York/Oxford: Oxford University Press.

Irvine, S. D. (1999). The new professionalism. *The Lancet, 353*, 1174–1177.

Irvine, S. D. (2003). *The doctor's tale: Professionalism and public trust*. Abingdon: Radcliffe Medical Press.

Larson, M. S. (1977). *The rise of professionalism: A sociological analysis*. Berkeley/Los Angeles: University of California Press.

Leach, D. (2008). Medical professionalism and the formation of residents: A journey toward authenticity. *University of St. Thomas Law Journal, 5*, 512.

Mead, G. H. (1943). Mind, self, and society. In W. M. George (Ed.). Chicago: University of Chicago Press.

Ravitch, D. (2013). *Reign of error: The hoax of the privatization movement and the dangers to America's Public Schools*. New York: Alfred P. Knopf Publishers.

Rhee, M. (2013). *Radical: Fighting to put students first*. New York: Harper and Row Publishers.

Sullivan, W. M. (2005). *Work and integrity: The crisis and promise of professionalism in America* (2nd ed.). San Francisco: Jossey-Bass Wiley.

Tawney, R. H. (1948). The acquisitive society orlando FL: Harcourt, Brace Publishers.

第五章
制度背景如何塑造职业责任

在本书中,诸位学者探讨了认知和落实职业责任的各种方法。特别是其中几章,指出了招聘、培训、引导和激励专业人员等职业发展活动对职业责任的影响。而在本章中,笔者把专业人员与其工作中重要利益密切相关群体间的关系纳入考量,从制度背景的角度更深入地将职业责任概念化。而这一观点对阐明利益相关群体对专业人员(尤其是教育和医疗领域)施加的压力类型也有帮助。

职业责任的定义

首先,重要的是,我们需要明确,对于"职业责任"这一词的定义和解读千差万别。包括本书在内,目前有大量关于"职业责任"的定义,众说纷纭,而这些多元化的定义恰恰充分说明了"职业责任"这一概念的复杂性。基于本章需要,笔者从本卷的众多解释中选取了两个被普适的定义去阐述专业人员所面临的制度约束的本质。我们用制度理论的术语可以将这两种定义总结为规范性同构和强制性同构。

规范性同构:职业责任是一种由道德约束的按照规范正确行事的义务。

强制性同构:职业责任是法律规定和要求的相关人员必须履行的义务。

这两种责任的定义中都含有对违规者的惩罚。规范源于地方社区,同行,乃至社会相关群体的普遍性期望。违反规范可能会让专业人员颜面尽失,失去公信力,甚至对人际关系产生影响,更严重者可能会丧失在相关领域的社会地位。而违反具有法律效力和强制力的职业规范则可能导致失去执业执照和合法的执业能力。

避免因不遵守规范或规章制度而受制裁可能是专业人员对其行为负责的动力之一。然而,制度理论观点表明,获得符合预期的奖励可能比仅仅避免惩罚性的制裁影响更为深远。同时,制度理论也强调了当来自多个不同层面的人们对专业人员如何表现持有分歧时,挑战会遵从期望而来。接下来,笔者将更深入地探讨这些复杂的挑战。

制度理论原则

过去的三十年间,越来越多的学者把制度理论作为研究社会行为的放大镜,因为它可能解释个人,组织,专业人员即使明知其行为从技术上来讲不是最合理最有效的却依然实行的原因(Scott 2008;Tolbert and Zucker 1996)。

制度理论的一个中心前提是:相关环境中的规范,信仰和规则在行为塑造中起着关键的作用。相关环境,也称专业领域或领域,被定义为参与者的群体(例如个人,团体和组织)。群体组成一个更广义的体系,在此体系中参与者之间的互动比与外界的互动更加密切,更加频繁(Scott et al. 2000,13)。一个专业领域的广义体系也被称作为参与者提供组织原则和实践指导的制度逻辑(Friedland and Alford 1991)。这一观察结果表明,就一个领域的广义体系而言,每个领域内部都存在一致性(Scott 2008)。然而制度逻辑是由参与者自己创造、制定的。这些制度逻辑可能为同一领域带来不同的利益,因此参与者们难以就哪些规范和原则应该优先考虑的问题达成一致。

为了应对领域内潜在的利益冲突,参与者们利用自己合法的权力资源去控制该领域规则的制定,从而能自如地在领域内行动,并有效地从事他们更中意的行为。特别地,合法的概念是动态制度理论的基础。关于合法性地定义在文献中比比皆是。Suchman(1995,574)的定义非常符合我们的观点:合法性在广义上是一种对实体(在此情况下为一个职业及其成员)行为是否符合社会构建的规范、价值、信仰和规则体系的感知或假设,也就是领域的制度逻辑。如前所述,体系的意义是社会性的构成,而不是作为像一成不变、放之四海而皆准的客观事实和信仰的一种存在。因此,制度逻辑是由该领域群体中有更高规范权和强制执行权的参与者所规定和执行的逻辑。

如图 5.1 所示,当职业行为符合相关环境中重要利益相关者(包括专业机构和教育机构)的所制定和执行的期望与要求(即规范与准则)时,职业合法性的过程就开始了。当这种"符合"被关键利益相关者所认同,相关职业就获得了便于攫取资源,提高声望与公信力、不受质疑等有形或无形的社会支持。最终,这些社会支持成为职业能够生存,表现,成功的基础。

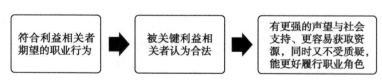

图 5.1　职业合法性的过程和结果

例如,学校负责人和校长希望教师遵循课程指导方针,确保学生在标准化考试中表现优异;当教师符合这些期望时,他们可能会获得教学奖金和额外培训的机会;而当教师不符合这些期望时,他们就可能会受到更严密的监督,并被拒绝拥有更好教学任务的请求。同样,在医疗领域,医院领导希望医生保持较低水平的术后并发症再入院率;当外科医生符合这些期望时,他们可能会被同事引荐复杂病例,得到专业认可;而当外科医生不符合这些期望时,他们可能会失去行医的权力,并面临被患者指控发生医疗事故的风险。

专业人员与利益相关者关系的分析

利益相关者指任何能够影响职业目标或者被职业目标的实现所影响,以及试图通过影响职业活动以使其与自身利益相符的实体。利益相关者是职业领域中不可或缺的参与者,他们对合法性的看法很重要,因为这个职业如何运作与他们有道德和法律的利害关系(Freeman 1984,46)。

一个职业与其众多利益相关者关系的本质可以迥乎不同,这反过来又影响相关利益者干预领域中其他人活动的能力和专业人员对其行为负责的能力。其中有几个关系维度需要注意:专业人员和利益相关者关系的密切性,在一段时间内这种关系的稳定性,专业人员与利益相关者之间的相对力量。其他维度还包括利益相关者对专业人员要求的合法性与急迫性等。

在本节中,笔者将讨论文献中使用的两种分析利益相关者关系的方法。第一种方法使用利益相关者的视角(following Leahey and Montgomery 2011),首先关注专业人员的核心工作以确定关键的利益相关者,再评估相关领域中专业人员和利益相关者关系的密切性(从微观层面的一对一关系到宏观层面的群体对群体关系)。

第二种方法(introduced by Mitchell et al. 1997)建立在第一种方法的基础上,但不是考量关系的密切性,而是通过评估利益相关者的权力、合法性和紧迫性的维度,将视角转向最关键的利益相关者。这两种方法结合起来,可以使专业人员对他们的领域的组织形式,期望来源,影响以及他们可能面临的和压力有更深的理解。

绘制专业人员 - 利益相关者关系密切性图表

利益相关者图可以基于不同的变量集绘制,这里使用的是一种普遍采用的方法,即根据利益相关者与中心实体(在本例中是教育和医疗专业人员)之间的关系来绘制利益相关者图。

这些关系如图 5.2 所示,并将在下文中进行论述。

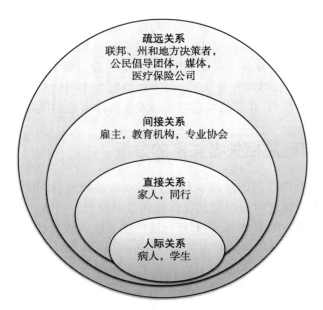

图 5.2 专业环境中的利益相关者关系系统

1. 人际关系 最里面的圆圈代表了专业人员的个人利益相关者之间最核心的微观关系:师生关系和医患关系。值得注意的是,这些微观层面的关系虽然通常发生在特定组织环境中——学校、医院或诊所——但它们却以一种通常被其他组织成员察觉不到的,超越组织的个人互动的方式发生。

这种关系是医疗与教育工作者的核心,即"我医治你"与"我教导你"。这种关系以一对一,面对面的互动为特点,是一个职业的自主性与职业责任的期望所在。这是因为上述关系往往从本质上反映了专业人员与依赖专业人员服务的个人利益相关者之间动态不平衡的权力关系。与此同时,这种关系通常不会被其他利益相关者觉察,因此就要求专业人员十分可靠[1],对学生或者患者具有极高的职业道德责任。

当从业者遵守既定的责任规定,他们对专业规范性的认识也会很强烈,而预期结果则是在这一基础上,利益相关者进行配合程度更高的合作(例如,学生在课堂上学习更努力,患者更配合推荐的治疗方案)。

注 1:正如哈丁(1996)所阐述的,一个人的可信赖性是通过能力、仁慈和正直(即诚实、公平和坚持到底)的行为表现出来的。其结果就是信任。信任的定义是,在对个人重要的事情上,一个人愿意对另一个人的行为感到脆弱,基于对他人不会利用自己的期望,即使这种行为无法被监控或控制。

尽管持续时间可能有所不同,但这种个人关系可以非常紧密。有些师生关系会在学期之后时结束,有些则可能发展成长期的师徒关系。同样的,医患关系在急症治疗期间可能会联系非常紧密,然后在患者康复时淡化或结束。对于其他人,特别是患有慢性病的患者,这种关系可能会一直持续到患者的余生。当这种关系超过直接的互动阶段时,权力动态也可能会调整,学生 / 患者从脆弱的、依赖的位置转变为与专业人员相互依赖的位置。在这种情况下,利益相关者对职业行为和责任的期望也可能做出相应调整。

2. 直接关系 第二环包含可能与医疗或教育专业人员有直接关系的利益相关者。这些人并不是专业服务的实际接受者。这仍然是一种微观层面的个体对个体的关系,它的持续时间通常类似于单个服务接受者和专业人员之间的关系。当一个学生或患者无法从道德或法律的视角上表达他们所期望的专业责任的情况下,利益相关者在这一环可能作为学生或患者的代表,充当代理人的中间角色。也就是说,学生和患者可能并不总是知道他们应该从专业人员那里期待什么样子的行为规范,也可能不知道法律会去要求什么。青少年学生或残疾人的家庭成员通常作为直接 / 替代利益相关者,发挥的作用更大。

专业人员遵从这些利益相关者的期望所带来的好处之一是不受质疑;例如,如果专业人员的行为符合父母对适当的师生关系或医患关系的期望,父母可能就不太会去质疑专业人员的行为。如果同事的行为表现与预期的责任规范一致,职业同行也不太可能质疑他。与此同时,这些直接利益相关者可能会提供一些在专业行为方面的监督,但可能并不总是能够实现他们的期望,因为他们不知道学生 / 患者和专业人员之间的所有交互。同样,在与最脆弱的利益相关者打交道时,一个行业从业人员有义务最大限度地坚持专业责任,这一点不能被夸大。

3. 间接关系 这个圈子包含了更广泛的利益相关者,其中大多数是团体和组织,而不是个人。正是在这一点上,规则和指导方针变得很重要,而道德规范则表达了前两种立场的期望。例如,这个圈子,包括专业协会,其成员为他们的专业同行制定指导方针,这通常是以自愿形式赋予成员的,如果不遵守,就会被开除出协会(很少实施)。雇主则构成了另一个关键的利益相关者群体,他们可以建立和执行自己的政策,以负责任的行为规范要求他们的员工。同样,教育机构和大学可以为那些想成为专业人士的人建立行为准则和规则。

在上述各情况下,对不遵守规定的人员可以采取进一步的惩罚,最终的处罚是将其从组织或机构中解雇。符合大众期望所带来的好处与对合法性的认知有关。也就是说,符合对职业责任的期望可以获得额外的资源和机会(如晋升、奖金和加薪),增加尊重(如表扬、奖励和认可),以及不受质疑(如减少监督)。

间接关系的持续时间通常与专业人员与组织或机构保持联系的时间长短一致。在专业团体中,这种关系可能延伸到专业成员的整个职业生涯;而对于雇佣组织而言,当该专业人员不再受雇于组织时,这种关系就不再相关;对于大学来说,这种关系可能会在获得学位后结束。校友会可能会继续维持这种关系,尽管它几乎没有能力以有意义的方式影响专业人士的行为。

4. 较远关系　在外圈中,那些在宏观上与集体职业相联系、施加影响的机构和其他组织是离微观的关系中心最远的利益相关方。最重要的是,正是在这个层面上,地方、州和联邦政策制定者通过有关许可和实践规则的法律法规来影响职业行为。对不遵守规定人员的处罚可能很严厉,包括吊销执照和法律授权执业许可。由于一个人的职业生涯中可能会出现针对其强制性的制裁,所以专业人员与授权机构的关系是终生的。

在这个层次上还有反映市场力量的行动者,特别是在美国的医疗保健领域,如医疗保险公司、参与制药和医疗技术开发和销售的公司以及竞争对手。在教育领域,教科书出版商就是这类利益相关者的代表。通常情况下,这些行动者的利益与专业人士和他们所关心的人的利益并不一致,但他们影响专业行为的能力可能很强。例如,虽然医疗保险公司在法律上不能规定医生如何治疗患者,但这些公司可以通过对某些疗法和药物的使用设定报销限额来施加间接影响,防止与患者的健康需求无关的原因反常地影响专业决策。

当我们认识到利益相关者彼此之间以及与专业实体本身之间都有关系时,利益相关者图谱的复杂性在这个层次上会变得尤其明显。例如,当研究结果被纳入雇用组织所采用的临床实践指南和协议时,生物医学研究界会间接影响医疗保健专业人员的行为方式,并希望执业专业人员遵守这些指南和协议。教育政策制定者可以与教科书出版商进行沟通,以确保教科书优先考虑的理论,然后要求采用这些理论,从而影响课堂上的授课教学。

另一个对个人层面的专业行为产生最终影响的、较远利益相关者的例子是公众团体、媒体和决策者之间的关系。公民团体通常通过媒体给决策者施加压力,反过来,他们可能会对关于职业行为的新法规、法律和指导方针作出回应。举个例子,由于当地社区对政客的压力,关于教师如何在学校开展性教育的指导方针发生了变化。另一个例子是医疗保险公司对手术前的第二意见的要求。在这两种情况下,专业责任是由较远利益相关者重新定义的,他们既不是专业本身的成员,也不是专业服务的直接接受者,但无论是在道德上还是在法律上,他们都可以对专业责任的期望产生深远的影响。

与专业实体的关系所持续时间的长短,基于时间而非基于问题。当某一特定问题对代表团体、媒体和决策者来说不再突出时,这些利益相关者对职业行为的影响就会减弱,直到出现一个新的问题吸引了这些利益相关者的注意。

　　较远的利益相关者影响专业责任和行为的能力,带来的一个矛盾后果是,专业人士离位于图示中心的利益相关者越远,则与他们所教或关心的人的一对一关系就越远,较远的利益相关者对个人关系的了解越少。理想情况下,老师可以根据学生的个人学习方式来定制课程,也就是说,老师可以单独帮助学生以最有效的方式学习。然而,遥远的利益相关者群体(即决策者)产生的标准化课程和教学指导方针往往限制了个人学习所需的自由决定权。

　　医学界也出现了类似的问题,医生代表患者的决策是否应该受到临床协议、健康保险要求和药物处方的限制。标准化的课程和教学方法在学生群体中具有同质性,标准化的治疗方案和处方也有这一局限性。在这两种情况下,作为职业责任标志的职业裁量权和自主权都受到了损害。

利益相关者突出度的维度

　　涉众图根据一个行业与不同利益相关者之间从微观到宏观的密切关系,帮助人们辨别行业环境中的重要利益相关者。利益相关者图谱还有助于根据持续时间来指定关系的性质。同样值得注意的是,利益相关者相对于专业人士拥有不同程度的权力,而且这种关系的密切程度可能与其影响专业行为的权力大小成反比。

　　为了丰富对利益相关者影响专业行为能力的分析,我们可以加入另一个视角,强调不同的维度。Mitchell 等(1997)提出了一种有用的类型学理论,能够评估利益相关者突出性的本质,这部分取决于利益相关者所持有的权力、合法性和紧迫性等要素。

　　根据 Mitchell 等的理论(1997: 865-867),权力可定义为,关系的一方能够通过强制或规范手段将其意志强加于该关系的程度。合法性的定义与上面使用的定义类似;即,一种广义的知觉或假设,认为一个实体的行为是可取的、适当的,或在某些由规范、价值、信仰和规则构成的社会体系中是合适的。当与专业人员的关系对利益相关者来说是重要的或关键的,并且具有时效性时,就存在紧迫性。

　　出于我们的目的,Mitchell 等描述的四种类型的利益相关者可以说明这些特性。前两种类型只拥有三种属性中的一种:

　　1. **可自由支配的利益相关者**　是行动者,他们的合法性使他们对专业人士很重要,但他们对专业人士的要求不那么急切,他们对专业人士几乎没有强制力。他们影响职业行为的能力在于培养与符合行为期望的规范性。这一组人员包括教育机构和专业协会。

　　2. **苛刻的利益相关者**　是指对问题的紧迫性有感知的行动者,例如倡导团体和媒体,他们经常使用舆论敦促与标准符合的行为,并披露对他们来说重要的紧急问题上的、不符合他们的期望的专业行为。虽然他们没有执行专业责任的直接能力或权力,但他们的舆论可以很强大,可以通过向其他紧密的利益相关者施加压力来间接影响专业行为,如下所示。

接下来的两种利益相关人拥有这三种属性中的两种,因此对专业人员来说更加突出(不管他们在涉众图上的位置如何):

3. 主导的利益相关者　是拥有权力和合法性的实践者,这两个特征相结合在一起,赋予了利益相关者认可和接受的权力,进而来强加对专业责任的期望。这一类别中的相关者包括政府机构和雇佣组织,尽管它们在某种程度上脱离了专业人员的核心关系,但它们仍处于强制遵守其利益的地位(例如,通过警告其吊销执照或失去就业机会)。正是通过这些利益相关者,可自由支配的利益相关者(如消费者维权组织)才可能影响专业行为。

4. 相关利益相关者　是具有合法性和急切性的行动者,但他们通常必须依靠他人的权力来强制专业人员遵守他们的行为期望,因为他们不拥有法律权威。学生和患者是这一群体的主要利益相关者。如所述,专业人员和这些利益相关者之间的权力不平衡,他们位于涉众图的内环,使专业人员在道德和法律上对这些更弱势的利益相关者有更高的道德期望。

与图 5.2 中描述的利益相关者地图的同心圆不同,Mitchell 等(1997)使用三个相交的圆来描述利益相关者的突出性,如在维恩图中,每个圆代表突出性的一个维度(合法性、权力和紧迫性)。重叠部分反映了利益相关者可能拥有两个维度的领域(即具有合法性和权力的主导利益相关者和具有合法性和紧急性的从属利益相关者);而中心部分将反映所有三个维度的交集(特征为明确的利益相关者)。这里值得注意的是,在利益相关者图谱中确定的利益相关者中,没有一个可以被描述为具有所有三个维度利益相关者特征的绝对的利益相关者[2]。

在图 5.2 所示的利益相关者图谱上,专业人员与利益相关者关系的亲近性相对稳定,但利益相关者突出性的性质则更具动态性。特别是,随着患者、学生、家长和改革家的需求和要求的变化,紧急程度可能会随着时间的推移而波动。尽管如此,对利益相关者突出度维度的认识,对于理解专业相关环境中的利益相关者体系是一个有价值的补充。

注 2:一个罕见的例外是,如果一名医生治疗的是拥有国民医疗服务的政府领导人,那么从技术上讲,这位政府领导人对医生具有强制权力,同时由于对医疗保健的需要,他也具有合法性和紧迫性。

职业的挑战和实际意义

上文中对于专业人士和利益相关者的关系以及利益相关者特点的分析,有助于揭示专业人士面临的挑战。而这些挑战大都源于这样的现实:在同一环境中的不同利益相关者的利益和期望可能存在冲突,且他们谋取利益的能力也有所不同,学者们将其作为多重制度逻辑的例证之一。越来越多的研究表明,人们会采取不同的方法来面对环境中的冲突和压力(e.g.,Dunn and Jones 2010;Greenwood et al. 2010;Montgomery and Oliver 1996,2009;Reay and Hinings 2005,2009;Shipilov et al. 2010;Suddaby and Greenwood 2005)。许多此类研究都源于 Oliver(1991)首次提出的一些观点,他认为人们对于制度压力和期望的对策会在一个连续过程中发生变化,也就是由默许和妥协,变为回避和蔑视,再演变为操纵。根据压力的性质,和利益相关者特性及与专业人士密切程度的不同,每种对策都有各自的风险和收益。不过由于许多突发状况会影响专业人士对压力和期望的对策,故对其详细讨论已经超出了本章的范畴。但可以这么说,专业人士不乏用自己的资源和传略对策来影响利益相关者行为,并防止他们影响专业人士行为的想法。

以下是一些有关利益相关者问题的例子,建议教育和医疗工作者特别关注这些问题。

弱势利益相关者的责任

首先,与教育和医疗工作者互动最为密切的利益相关者(患者和学生),通常也是权力最小的人,因此他们在相关环境中最容易受到其他利益相关者行为的影响。因此,职业责任中一个重要但可能被忽视的问题是,如何保护这些弱势群体的利益不被更强势的有不同的利益和特权的力量所伤害。例如,医疗保健组织和健康保险公司可能会对医生的治疗决定加以限制(比如对开处方以外的药物施加经济上的处罚)。这些限制可能会迫使医生选择某种治疗方案,尽管它从经济方面而言可能是有意义的,但是这种方案从医学角度而言并不是最佳方案。教师们可能也面临着类似的困境,课程指导方针和教科书的选择是由政策制定者所决定的,但它们对许多教师来说可能不是促进教学的最佳选择。

专业人员经常面临着挫折和挑战,这些挑战来自专业人员时常要处理不同利益相关者间存在的潜在的利益竞争,而这些利益相关者又具有不同程度的影响力。这种情况下难以确定什么是从专业角度而言最负责任的行为。

保密性与透明度间的压力

正如上面关于利益相关者的讨论所言,这些利益相关者通常都是强势力量,他们能够左右专业者行为、指导方针以及规定的制定。然而他们并没有参与到为个体提供服务的日常活动中,因此政策的制定可能是基于学生和患者群体同质性的假设,而不是基于个人层面的专业判断和独立自主的需要,而这两者确有助于明确什么才是对学生和患者而言最优的选择。

对职业行为的潜在误解加剧了这个问题。如图 5.1 所示,当职业行为被认为符合规范和法律期望时,该职业被认为是合法职业,这进而促进了对履行该职务所必需的有形或无形资源的获取。因此控制资源的利益相关者有必要准确地认识专业人员的工作。然而教育和医学专业人员的工作处在微小的环境中(教室、医生办公室),在那里他们的行为不易被宏观层面的决策者观察到。事实上,人们对医患关系和学生表现的保密性存在着强烈的规范化期望和法律期望。因此专业人员面临着一个进退两难的境地,他们既要负责任地遵守学生和患者的保密规范,又要确保他们(未被观察到的)行为在精确检视下是合法的。

专业学校的作用

培养教师和医生的重点之一是被培养者要了解他们将要面对的现实环境,这包括确保新医生和教师认清那些利益相关者,并且认识到这些利益相关者的期望都会影响到医学和教学的实践。利益相关者图谱和对于每个利益相关者的影响力的分析有助于达成这一目标,分析中还应突出利益相关者的利益与专业人员可能产生冲突的领域。

通常情况下这种冲突会给专业人士带来道德方面的困扰。虽然医学伦理学和教学伦理学通常是专业教育的组成部分之一,但伦理学培训方案中涉及的典型问题可能不会涉及如何应对来自不同利益方的要求冲突的困境。扩大课程设计以纳入与利益相关者有关的问题,将会是对专业责任教育的有益补充。

让利益相关者参与专业教育的过程开辟了另一条让他们对专业人员工作和面临挑战的了解途径。利益相关者通常太过于注重自己的利益,以至于没有意识到他们对教学和医疗专业人员提出了不切实际的要求。专业教育项目特别是面向社区推广的项目,能够以非对抗性的方式促进利益相关者之间的沟通。

总结

每个医学和教学专业人员都知道他(她)不是在真空里工作,他的工作时刻受到人们的关注,也有许多声音表达了对职业责任的期望,以及对它应该如何实施的看法。正如本文所言,从制度的视角可以揭示这些利益相关者的特征,从而加深专业人员对其环境的理解,使他们朝着更好地服务重要利益相关者、学生和患者的目标前进。

(陈翔,张柯,庄权　译)

参考文献

Dunn, M., & Jones, C. (2010). Institutional logics and institutional pluralism: The contestation of care and science logics in medical education, 1967–2005. *Administrative Science Quarterly, 55*, 114–149.

Freeman, E. (1984). *Strategic management: A stakeholder approach.* Boston: Pitman.

Friedland, R., & Alford, R. (1991). Bringing society back in: Symbols, practices, and institutional contradictions. In W. Powell and P. DiMaggio (Eds.), *The new institutionalism in organizational analysis* (pp. 232–266). Chicago: University of Chicago Press.

Greenwood, R., Diaz, A., Li, S., & Lorente, J. (2010). The multiplicity of institutional logics and the heterogeneity of organizational responses. *Organization Science, 21*, 521–539.

Hardin, R. (1996). Trustworthiness. *Ethics, 107*, 26–42.

Leahey, E., & Montgomery, K. (2011). The meaning of regulation in a changing academic profession. In J. Hermanowicz (Ed.), *The American Academic Profession: Changing forms and functions* (pp. 295–311). Baltimore: The Johns Hopkins University Press.

Mitchell, R., Agle, B., & Wood, D. (1997). Toward a theory of stakeholder identification and salience: Defining the principle of who and what really matters. *Academy of Management Review, 22*, 853–886.

Montgomery, K., & Oliver, A. (1996). Responses by professional organizations to multiple and ambiguous institutional environments: The case of AIDS. *Organization Studies, 17*, 649–671.

Montgomery, K., & Oliver, A. (2009). Shifts in guidelines for ethical research conduct: How public and private organizations create and change norms of research integrity. *Social Studies of Science, 40*, 621–644.

Oliver, C. (1991). Strategic responses to institutional processes. *Academy of Management Review, 16*, 145–179.

Reay, T., & Hinings, C. R. (2005). The recomposition of an organizational field: Health care in Alberta. *Organization Studies, 26*, 349–382.

Reay, T., & Hinings, C. R. (2009). Managing the rivalry of competing institutional logics. *Organization Studies, 30*, 629–652.

Scott, W. R. (2008). Approaching adulthood: The maturing of institutional theory. *Theory and Society, 37*, 427–442.

Scott, W. R., Ruef, M., Mendel, P., & Caronna, C. (2000). *Institutional change and healthcare organizations: From professional dominance to managed care.* Chicago: University of Chicago Press.

Shipilov, A., Greve, H., & Rowley, T. (2010). When do interlocks matter? Institutional logics and the diffusion of multiple corporate governance practices. *Academy of Management Journal, 53*, 846–864.

Suchman, M. (1995). Managing legitimacy: Strategic and institutional approaches. *Academy of Management Review, 20*, 571–610.

Suddaby, R., & Greenwood, R. (2005). Rhetorical strategies of legitimacy. *Administrative Science Quarterly, 50*, 35–67.

Tolbert, P., & Zucker, L. (1996). The institutionalization of institutional theory. In S. Clegg, C. Hardy, & W. Nord (Eds.), *Handbook of organization studies* (pp. 175–190). Thousand Oaks: Sage.

第六章
专家和大型组织时代的职业责任

在英美所谓的"职业"最开始是指处理高度敏感和高风险问题的工作,例如:关系生死的医务工作者;事关自由与命运的法律工作者。在这些具有本体论意义的问题上,信任自然成为专业人士和客户之间关系的重要部分。真正高质量的医学和法律职业是建立在有偿服务之上。此类专业人士需要接受高等教育,与现在不同的是,从前的高等教育是为精英们服务的,只局限于具有较高社会地位或者经济实力的极少数人。在当时的社会环境下,专业人士往往具有良好的社会地位,并需要按次付费,因此职业一开始是建立在专业人士和客户之间的特殊信任关系之上(Elliot 1972, Introduction; Larson 1979: Chap. 2; Reader 1966)。专业人士不仅是需要在其专业领域内具有相当深度的理论知识和实践经验,更理想的情况下,他还应是可以最大化保护客户利益的良好顾问,而这种关系是建立在个人承诺之上,并且只能通过付费行为来巩固。那个时代的许多专业人士并不符合"信托"行业中典型的经济和社会环境下受信任的形象,但这并不重要。那时候职业的概念比今天狭隘,而且受薪的男性通常不被认为是"真正的"专业人士(Larson 1979: Chap. 2)。

19世纪,大型组织的兴起促进了对新型带薪专家的需求,例如工程师、会计师、城市规划者、社会工作者等(例如 Bledstein 1976; Wiebe 1967)。R. H. Tawney 等知识分子尝试通过强调专业人士作为社会价值观的捍卫者或我所说的"社会受托人"(Brint 1994: Chap. 1)的责任,来向这些新的受薪阶层推广信任关系。

引用原文如下:

"专业人士"可能像成功的医生一样可以致富;但无论是对自己还是对公众,他们职业的意义并不是为了赚钱,而是致力于维护健康、保障安全、传授知识、制定合理的法律……"职业坚持"是成功的标准,即职业的目的,个人意愿、欲望和抱负应服从于组织的规则,而组织的目标是促进其功效的施行(Tawney 1948, pp. 94-95)。

这些职能对于 Tawney 和其他许多为这些职业寻求特殊社会地位的人来说,就表现在体现和表达了更远大社会理念的活动中。高等教育和服务社会之间的这种联系提升了新型高薪专业人员的社会重要性,同时为他们提供了一种意识形态,他们可以围绕着这种意识形态组织成为一个独特的、道德高尚的社会阶层。与商人不同,专业人士的兴趣并不简单限于提供服务获得经济回报,他们更看重的是担负有对公众和社会的责任。这种意识形态中的非资本主义,甚至是反资本主义的因素都值得注意。正如我在《专家的时代》(1994)中所写的那样,与现代资本主义和现代福利国家的发展紧密相连的职业理念,与更古老的前资本主义文化和政治形态产生了显著的共鸣:这不仅是崇高的社会目的,还是一种在有使命感,集体自治且高度自律的活动中工作的观念[1]。

在其包容性方面,对于需要得到更高学位以及希望获得更高社会地位的职业人士来说,社会受托人追求专业的理念可以提供很多重要帮助。然而类似学校教学和需要技术知识的社会工作等职业可能会带来一定的道德优越感,他们无论如何都会将技术能力提升作为未来的愿景。像工程师这样有安全技术基础的职业,会将自己定位为致力于更高远的社会目标。

Tawney 用职业术语表达了同样的观点,这也是 19 世纪和 20 世纪早期专业协会领袖人物的传统观念。我们可以通过研究专业协会和培养职业人士的学院和大学的领导人的演讲来证明这一点。Charles S. Levy 和我研究了 1875—1995 年期间十个专业协会领导人的演讲。

在 19 世纪和 20 世纪早期,Tawney 表达过同样的观点,这是专家协会的传统观点,只不过是以专业术语作为框架的。我们可以通过研究专业协会领导人、大学领导人、培养职业男女的学院领导人的演讲来证明这一点。Charles S. Levy 和我研究了 1875—1995 年期间来自十个专业协会的领导人们的演讲。我们对 4 所著名大学及学院的校长的就职演讲进行了编码分析[2]。

在每次演讲中,我们通过编码整理得出十多种他们讲述的重点和承诺。这些数据表明,在大萧条之前的几年里,提及职业的文明功能是职业协会领导人最常见的主题,比提及公民生活、社区生活或社会改革要常见得多,也比技

注 1:关于专业人士服务于格外高远的社会目标这一观点和专业意识形态直接或间接反对资本主义的起源与欧洲大陆上的有些不同,那里公务员的地位更高,且与瑞典等国在专业人士和工会间,为了社会民主运动方面而存在的联系也存在不同。

注 2:这些专业协会包括美国律师协会、美国化学协会、美国建筑师协会、美国医学协会、美国机械工程师协会和美国国家教育协会。在严格意义上的学术专业协会中,我们对美国历史协会、美国政治科学协会和现代语言协会会长的演讲进行了编码。这些学院和大学分别是加州大学伯克利分校、芝加哥大学、宾夕法尼亚大学和波莫纳学院。

术成就或专业内部事务要更加频繁地被提及（Brint and Levy 1999）。

专业精英对于促进社会文明而言意味着什么？这对于不同的职业情况有所不同，但在大体上这些理想遵循 Tawney 所描述的社会责任体系。大学的校长们强调传播知识、创造和完善更高的生活视野以及为理想耕耘的精神品质的重要性。律师协会的领导人强调正义的理想，保护个人自由，提高人的能力，以有序和非暴力的方式满足社会需求。例如，美国律师协会第一任主席 James O. Broadhead 就提出了一个共同的，即律师和法官是社会的明智导向："学过法律的人的义务就是去让民意如泉源清泉，畅通无阻；并确保每个公民都能充分实现个人的生存；为了所有人的利益，对每个人施以必要的约束。"（Broadhead 1879, 70）美国建筑师协会的主席们强调要考虑建筑中的美学精神和社会利益。尽管有关医学对于文明的作用的文献并不常见，但当美国医学协会领导人们提出这些观点时，他们关注的却将科学智慧应用于治疗人类疾病的项目。例如，1945 年美国医学会众议院院长 Dr. H. H. Shoulders 就曾质疑他的同事："我们总是过于关注推动医学发展、满足医学教育的标准、提供更高质量的医疗服务，却没有意识到没有灵魂的科学可能是残忍、非人性的，拥有灵魂的科学才是最高的成就，才是人性的巅峰。"（Shoulders, quoted in Fishbein 1947, 483）

然而，像美国化学学会和美国机械工程师学会这样的以科学为基础的专业协会从来没有把促进文明作为他们的主题。相反，他们更专注于自己领域的技术成就[3]。在建会之初，美国心理学会的主席们努力建立他们这一新学科的科学准则，同时也注重科技成果。与我们研究的其他协会不同，社会文化主题在 APA 的两个后期阶段和技术讨论中变得越来越重要而对该学科技术成就的讨论则逐渐减弱。

"专家职业主义"的兴起

1880—1930 年是社会托管人职业化的全盛时期，到了 19 世纪 60 年代，这种意识形态开始衰落。专业精英们发现，维持这种平衡的很大一部分困难在于，一些最重要、发展最快的职业，包括工程师、会计师和管理咨询师认为企业趋利的做法并没有本质的错误，他们也不认为需要有一种方法来区分高尚职业和平庸行业。从科学协会领导人在研究起始阶段的演讲里就可以明显地看出这一点。第二个困难是职业自律的时代已经过去。国家和企业在行业监

注 3：在 1930 年到 1970 年间，美国机械工程师协会的几位主席确实对技术和社会生活的交汇产生了兴趣，导致了有关工程的文明和公民价值的主题的暂时激增。

管中扮演着越来越重要的角色,经常承担起保护消费者的责任,惩罚专业人士中饱私囊的行为。例如,健康保健组织的发展在很大程度上是为了控制收费医生过高的治疗费用(Starr 1982;Freidson 1993)。后一种发展对社会托管人职业化的意识形态是特别沉重的打击,因为现在国家和其他注重社会效益的组织似乎在为客户的利益服务,而不是专业人员的金钱利益。第三个困难是,专业协会凭借自身的力量成为庞大的官僚实体,而组织内部事务成为专业协会领导人关注的焦点,而不是这些专业所服务的更大的目标。在 Levy 和我研究的最后一个时期(1970—1995 年),与社会文化相关的主题只占领导人们演讲主题的四分之一。与成员有关和内部活动有关的问题,例如工作队和委员会的建议,却引起了密切关注。例如,美国律师协会主席 James D.Fellers 在 20世纪 70 年代中期的演讲中,讲述了 15 个委员会和项目的成立,以审查信息技术和法律、会计实务、媒体法和医疗事故等领域的争议(Fellers 1975)。

我认为,一种更狭隘的"专家专业主义意识形态"——强调专业技能需要高等教育的价值观——填补了社会托管人主义倡导者逐渐减少所让与的意识形态空间(Brint 1994:Chaps. 1-2)。很多专业专家认为自己通过正式知识体系的高层次培训并获得了专业技能,应该在不仅需要技能而且需要判断力的领域工作,这更像是技术官僚而非服务型人才。专业知识是用来帮助组织(和个人)进步的,而不是为任何社会可能需要的专业服务而提供的。形式理性和功利主义是专家专业主义的内在特征,正如实体理性和服务理想化是社会受托人专业主义的内在特征一样。专家专业主义的观点在 David Halberstam 对20 世纪中期美国的典型人物 Robert McNamara 的描绘中得到了很好的体现。Robert McNamara 是福特汽车公司的首席执行官,后来在肯尼迪和约翰逊总统任期内担任国防部长,哈伯斯塔姆曾这样描述麦克纳马拉:

(McNamara)是美国商业中新型管理人员的代表。作为专业人士,他们更为现代、受过良好教育、不受旧时代束缚,为现代商业带来了最先进的分析策略,并为此自豪。他们用电脑来分析客户,用统计数据来分析成本和产品。在福特公司时,McNamara 的杰出之处在于,他有能力建立一个精确到每一个细节的财务系统来(修复)公司几乎完全混乱的状况。他很擅长系统地分析问题,为福特公司的下一步发展指点迷津。

尽管麦克纳马拉很快晋升为明星高管,但他之前曾在哈佛商学院(Harvard Business School)担任教师,哈佛商学院是众多将效率思维和解决问题的专业知识引入培训的机构之一。他的思维模式是典型的工程师服务组织目标时的思维方式,我认为这是专家专业精神的核心。在 Daniel Bell 的《后工业社会的到来》(1973)中我们可以找到有代表性的对专家职业精神的褒扬,这里有一节是关于新知识技术在解决社会问题中的重要性：

> 智能技术就是用算法代替直观判断。这些算法可以在一个自动化机器或一个计算机程序或一套基于某种统计或数学公式的指令中具体表达。用于处理"组织清晰但数据量冗杂"的统计和逻辑技术是一套形式化的决策规则，多重计算链是很容易实现的，多变量分析、跟踪许多变量的详细相互作用、同时解几百个方程——这些壮举是综合计算能力的基础——只有借助智能技术的（主要）工具——计算机（pp. 29-30）才能实现。

无论人们是否承认"专家职业主义"是20世纪中期直到今天的主导职业意识形态。很明显，从结构上看，所有职业仍然存在的共同之处：①他们把（某种程度的）专业技能和（某种水平的）体系化的知识库带入劳动市场；②他们有较高的受教育水平，因此社会地位高于平均水平；③他们在组织管理中没有业务权限[4]。社会托管人主义的思想一直存在于许多人类服务行业里，像在诸如学校教学，公共法律，和部分全科医学的职业中，但在那些工作本质上主要是定量的、在营利性公司中工作或报酬丰厚的职业中，这种现象却相当少见。对于专业管理阶层的下属成员来说，他们更特别的专注在于，为服务水平低下的人们提供服务，已经与为了社会地位（附加资源）进行竞标的活动联系在一起了，他们通常在政府和非营利社会福利机构工作，而且属于不管出于什么原因，对由于贫穷和弱势群体带来的不公平都特别敏感的那些人。

社会受托人职业化是否复兴？

社会哲学家 William M.Sullivan 可能是现代最杰出的职业责任倡导者，他主张按照20世纪早期进步派提出的路线复兴职业责任，。Sullivan 建议着眼于培养具有更强社会责任感的新一代专业人士。他们从接受教育培训开始，就被这一强烈的社会道德导向所熏陶。Sullivan 主张，正确看待职业与客户之间的关系是他们需要重新觉醒的地方。他将其定义为个体对其社会关系期望的本能反应的立场。我认为这印证了 Sullivan 所说的"第三学徒期"，即融入职业价值观和社会责任的学习。这有助于唤醒职业人士履行他们的文明责任。本卷其他部分也讨论过，减少不平等，以及为弱势群体服务这一社会责任感的发展，将成为恰当的、富有感染力的社会特征，相当于美国社会受托人专业的专业阶层期间和之后的进步时代。

注4：因为他们经常互动和通婚，大学毕业的专业人士和管理人员可能被更好地认为是一个共同的社会阶层的成员，按照马克斯·韦伯的术语，或者，如果你愿意，作为一个共同的社会阶层的成员。

　　由于种种原因,我认为在 21 世纪无法重建一种连贯和被广泛认同的专业责任意识形态,我将在本章的其余部分讨论这些原因。要做到这一点,就需要对职业生活环境中四个偏离主流的思想持现实主义态度:①当代进步理想主义的吸引力有限;②职业技能和专业知识在专业阶层作用中的持续显著;③正规组织在塑造和分配专业责任方面的决定性作用;④实践中职业责任的争议性和不确定性。我不认为职业责任的问题是不重要的或不可讨论的。相反,我认为,要正确地认识其影响,就需要把多种支持意识形态和支持组织安排的结果整理组织起来,而不是专注于一个广泛而有吸引力的单一方向的发展。

进步理想主义吸引力有限

　　让我们先来讨论当代进步理想主义的吸引力有限这一问题。我们可以通过观察以职业为主导的行业,然后筛选出那些与进步主义理想最有可能引起共鸣的行业,由此了解可能被职业责任的政治自由主义理想所吸引的群体规模。在我看来,基于行业的分析比基于个人层面的分析更可取,因为对于有效的政治行动来说,情绪的集中度比情绪的纯粹分布更重要,而且集中度更容易从整个行业的层面进行研究。

　　我将通过一个简单的标准来确定我感兴趣的行业:专业主导的行业中应该至少有 5% 以上的员工拥有研究生或专业学位。在政府定义的行业分类中,有数百个行业,研究生学位集中在其中的不到 70 个行业。当我在 20 世纪 90 年代末开始追踪这些行业时,使用 5% 的标准得出的名单包括了之前的作者认为属于 "知识基础" 或 "后工业" 经济范围内的所有行业[5]。

　　根据综合社会调查(GSS)的分析总结,表 6.1 展示了 1990—2010 年知识经济行业的名单,以及这些行业中拥有研究生学位的员工的比例。要获得资格,一个行业在此期间必须有至少 25 名 GSS 受访者。由于统计波动限制了其代表性,实际的比例显然会因误差幅度而异,误差幅度本身随全球统计调查中工业人口的规模而异。在这里,我只列出了从 20 世纪最后 25 年到 2010 年仍在榜单上的行业(Brint 2001)[6]。以这种方式定义的知识部门包括农业服务、大众传媒行业、化学、塑料、制药、计算机和电子设备、科学仪器、银行、会计、咨询和其他商业服务、医疗服务和医院,教育服务(显然包括学院和大学),法律

注 5 : 我的方法是严格的经验主义的,因此拒绝在后工业社会的争论中选择立场——丹尼尔·贝尔(1973)对高科技产业和 "生活质量" 服务的强调,托马斯·斯坦贝克(1981)对商业服务的崛起,或者理查德·弗罗里达(2002)以科学为基础的工业的城市未来与城市规划和艺术结合。

注 6 : 由于 "学历膨胀",一些新行业在 21 世纪初首次上榜,其中包括珠宝和体育用品等一些后工业社会的理论家都不希望被列入 "知识经济"。

服务,以及几乎所有的政府部门[7]。

表 6.1 美国 20 世纪末和 21 世纪初的 "知识经济" 产业

	1990—2010 年 累积百分比 w/ 研究生学位	1990—2010 年 N
卫生从业人员办事处,不另做分类	0.500	42
高等院校	0.398	723
法律服务业	0.350	297
非商业性教育和科学研究机构	0.311	61
中小学	0.299	1 904
商业研究、开发和测试实验室	0.288	52
博物馆、美术馆和动物园	0.235	34
教育服务行业(不另做分类)	0.230	74
工程、建筑和测量服务行业	0.227	203
各种专业和有关服务行业	0.221	95
社会服务行业(不另做分类)	0.216	310
医生诊所	0.204	260
宗教组织	0.202	183
企业管理和咨询服务	0.185	184
计算机和数据处理服务	0.183	268
证券、商品经纪业和投资公司	0.176	170
制药业	0.165	91
图书馆	0.153	59
牙科诊所	0.151	126
电子计算设备	0.149	141
导弹、太空飞行器和部件	0.140	57
人力资源项目机构	0.135	163
农业服务、园艺业除外	0.126	87

注 7 :我进行了单独的分析,以确定随着时间的推移,知识部门对国内生产总值(GDP)的贡献有多大。我发现,在 20 世纪的最后 25 年里,知识部门约占 GDP 的 37%(Brint 2001),从 1959 年的刚过四分之一增长到 1997 年的近五分之二。在研究生 Jacob Apkarian 的帮助下,我最近更新了这些估算。21 世纪初,知识产业仍然是经济中最具活力的产业之一。总的来说,它们仍然没有构成 GDP 的大多数贡献,但到 2010 年,它们正在接近——占 GDP 的 43%。

续表

	1990—2010 年 累积百分比 w/ 研究生学位	1990—2010 年 N
一般机关(不另做分类)	0.124	347
电报及各种通信服务业	0.122	82
经济计划机构	0.120	117
科学和控制仪器业	0.115	26
国家安全和国际事务部门	0.111	468
环境质量和家庭项目机构	0.110	100
无线电及电视广播	0.108	74
卫生服务业(不另做分类)	0.105	455
工作训练及职业康复服务	0.103	29
会计、审计和簿记服务	0.101	138
住宅护理设施,护理除外	0.099	91
电力器械、设备和供应品	0.098	51
医院	0.095	1 226
摄影器材及用品	0.094	32
商业、贸易和职业学校	0.091	33
会员组织	0.088	102
石油产业	0.087	46
公共财政、税收和货币政策部门	0.086	81
公证、公共秩序和安全部门	0.079	519
剧院和电影	0.077	155
银行业	0.077	470
石油和煤炭产业	0.073	124
眼视光和保健服务供应	0.072	83
飞机制造及其零部件业	0.072	125
印刷、出版及相关行业,报纸业除外	0.066	272
广告业	0.064	78
书店和文具店	0.064	47
房地产业,包括房地产保险法办事处	0.063	509
报纸出版及印刷业	0.060	116

续表

	1990—2010 年 累积百分比 w/ 研究生学位	1990—2010 年 N
保险业	0.060	452
航空运输业	0.058	155
信贷机构（不另做分类）	0.058	156
合计		13 019

数据来源：Cumulative General Social Survey，1990—2010。

粗体字：员工在此期间明显比成年大众更自由的行业。

斜体加粗字：员工在此期间比成年大众更自由的行业，但差别无统计学意义。

　　政治上自由的知识经济行业是指那些在 7 分制的自由 - 保守量表上其行业成员与美国成年人的平均得分显示出显著差异的行业。这个 7 分制的量表虽然不完美，但它幸运的与更具体的、基于主题的政治自由主义量表高度相关，因而被广泛使用（Gross 2013：Chaps.3-4）。在表 6.1 中，我加粗列举了自由主义政治观点占上风的行业。这些行业的自由主义水平明显高于研究期间（1990—2010 年）美国人口的整体水平[8]。我用斜体标出了那些政治观点比平均值更自由的行业，但平均值的差异 $P<0.05$。在这些行业中，未来的变化可能导致对自由主义政治观点的更强认同。

　　"知识经济"中的政治自由产业包括政府、公共服务、高等教育、卫生服务和媒体的重要组成部分。然而，它们不包括小学和中学，医生诊所，任何商业服务行业，或政府执行机构或安全机构。如果我们只包括粗体行业，即那些在政治观点上与总体美国人口有显著差异的行业，政治上自由的行业只包括少数行业（14/57），知识经济部门的雇员比例相对较小（21%）。如果我们把斜体的接近自由主义的行业和粗体的明显自由主义的行业包括在内，那么在列出的"知识经济"行业中，略超半数的行业（28/57）属于自由主义阵营，但在员工总数中仍只有不到一半（43%）属于自由主义阵营。

　　我们不能指望上面列出的大多数行业的专业人士接受减少不平等和服务弱势群体的理念。一般来说，专业人士在社会问题上往往比商人更开明，比如宗教在公共生活中的作用，以及少数族裔和妇女机会的扩大。但是，当涉及经济分配、结果平等和税收等问题时，大多数专业人士又会回到商人式的典型的更为保守的立场（Brint 1994：Chap. 5；Brooks and Manza 1999）。

注 8：我要感谢 Jacob Apkarian 对"知识经济"产业员工的政治观点进行了分析。

专业知识的道德影响

　　我不认为专家的职业主义,对比更明确的以价值为基础的意识形态,必然意味着较低水平的社会责任,尽管这两者经常是对立的。一个重要的警告是,技能和专业知识要产生自主的道德影响,就必须根植于相关的职业群体,而不是根植于国家或市场的监管机构。专家的职业精神带着一种独特的社会责任精神,这种精神至少可以和 Tawney 那种高尚但模糊的理想主义一样有力。专业的工艺技能是为客户量身定做的。对教师来说,这是对学生知识和学习主动性的提高。对于医生来说,它是治疗患者的疾病和保持其健康生活方式的动力。这些工艺技能植根于社会关系:师生关系和医患关系。这些关系培养了人际间关系的责任,累积起来,也增加了对更广泛的社会责任的贡献。

　　我们可以用思想实验来证明这一点。想象一下,一个医生的理想是致力于改善所面对的患者的健康,甚至致力于如 Tawney 所提的整个社会的健康。让我们假设,在她面对患者和其他人时,她认为自己有责任担任这一理想角色。但我们也要假设,这个医生没有受过良好的培训,不能正确地诊断或开处方。从人际关系和社会责任的角度来看,与 Tawney 理想中的社会规范元素相比,专业知识的技术方面有多不重要? 相反的情况同样具有启发性——如果一个医生是诊断水平一流,与患者沟通交流也是一流,但在完美的诊治技术之外,他没有职业责任感,我们又该如何看待他呢? 谁能说这位医生缺乏有效的社会责任? 在教学中,我们有一些类似的高尚的理想主义者的例子,因为他没有掌握有效的教学、激励和评价技巧,因而他的学生学得很少,与大师级教师相比,他的社会责任感仅仅延伸到学习的迹象和他在学生身上产生的主动性。

　　当然,工作技能和社会理想主义并不是相互排斥的,Tawney 所推崇的社会责任感当然可以提高职业生活水平,但这种结合是罕见的,而且如果缺乏可靠的技能,高尚道德的修饰也只能是拙劣的替代品。假定责任问题是由双方处理的,尽管方式明显不同,当我们如果被迫选一个时,我们应该选择哪一个? 在下面的表 6.2 中,我给出了一个答案:在那些值得我们尊敬的人(即图表左侧的人)中,共同的因素是有效的工艺技能。

　　在为实现专业阶层的意识形态统一所作的所有努力中,在提供服务方面尊重技术和人际技能对更偏向于工程服务而非人力服务的专业阶层是至关重要的。对技术技能的高度尊重也会给公共事业带来很多好处。在亚洲的一些地方,学生的表现比目前美国的学生做得更好,学校教师被认为是一个艺术大师的表演者,而不是一个有同情心的照顾者(Brint 2006)。当然,只要有能带来成果的技术,同情心并没有错。因此,优秀的培训对于专业阶层的各个环节都是必不可少的,这样才能在实践中始终如一地实现工艺技能的展现。

表 6.2　专业人员按两种区分方式的分布情况

		工艺技能 / 专业知识水平	
		高	低
服务客户和 / 或社会的道德抱负	高	技术娴熟的、理想主义的从业者	技术不娴熟的、理想主义的从业者
	低	技术娴熟的、思想淡漠的从业者	技术不娴熟的、思想淡漠的从业者

"集体组织的工作者"

　　管理学者 Paul Adler 和他的同事们认为,大多数人都是在团队中工作,很少有专业人士会单独为他们的客户或患者的健康负责。这种情况当然是今天的常态。即使是病情并不严重的患者,也很少仅仅由一个医学博士来治疗,而是由一整个专业团队负责诊疗,团队中的每一位成员都接受过专业训练。在外科,这个团队将包括护士、全科医生、专科医生、麻醉师、外科医生和理疗师。一个医生可能是主要责任人,但如果没有诸多专业人员的合作参与,治疗不可能成功。为此,Adler 和他的同事们并不注重个人专业而注重那些在马克思主义传统中所说的"集体工作者"——也就是说,全体专业人士共同负责治病救人,教书育人和满足客户需求(Adler et al. 2008; Heckscher and Adler 2006)[9]。

　　与 Adler 的"集体专业工作者"概念相结合,我认为需要一个"集体组织工作者"的补充概念。没有"集体组织工作者",公众和政府对专业人员责任的不断扩大的期望就无法实现。因此,为了理解专业责任,有必要研究组织生活,并分析利益集团对相比于小型和鲜为人知的组织,大型和知名组织的不同期望。

　　组织越小,与外部世界的关系就越不发达,客户和其他对组织绩效感兴趣的人的期望也就越少。其中一个例子是由少数合伙人甚至是一名单独执业者经营的合法和注册会计师事务所。这些事务所除了满足客户的需求之外,几乎不考虑客户的预期,而且在形势不好时,事务所还需要招揽新客户。这些事务所甚至通常必须聘请一位办公室经理来向客户收费,并监督事务所是否遵

注 9:新的管理框架正在团队模型上以有趣的方式建立起来。在实验场所,医生开出的处方不再是单独报销,而是由团队报销,如果在治疗中发现可避免的错误,就会进行扣除。这不仅强调了集体责任,而且强调了仔细使用检查表来管理患者护理。

守国家和职业法规。客户和其他利益相关者对更大更卓越的组织提出了更多更复杂的要求。因此,单个专业人员承担社会赋予他们的责任随着雇佣他们的组织的规模和重要性的增加而下降。

让我以一个大多数读者都熟悉的组织为例来说明:研究型大学。这些组织的主要专业人员是教职员工。该机构确定了主要专业责任:研究、教学和社会服务。在评审周期中,校园中的同事和大学管理者都要评判教职员工在每个领域是否达到了可接受的水平。那些在这三个领域都真正优秀的人是榜样,但是大多数人达不到他们的水平。

即使只想在个人的小领域取得认可,其中的挑战也会妨碍教职人员关注专业角色的许多方面。这些方面在理论上可以被认为是职业责任的内容。当缺口产生时,大学会部署专门的办公室来应对这些教授们不再能够处理的扩大了的职业责任。举几个例子:给学生提建议可以被认为是教授们与教学相关的职业责任。研究型大学的教授持续给研究生提建议,但他们很少给本科生提建议。相反,一个完全独立的专业顾问团队会成长起来,填补这项几乎被遗弃的责任。同样,教授们可能会希望具有包容性,以便让来自各个背景的学生在课堂和校园里感到舒适。但是,他们大多数人都不是有关包容性方面的专家,也没有足够的时间来监控包容性的实现程度。所以大学创建了平等和多样办公室来监控校园氛围。类似的,优秀的教学需要具备正在发展的教学科技的知识。有些教授在紧跟这些发展,但大多数人并没有时间这样做,因为他们将大多数时间花在了写论文和学习自身学术及科研领域的发展上了。解决方案还是组织性的:建立一个教学技术办公室,通常配有课程设计者,并交由信息科技方面的专家来管理。

这些是对一个具有多面性的现实的几个例证。为了阐明这一现实的范围,我将给出一个(不完整的)大学办公室目录。在一些可以被当作是基本职业责任的方面,这些办公室已经成为教授们通常的代理人。在研究领域,这些办公室包括联邦和基金会关系;研究伦理和人体实验对象保护委员会;资金管理;环境、健康和安全;资金规划与建设;采购;经济发展;以及科技园的管理。在教学领域,这些办公室包括教学技术;研究生和本科生指导;学术支持服务;有声望的奖学金和奖项;评估;新教员的准备和指导;公平、多样性和包容性;校外学习机会;和职业咨询。在服务方面,这些办公室协调包括社区关系;政府机关的关系;策略沟通;基础教育的推广(K-12 outreach);教育资源管理;校园旅游;体育管理;网站管理人员;以及公民-大学委员会的召集人。经过挑选的教职工被招募到这些办公室的咨询委员会中服务,但主要的"职业责任"体现在功能性办公室的分工。它们代表的不是专业团体,而是大学。

大学的责任超过了教授的责任,因为忽视重要关系的代价太大了;学生和社区对服务的期望扩大了；而且，也许最重要的是，因为监管要求大大增加了（Ehrenberg 2012）。与这些上升的期望冲突的是教授们每天有限的时间，以及，在很多机构中，教授们面临的绩效评定三方面的不断增长的期望。当评定的期望很高而时间紧张时，教授们很乐意把不断扩大的"专业责任"中的部分内容委托给组织代理人。

我所说的关于大学的内容同样适用于其他以专业判断为中心的组织。以医生为例，他们过度忙于诊治患者（并且，有时也包括做研究）而无暇顾及关于职业责任的更多新领域。举个例子，他们对医疗保险的报销制度不够了解，无法对患者给出建议。他们没有研究足够多的文献，不能制定方案维持杀菌状态。有些医生只善于治疗疾病，却在促进健康生活方式方面存在缺陷。他们中的大多数人不熟悉医疗保险，因此不能很好地告知患者哪些医疗服务是保险范围内的，而哪些不是。医生们也并非都擅长沟通，所以不能做到总是用患者能理解的方式解释哪些健康问题是需要改善的。在保健组织中，这些工作（或者这些的后备工作）被分派给聘有训练有素的代理人的办公室。

一些由组织代理人执行的责任职能可能随着时间的推移迁移到普通的专业业务中。这似乎正（缓慢）发生在一些运用教学科技的大学里。同样的情况也发生在保健组织促进健康生活方式等方面。对专业职业的技术核心至关重要的价值观和行为准则很可能会融入专业业务中。但是，那些对利益相关者很重要，可对专业工作的技术核心不重要的价值观和行为准则可能继续属于组织代理人的管辖范围。然而，专业领域的变化通常较为缓慢。就算是那些与传统核心活动一致的领域，也可能需要由新的一代人来适应这种扩大化的期望。

目的之争

当我们谈及职业责任时，我们需要更细致地询问"对什么事承担责任？"以及"对什么人承担责任？"Tawney 的概述（健康、安全、知识、良好的法律）过于模糊，在今天不是很有意义。医生曾经负责对疾病和不良健康状况进行治疗。现在，医生们除了负责治病，还要负责帮助患者通过锻炼和饮食指导、避免危险因素、倾听他们身体的声音来维持健康的生活方式。由于这种理念的争辩，关于健康的概念也发生了变化。同样，老师们曾经负责提供给学生学科相关知识和基本认知技能。后来，激励学生学习的能力也成为我们对教职人员的期望中的重要组成部分。随着我们对学习动力的重视，学习活动、课题项目、野外考察、做实验和其他形式的实践学习应运而生。如今，一些有影响力的教育家提倡教授曾被称为"性格"的重要性，并要求老师们负责帮助学生形成强适应性、自觉性和其他非认知技能（e.g., Tough 2012）。他们已经这样做了是因为他们认为这些品质与认知技能本身对学生的成功同等重要，或者更为重要。

值得注意的是，这些观念的争辩通常不是由专业人士领导的。事实上，专业组织可能是最不乐意在实践理念上做出改变的地方之一。如果我们相信社会历史学家 Paul Starr（1982）的话，从疾病预防到健康维护的转变似乎是部分由保险公司和健身爱好者所推动的。在早些时候，美国医学协会的职能是并不清楚的。对 K-12 教育中教授非认知技能的新的关注是 James Heckman 等叛逆经济学家、教育记者以及一些边缘化的改革者组成的联盟带来的结果。美国教师联合会和全国教育协会与此并没有什么关系。

如果"对什么事承担责任"是一个重要的问题，那么"对什么人承担责任"也是一个重要问题。一些疾病的治疗（例如艾滋病）最初受到医学界的抵制或忽视，因为它们与被污名化的人群有关。这导致活动人士重设了议程（Epstein 1996）。许多其他的卫生倡议是由国家行为者和保险公司牵头的，而不是由专业人员牵头的。就我所知，在为教育界和医疗界带来更多社会正义感的历史中，活动人士和平等就业机会委员会（EEOC）的律师在一开始就比专业协会（或大学）在这方面做得更多（Lehman 1995）。让医疗和教育服务方面更公平的目标现在可能会相对更好地被接受，但这需要活动人士的社会正义感和政府制定执行新政策的意愿，才能把这些理念带到前沿。本卷作者猜测，接下来关于职业道德的前沿观点，将更加强调未接受足够服务的群体的需求，但历史上，职业团体表现为对科技建设和文明前景更感兴趣，而非对那些受服务不足的群体。后者会在专业团体中找到盟友，但他们的天然支持者却是社会正义活动者、自由党和政府执行机构。

我们生活在一个这样的世界：专业人员的工作是由公众愿意为什么掏钱决定的；是被知识分子、活动家和政策企业家说服民众应该掏钱左右的；是基于政府规定所坚持的而设定的。这些交流为职业责任的政治社会学——一个尚未成文的学科——提供了肥沃的土壤。

专业人士和组织

我并不认为这些点使得个人从业者的价值观和品行变得不重要或者超出讨论范围。如果以价值观为导向的教职员工不持续提醒他们的行政同事：致力于学习、教育和无私的研究的机构是值得支持的，那么大学可能成为只收取学费牟利的机器。同样，如果价值观导向的医生们不把成本意识和给患者提供高质量的医疗护理作为职业组织环境的一部分，那么医疗团体就会成为产生患者收入的机器。价值导向的代理人,包括他们的领导专家,可以防止组织替换其长期以来追求的目标。

在高度发挥功能的组织中,高级管理者和专业员工共同承担价值取向的责任,并在他们公认的价值观上达成一致。事实上,管理者可以有很多途径来坚定专业人员的客服理念。诸如在季度或年度会议等富有仪式感的场合,定期提供机会来庆祝行业和组织的理想。那些想要激发员工的理想主义的领导者通常会利用这些典礼场合来达成这一目的。在公平公正原则下,对杰出贡献和模范表现的予以表彰奖励则是另一个强化因素。

在其他情况下,一个制衡系统可以帮助保持组织对客户的关注。在专业人员有自私自利倾向的情况下,高功能的组织可以帮助他们继续专注于有效、高效地提供服务。当组织倾向于关注盈利时(这也是经常发生的情况),以价值观为导向的专业人员会坚持以服务质量为前提条件,追求盈利。这些制约和平衡导致了组织生活中的许多妥协,这些妥协完全不会让任何一方满意,但保护的,通常不仅仅是表面上的价值承诺。

然而,相互责任和制衡只能到此为止。任何大型组织或专业团体都不存在单一的使命或更广泛的社会目的。目的的冲突是正常的。例如,在一所公立大学中,维持教育标准的价值观和为未得到充分服务的人群提供服务的价值观可能具有同等的吸引力,但这两者并不总是容易共存。在医院里,以患者为中心的照护的价值观和接诊大量患者的价值都很吸引人,但它们又产生了一种内在的张力。在组织和职业生活中,尽管实现更高远的社会目的的能力是一种好品质,但这一品质并不是评判领导者高下的全部因素,也不是主要因素。若要成为实质理性的有效代理人,他们还必须富有行政技巧。他们创建了表达他们所代表的价值观(和相关利益)的条件。当他们发挥作用时,他们与相竞争的价值观和利益做斗争。在必要的情况下,他们让人相信,一种价值观的优先级高于其他价值观。当妥协是明智的行动方针时,他们确定何种妥协可以被接受。

个体执业医师的社会责任

最后,处于多层组织和政治框架中的个体执业医师的责任是什么呢?在很多情况下,这些专业人士是针对理想状态的,即他们可以在合适的组织中发挥实践作用。同时,意识到与责任相关的理想化是不止于一个层面的,这一点很重要。我将侧重在职业阶层中常见的三个道德思考理想化种类,即关怀、责任和交换。正如 James Hunter(1991)和 George Lakoff(2002)都强调的那样,对于开明人士而言,关心毫无关系的依赖者是吸引人的辞令和道德的监督器。

这个想法是基于关怀之概念的。这个方向常常与为受服务不足的人群服务的想法是一致的。对于那些保守人士，可能更赞同为了遵守卓越的原则而履行责任，因为保守人士会从责任的绝对原则角度去看待这个世界（Hunter 1991；Brint and Abrutyn 2010）。职业保守人士所崇尚的具体卓越原则，无疑反映了具体维度的差异。这些差异组成了职业阶层。例如在学术界，它们包括一丝不苟地对待证据，对有关真相的怀疑，细致溯源，查证文献，当然还有许多其他与律师、医生或工程师无关的事情。另一个突出的群体是功利主义者，要让他们参与职业责任讨论会困难得多。但也有一些功利主义者的道德体系受理想化职业责任感的影响。这个道德体系是建立在交换互惠基础之上的。许多功利主义者并不单纯地以自身利益为导向，他们注意到客户提供的稳定工作和高薪机会带来了好处。他们为客户增加价值感的意愿，本就是讲道义的和负责任的。

结论

　　我所提出的论点可以简要概括为：鉴于道德层面的强烈要求，呼吁专业人士恢复社会责任感有其吸引力。自从上流阶层职业时期以来，这些道德要求已经成为文化和政治构建专业化的一部分。在我看来，如果不强调专业技能的中心地位，不强调受技能影响的社会关系中固有的道德潜力，就不可能以有效和真实的方式复兴社会受托人的专业性——或由此产生的任何衍生品。而且，组织吸纳了社会对专业人士的要求，塑造了职业责任感的框架轮廓。如果不认识到组织的根本意义，这也是不可能实现的。最后，如果没有意识到社会责任感这一饱受质疑的领域和这个领域中非专业人士的作用，这么做也是不可能的。

　　如果我们喜欢的话，我们可以把这一领域描述成是"更广的社会目的"，但我们应该注意，这些社会目的在多大程度上代表了利益相关方成功主张的概要——一个从一系列可能目的中做出的选择。

　　在这个更广泛的背景下，价值导向者将会持续发挥作用。从业者持有何种价值观将有助于把道德元素带回到职业人士与客户之间的关系中呢？这个问题的答案大致上取决于一个政治谱系：助人的形象吸引自由主义者，超凡的职业准则吸引责任感强的人，而对利益的感激之情至少也会吸引更多交易导向的功利主义者。

　　在我们这个专家与大型组织的时代，"责任"这一概念不能以单一的主导形式被再次唤起，但它可以在组织设计、从业者培训和道德思考与实践相结合的许多不同的积极路线中累积起来，变得强大。

（陈翔，张柯，庄权　译）

参考文献

Adler, P. S., Seok-won Kwon, & Heckscher, C. (2008). Professional work: The emergence of collaborative community. *Organizational Science, 19*, 359–376.

Bell, D. (1973). *The coming of post-industrial society*. New York: Basic Books.

Bledstein, B. (1976). *The culture of professionalism: The middle class and the development of higher education in America*. New York: Norton.

Brint, S. (1994). *In an age of experts: The changing role of professionals in politics and public life*. Princeton: Princeton University Press.

Brint, S. (2001). Professionals and the 'knowledge economy': Rethinking the theory of post-industrial society. *Current Sociology, 49*, 101–132.

Brint, S. (2006). *Schools and Societies*, 2nd ed. Stanford: Stanford University Press.

Brint, S., & Abrutyn, S. (2010). Who's right about the right? comparing competing explanations of the link between white evangelicals and conservative politics in the United States. *The Journal for the Scientific Study of Religion, 49*, 328–350.

Brint, S., & Proctor, K. (2011). Middle-class respectability in 21st century America: Work and lifestyle in the professional-managerial stratum. In J. J. Yates & J. D. Hunter (Eds.), *Thrift in America: Capitalism and moral life from the puritans to the present* (pp. 462–490). New York: Oxford University Press.

Brint, S., & Levy, C. S. (1999). Professions and civic engagement: Trends in rhetoric and organization, 1875–1995. In T. Skocpol & M. Fiorina (Eds.), *Civic engagement in American democracy* (pp. 163–210). Washington, DC: Brookings Institution Press.

Broadhead, J. O. (1879). Address of James O. Broadhead. *Annual Report of the ABAA, 2*, 51–70.

Brooks, C., & Manza, J. (1999). *Social cleavages and political change: Voter alignments and U.S. party coalitions*. New York: Oxford University Press.

Christensen, K. (2013). UCLA chemistry professor ordered to stand trial in fatal lab fire. *Los Angeles Times*. Retrieved from http://articles.latimes.com/2013/apr/26/local/la-me-ucla-prof-20130426

Collins, R. (1979). *The credential society*. New York: Academic Press.

Ehrenberg, R. G. (2012). American higher education in transition. *Journal of Economic Perspectives 26*, 193–216.

Eliot, P. (1972). *The sociology of professions*. London: Macmillan.

Epstein, S. (1996). *Impure science: AIDS, activism and the politics of knowledge*. Berkeley: University of California Press.

Fellers, J. D. (1975). State of the legal profession. *American Bar Association Journal, 61*, 1053–1059.

Fishbein, M. (1947). *A history of the American Medical Association, 1847–1947*. Philadelphia: W.B. Saunders.

Florida, R. (2002). *The rise of the creative class – And how it's transforming work, leisure, community and everyday life*. New York: Basic Books.

Freidson, E. (1972). *Profession of medicine: A study of the sociology of applied knowledge*. New York: Dodd and Mead.

Freidson, E. (1993). How dominant are the professions? In F. H. Hafferty & J. B. McKinlay (Eds.), *The changing medical profession: An international perspective* (pp. 54–66). New York: Oxford University Press.

Gawande, A. (2009). *The checklist manifesto: How to get things right*. New York: Henry Holt and Company.

Gross, N. (2013). *Why are professors liberal and why do conservatives care?* Cambridge: Harvard University Press.

Halberstam, D. (1969). *The best and the brightest*. New York: Random House.

Heckscher, C., & Adler, P. S. (2006). *The firm as collaborative community: Reconstructing trust in the knowledge economy*. New York: Oxford University Press.

Hunter, J. D. (1991). *Culture wars: The struggle to define America*. New York: Basic Books.

Lakoff, G. (2002). *Moral politics: How liberals and conservatives think*. Chicago: University of Chicago Press.

Larson, M. S. (1979). *The rise of professionalism*. Berkeley: University of California Press.

Lehman, N. (1995, July 2). Taking affirmative action apart. *New York Times Magazine*. Retrieved from http://www.nytimes.com/1995/07/02/magazine/l-taking-affirmative-action-apart-090595.html

Owens, L. A. (2012). Confidence in banks, financial institutions and wall street, 1971–2011. *Public Opinion Quarterly, 76*, 142–162.

Reader, W. J. (1966). *Professional men: The rise of the professional classes in 19th century England*. London: Weidenfeld and Nicolson.

Selznick, P. (1957). *Leadership in administration: A sociological interpretation*. Evanston: Row, Peterson.

Stanback, T. M., Jr., et al. (1981). *Services, the new economy*. Totowa: Allanheld, Osmun.

Starr, P. (1982). *The social transformation of medicine*. New York: Basic Books.

Sullivan, W. M. (2005). *Work and integrity: The crisis and promise of professionalism in America*. San Francisco: Jossey-Bass.

Tawney, R. H. (1948). *The acquisitive society*. New York: Harcourt, Brace & World.

Tough, P. (2012). *How children succeed: Grit, curiosity, and the hidden power of character*. Boston: Houghton Mifflin Harcourt.

Wiebe, R. (1967). *The search for order, 1877–1920*. New York: Hill and Wang.

第三部分

改革的着力点

引言

  本部分梳理了美国在创建、保持医生高水平职业责任中的改革着力点。各章内容涵盖了美国医生的招聘、遴选及培训；医生职业文化的培育；医疗教育服务系统的建设；医生组织；公共政策对医生职业责任感的影响；医生职业责任的激励制度；培养医生工作专业性与塑造专业医生的关系。

  Simmons，Allen 和 Schiller 在第七章中讨论了如何加强初级保健医生的培养和部署。首先强调了医疗服务的主要弱点并不是财务或技术上的。作者重申了第三章的结论，即尽管美国有世界领先的医疗技术及医疗财政投入，但并没能给国民提供世界上最好的、最公平的医疗服务。美国医疗体系中医生的培养和部署存在失衡。因目前医学教育过于注重可量化的衡量指标，而专家与初级保健医生间的收入差距过大，导致"难以挂号且昂贵的专科医生供过于求，而初级保健医生供不应求"。由此，社会付出了巨大的成本。因为初级保健医生不仅收费更低，同时他们还是预防保健和公共卫生服务的主要执行者。作者认为值得欣慰的是，美国医学界已经开始重视初级保健问题，加强了医学职业责任的培养，并开始寻求改善医疗服务不公平现象的方法。仔细分析美国医生招募、遴选和培训的现状后，作者认为需在近期和长期分步采取多个步骤，以期能招收并留住有奉献精神的医学生，并保证在他们在接受培训及从医时留在初级保健领域。

  该章作者将改善医疗保健渠道和成本控制与中小学的作用联系了起来。认为中小学可在青少年职业规划形成过程中，让他们对未来进入医学领域深造的要求有更多的了解。他们报告说，美国加州大学河滨分校医学院正致力于建立理想和智慧的"管道"，帮助学生为进入医学院的严格培训做好准备。该校坚持从医疗服务不足的地区挑选学生，为他们提供教育和培训，最大限度地提高这些学生毕业后返回原地区工作的机会，从而助力改善美国地区间医疗服务不公平的现状。

在第八章中,O'Connor 和 Beach 着重探讨了如何通过强化中小学和研究型大学教育的关系,来增加大学学者和中小学教师的职业责任。作者强调指出了一个长期公认但关注不足的问题,就是美国大学中进行的有关教育问题的学术研究与中小学的日常教学实际情况间存在脱节。他们指出,大量学术研究成果集中在解决接受特殊教育的学生和非英语母语学生所面临的挑战上,但这些往往并不能很好地指导中小学的日常教学。建立大学教师与中小学教师间充分沟通的有效机制,对加强教育的连续性将发挥至关重要的作用。

作者介绍了美国加州大学河滨分校的特殊教育研究生项目。他们总结了该项目中促进职业责任形成的四个核心要素:①确保所有学生有"研究学徒期";②让学生能及时了解相关领域最新研究进展,并与熟悉国家项目申报指南内容紧密联系;③提供"教学学徒期";④以不间断的研讨会的形式提出有关职业责任的问题,让学生牢记"职业责任"、并获取实现这些责任所需的专业知识和社交技能。

Michael Wilkes 撰写的第九章尖锐地描述了医学实践入门过程的困境。他认为医学实践入门过程形成了一门"隐性课程",在教会医学生如何应对诸如"时间压力""与重要患者的沟通能力不足""自身知识空白"等问题的同时,往往会破坏医学院正式课程中提出的职业责任规范。他指出,该"隐性课程"常常向医学生传达这样错误的信息:患者有多种类型,其中一些人值得得到比其他人更多的照顾;并往往教导新手医生只需按固定医疗程序处理患者,而不用在意与患者的沟通。作者认为,通过向医学生揭露该"隐性课程"的本质、帮助年轻医生理解某些他们习以为常的"执业规范"是如何破坏职业理想主义的、并指出存在道德伦理欠缺的不良执业行为,可以大幅提高医生职业责任。为此,他与学生们一起创作了一系列短视频,以突出一些具有严重破坏性的"隐性课程"内容。

在第十章中,Deolalikar 和 Jones 引入经济学原理剖析阐明了不同激励设置对医生职业责任发展将产生正面或负面的影响。作者提出"通过构建激励机制来发展医生职业责任"是否自相矛盾?因为医生职业行为包含了诸如"关心他人""合作""自律""为了服务他人而牺牲个人利益的意愿"等大多数一般激励系统不太可能提升的东西。但他们很快指出,错误的激励机制可能会破坏医生职业责任。此外,医生职业责任还有其他重要的方面,亦会受到多种不同类型激励(如物质的、人际的、目的性的)的影响。因此,他们得出结论,在全球范围内提出激励和医生职业责任间的关系问题,往往会影响人们对激励机制重要细微差别的注意和正确理解。例如,一方面,对医生使用静态的分时奖励制度可能鼓励医生对医院、科室的忠诚,但不大可能推动创造性和革新；另一方面，按业绩支付的激励制度则可能会使医生重视个人业绩多过患者福祉。在医学领域，如采用严重依赖以服务为基础的补偿激励制度，则会鼓励医务工作者的非专业行为。Deolalikar 和 Jones 认识到这些激励制度的两难困境后，提出有必要对教育和医学领域的激励制度进行仔细的规划，并持续评估其实际效果。他们提出了 5 个会影响专业激励制度有效性的因素：①激励的形式（经济的或非经济的）；②所追求的目的或目标；③测量的可靠性和准确性；④潜在的意外后果；以及⑤成本（含激励本身的成本和管理其分配的成本）。

在第十一章中，Mitchell 阐述了由于医生没有选择患者的自由而产生的医生职业责任的两个维度。首先，他阐述了工作任务结构分为"劳动"（laboring）、"工艺"（craft）、"艺术"（artistic）和"专业"（professional）等的现象。接着，他从 15 个维度对比了上述四种主要工作任务，表明每一种都存在特定的工作组织、管理关系，每一种都要求一组不同的工作者权利和责任。他指出，每一种任务的执行都依赖于不同的问责规范、知识要求和培训制度，而且每一种都可以采用不同的改革和改进方法。Mitchell 还补充了第十章中 Deolalikar 和 Jones 关于工作激励制度的讨论，认为每一种任务的执行都是由不同形式的激励系统影响的。

在第十一章的第二节中，Mitchell 梳理了专业协会的性质和功能。在美国，专业任务执行者在其接受专业训练时即会被介绍加入专业协会。作者认为专业协会的作用之一即是建立本专业任务的执行标准，并提供从业者支持建立符合国情的工作环境、抵制不适当压力／工作量等的合法渠道。

综上所述，这五章充分展示了美国在医生招聘、遴选、培训、就业和塑造职业责任的改革、完善布局路径。

（陈翔，杨一峰，曾艺　译）

第七章
为有社会责任感的医生建立"管道"

存在的问题

尽管美国拥有世界上最尖端技术、最前沿水平的医学院和卫生保健机构,医疗财政投入也居世界首位,但并没能给国民提供世界上最好的、最公平的医疗服务。美国的医疗财政投入是其他国家的两倍,但在 34 个工业化国家中,美国国民的人口平均预期寿命仅排在第 27 位,婴儿死亡率甚至排到了第 32位。在美国,尽管部分患者因能购买足够好的医疗保险或足够有钱能享受到世界最好水平的医疗技术和服务,但许多人仅能获得十分有限的医疗资源。大多数美国医学院保留了让其医学生承诺遵守希波克拉底誓言的传统。希波克拉底誓言强调医生不仅对患者个人负有责任,而且要对社会负责。但实际上,美国目前的医疗系统中仍存在着极大的医疗资源分配不平等、过高的婴儿死亡率,大量医生因不专业行为而受到医疗委员会或其他法人组织的谴责。

公众对医生的期望远不仅仅是足够强的专业能力,他们期望医生有足够的职业精神。医生职业精神作为一种社会契约,将公众对医生的信任和依从,转化为对好的治疗结果(治愈或好转)的深刻保证。为实现公众的这些期望,医生需要有同理心、利他主义、处理人际关系的能力、融入社会价值观的能力等。除了公众的期望之外,许多主要的医疗组织和管理机构要求提高医生职业精神。2002 年,美国内科学基金、ACP 基金和欧洲内科医学联盟合作制定了一份《医师宣言》,提出医生需遵循的三条基本原则:将患者利益放在首位的原则、患者自主的原则、社会公平的原则。虽然有人可能会说,美国在前两个方面已经取得了令人满意的成绩,但对于"社会公平"的原则,包括卫生保健资源的公平分配,是美国医疗系统的一大败笔。

美国民众获得具有成本效益(cost-effective)的初级保健机会受限明显。因为初级保健执业医生(primary care physicians)数量不足或患者就医需要走很远的路,即使是那些有私人医疗保险的患者也可能无法及时获得初级保健。

尽管初级保健医生数量缺口巨大,但大多数美国医学院毕业生仍选择进入了非初级保健专业,其原因主要包括生活方式、经济报酬以及专科专家能获得更多社会尊重等。其他原因还包括初级保健专业和非初级保健专业在医学本科教育、住院医师规范化培训阶段中培养方案的不同。为了改善这一趋势,医学院需要在招聘和培训期间采取措施,确保社区能够获得有能力、富有同理心和注重服务的初级保健医生。加州大学河滨分校医学院作为美国西海岸 40 多年来第一个新的公立医学院,致力于参与这一进程,并推动了一种美国全国仿效的战略。

改善美国加州内陆地区的医疗服务现状需要更多的医生,这些医生可从别的地区被招募到该地区工作,也可直接从当地学生中选拔、培养后留在家乡工作。在许多地区,由于无法吸引或留住有限的初级保健医生,初级保健医生的短缺一直是一个特别难以解决的问题。提高初级保健医生与专科专家的比例,对于向城市穷人和农村社区提供医疗服务以及提高全社会医疗保健系统的整体效率至关重要。虽然许多学生进入医学院的初衷(有意愿)是成为初级保健医生,但实际上仅少数人最终选择了初级保健学科,如家庭医学、初级保健内科和儿科学。2013 年,只有 7.8% 的美国医学院毕业生选择进入家庭医学。如何不断努力以吸引医学生、医生进入、留在初级保健领域是本章的重点。我们为加州 115 个医疗服务落后社区的本科生定制了一个 16 年一贯制(K-16)学生的"管道项目":首先,设计了一个招生流程以帮助医学院从这些社区的本科生中选择和录取"适合初级保健使命"的申请者;其次,设计了符合初级保健使命目标的本科及研究生医学培训项目;最终,以有竞争力的工资、福利和工作时间奖励留在初级保健领域执业的医生。

管道项目

从小学开始,有些学生就会经常表现出对医学和健康科学的兴趣。但学术、个人、社会和经济环境等诸多因素均可使这些学生偏离他们最初"学医"的人生目标。美国中小学(K-12)的学校资源一直不足。而在美国的 50 个州中,加州对每个医学生教育的财政投入仅排名第 49 位,落后明显。加州大学河滨分校医学院正致力于改变加州医疗卫生服务落后的问题。在该州经济困难的地区,家庭和基础教育(K-12)都没有足够的资源来实现教育目标。尽管加州大学河滨分校医学院没有能力解决该州中小学面临的诸多问题,但可以招募一些学生参加医学院设置的各种贯通式管道培训项目,以给他们提供医学榜样和导师、辅导课程、技能和时间管理课程、领导力提升课程,及不断的鼓励等。创建这个"管道项目"可以极大地帮助虽有文化成绩波动、但有高度社会责任感和能力的高中生进入大学,并使他们能够为后期进入医学院深造做好充分准备。通过中小学老师和加州大学河滨分校管理人员的密切合作,这个"管道项目"使许多来自非名校、本来没有录取可能的高中生得以进入加州大学河滨分校学习科学知识。值得注意的是,"管道"并不在学生进入大学后即关闭。"管道项目"录取的本科生在大学、甚至在研究生阶段选择培训项目时均有一定定位限制,以确保其毕业后留在初级保健领域。这些项目可以很容易地根据需要培养发展的医生类型进行量身定制。例如,如果有人对培训乡村医生感兴趣,就应该在农村地区建立"管道项目",并获得当地热情的乡村医生的支持,他们可以作为指导者和鼓励者在"管道项目"进行过程中来激励学生。又例如,如果这些学生在医疗服务不足的地区长大,并亲身经历过医疗服务短缺造成的危害,他们也许可能更想投身到改变当前美国医疗服务不公平现状中去。

然而,开发和维护"管道项目"并非没有其独特的挑战。一个常见的挑战是学生流动性,因为许多孩子在基础教育(K-12)期间多次流动。对导师来说,保持积极态度是一个挑战——认识到这是对每个学生的长期投资。此外,还必须找到工作人员的额外时间和资源,在这些学生教育生涯中较早、更易受影响的阶段跟踪和培养他们。在促使"管道项目"目标学生取得不同成功的过程中,这既是成本密集型,也是劳动密集型的。有限的可用资源也会限制可以注册该项目的学生人数。大多数"管道项目"都需要政府和私人赞助者的资助。这是一个竞争过程,项目如果申请成功,往往会争取到2~3年的短期资助,再申请通常取决于项目取得成功的结果。这些短期项目资助使得K-12"管道项目"所需的长期承诺难以得到保障。学生的成熟程度也可能影响项目评估其真实或发展的特征和品质。一些学生在投入大量时间和精力成为医学科学家后,可能会选择从事其他非医学的职业或与所提供的指导不一致的医学专业。然而,如果做得正确,社会仍将受益于学生在任何职业中的贡献。最后,如果导师所在的学术机构不把导师的努力视为与晋升和终身职位挂钩的学术资本,将严重阻碍导师继续教导这类学生。

入学

美国的公立和私立大学医学院及其教师既培训初级保健医生,也培训高级专科专家。医学院承担着改善公众健康的社会责任。《希波克拉底誓言》的一个版本摘录如下:

　　……我将尽可能参与预防疾病,因为预防胜于治疗。我将记住,我仍然是社会的一员,对我所有的人类同胞负有特殊的义务,那些身心健全的人以及年老体弱的人。

医神阿波罗、阿斯克勒庇俄斯及天地诸神为证,鄙人敬谨宣誓,愿以自身能力及判断力所及遵守此约。凡授我艺者,敬之如父母,作为终身同世伴侣,彼有急需我接济之。视彼儿女犹我弟兄,如欲受业当免费并无条件传授之。凡我所知,无论口授书传,俱传之吾子、吾师之子及发誓遵守此约之生徒,此外不传与他人。

我愿尽余之能力与判断力所及,遵守为病家谋利益之信条,并检束一切堕落及害人行为。我不得将危害药品给予他人并不行此项之指导,虽然人请求亦必不与之,尤不为妇人施堕胎手术。我愿以此纯洁与神圣之精神终身执行我职务。凡患结石者,我不施手术,此则有待于专家为之。

无论至于何处,遇男或女,贵人及奴婢,我之唯一目的,为病家谋幸福并检点吾身,不做各种害人及恶劣行为,尤不做诱奸之事。凡我能见所闻,无论有无业务关系,我认为应守秘密者,我愿保守秘密。倘使我严守上述誓言时,请求神祇让我生命与医术能得无上光荣。我苟违誓,天地鬼神共殛之。

目前美国卫生保健系统的专科医生和初级保健医生比例极度失衡,很难满足许多公民最基本的卫生保健和预防需求。招募和培训"未来医生"的需求越来越大。这些"未来医生"要能更多地关注社会中最需要帮助的成员,将患者的需求置于自身需求之上。改变当前医学院遴选、培训医学生的方式非常必要,将有助于培养出能履行上述职业责任的"未来医生"。美国大学医学院的招生委员会在招募和选拔学生方面发挥着关键作用。他们每年从数千份申请中筛选出优秀的申请者进入面试环节,并最终挑选出其中极少数佼佼者最终录取(通常美国医学院的录取比例仅为 1:5)。面试让考官们得以洞察学生的气质和性格,并挑选出最终被录取者。为了培养更多有同理心的医生,医学院招生委员会需要更强调在选拔学生的早期就更多地关注申请者的人文、心理和内在特征,并给予这些特征足够的重视,而非仅仅关注学习成绩等学业表现。这样才能增加医学院招到毕业后更愿意投身到医疗服务不足地区去工作的医学生的可能。美国医生执照、资格审查、资格认证机构也开始要求医学院在遴选医学生时同时衡量申请人的人文素养和职业精神。这一趋势将有助于参与不同阶段医疗培训的机构制定出统一的医生职业精神标准。

当前申报美国大学医学院仍基于学生本科阶段学科成绩及国家医学院入学考试(MCAT)成绩。可以想象美国大学医学院招生委员会倾向于关注这些更容易被量化的指标来帮助将成千上万的申请人进行排名。这种选拔方式的问题在于,它将导致医学院招收更多有成绩优异或特别关注个人职业发展等家庭背景优势的学生,而较少招收代表一般民众的、有社会多样性和民族多样性的学生,这将影响医学院培养出来的毕业生满足多样化社区人口需求的能力。这些评价指标也不利于帮助医学院招收到拟致力于改善社区健康状况、从事疾病预防工作的医学生。此外,在医学院传统选拔指标中表现优异的学生更倾向于希望成为专科专家,而非目前收入低下、不能获得足够尊重的初级保健专业医生。以往人们普遍认为一个在科学、数学领域表现出天赋的学生会成为一名好医生,但这个"事实"也受到了越来越多的质疑。加州大学旧金山分校的科学家们进行的一项研究表明,那些在"硬"科学领域出类拔萃的学生不太会与人沟通,而与人沟通对于良好的患者照护至关重要。

除了上述量化指标之外,美国大学医学院招生委员会应该更多地关注定性指标,如申请人推荐信中提供的意见、申请人既往在医疗机构、医务人员周围的工作经历,以及他们对从医的兴趣。社区服务的水平,包括社区服务的持续时间、社区服务组织类型和申请人在组织中担任的职位也可以提供很多信息。最近的一项研究表明,某位学生在进入医学院之前和进入医学院后第一年的社区服务(人文主义的标志),预示其更愿意参加医学院之外的社区服务,也预示其更愿意从事以社区为中心的初级医疗保健。在这项研究中,社区服务被定义为"申请人支持、帮助他人的活动,而不仅仅是单纯地寻求医疗专业相关经历"。其中,涉及学校、慈善组织、社区组织、儿童 / 成人群体的志愿者活动尤为重要。

在医学院录取学生的过程中评价整体素质的指标不能、也不应该是完全主观的。教育工作者应从自己在医生身上看重的特质出发,建立统一的标准,以识别、培养、招募能成为"理想医生"的学生,进而提高医疗行业的整体健康服务。2006 年,梅奥诊所的一项研究确定了医生的七个关键特征:自信、人道主义、坦率、尊重、一丝不苟、对患者有同理心、把患者当成一个人对待。美国医学院协会(AAMC)进一步确定了医学院应该在其申请人中寻找的关键特质,包括:正直与道德、可信与可靠、服务导向、社交与人际交往能力、自我改进能力、坚韧性和适应性、文化能力、口头沟通能力、团队合作能力。2011 年,AAMC 发布了一份报告,详细阐述了临床实践的"核心能力",包括:有道德、有临床胜任力和有服务精神。医学院招生委员会成员在选择学生时,应集中注意所有这些整体素质。

尽管法律严格限制了将种族作为录取决定的一个因素,但实现学生的多样性仍是大多数医学院公认的目标和愿景。定义"多样性"需要关注申请人的多种特征,包括但不限于:个人旅游的距离、父母完成本科学位的经历、说英语以外语言的能力、居住在医疗服务不足的地区或农村地区。重要的是,所有这些特质在帮助预测哪些学生更有可能选择初级保健作为专业方面是至关重要的。例如,来自医生匮乏的种族/民族的学生更有可能从事初级保健专业,也更有可能为社会经济弱势群体服务。同样,在人口稀少和分布广泛的农村地区长大的学生更有可能回到医疗服务不足的农村地区行医。更具体地说,倾向于当家庭医生的学生更可能是已婚的、非传统的、在小镇长大、申请材料中显示选修了很多人文课程和参加了很多课外活动。

面试可在确定医学院申请者的个人素质或人文素质方面发挥重要作用。尽管大多数美国医学院在招生过程中都会进行面试,但面试仍然仅是评估学生的主要主观方法。根据个人偏好,不同的面试官可能会关注不同的标准或特质。然而,最近有一种趋势,招生委员会进行全面面试,除了从传统的量化指标考虑申请人的学术、研究和临床经历外,还会考虑申请人的个人、心理和服务经历,但这目前肯定不是普遍的做法。采用麦克马斯特大学创建的迷你医学访谈(MMI)模式这种经过科学审查和实践检验的方法可以使非认知因素更加可靠和客观。MMI 是一系列简短的面试,每个面试"站"都有预先确定的问题,提供专业知识来评估申请人的人文素质、人际交往能力和其他有利条件(除考试成绩和测试分数以外)。MMI 的结果被认为比传统一对一的、不完全结构化的面试更为可靠。

虽然听上去很吸引人,但医学院选择学生时使用越来越多的定性指标并非没有重大挑战。例如,每所大学医学院的招生情况每年都会在医学院招生要求(MSAR)的出版物中列出。在这份报告中,每所学校的选择因素,包括平均绩点(GPAs)和医学院入学考试(MCAT)分数的平均值和范围,都被记录了下来。更高的招生分数通常意味着学校更为挑剔,也意味着这所学校有着更高的声望。因此,如果某校采用定性指标、而不是关注客观的 GPA 和 MCAT 分数,可能使该校显得"不那么挑剔""不那么有声望",从而危及该校医学院的声誉。此外,《美国新闻》《世界报道》以及其他期刊、评论依据美国医学院的地位和声望对其进行排名时,依据的是它们的研究经费和活动,而不是它们对践行初级保健或人口健康的承诺。这些排名可以直接或间接地影响招生过程。许多招生委员会的成员会有意无意地寻找那些能提高学校综合评分的申请者。

除了要抵制冲动去挑选那些在学校花名册上"看起来不错"的申请人外,还有其他障碍影响医学院的招生。增加额外的定性指标(即人道主义指标)考量申请人的素质,需要花费额外的时间培训、审查和讨论。招生委员会成员通常不会因为花时间审查申请人而得到补偿,学校必须将这一责任添加到他们的常规职责中。另一个挑战是,招生委员会成员害怕冒险录取一个具有杰出人文素质和医疗经历,但学术表现一般的学生。如果这类学生被医学院录取,而其在医学院学习期间无法达到应有的学术水平,就会出现问题。在类似的情况下,这种选择可能会对未来合格的申请人产生挥之不去的负面影响。为了改变这一模式,行政部门、教师和工作人员必须投入到这一过程中,并在需要时投入额外的资源,以确保学生顺利毕业。

医学院的培训

无论在招生过程中使用了何种标准,将合适的学生招收入医学院只是完成了培养一名初级保健医生的初步工作。培养初级保健医生的过程是艰苦的,需要一群有奉献精神的教师。刚入校的医学生很多都热切地希望帮助那些经济上有困难的人、帮助那些没有医疗保险或医疗保险覆盖范围狭窄的人,这与社会所期望的医生职业精神是相符的。这些学生没有、或至少暂时没有把医学仅仅当做一门赚钱的生意。然而,在美国四年医学培训的某个时间点,通常是第三年左右,医学生曾经怀有的同理心很快就消散了。医学院需想方设法保留、磨炼医学生的人文精神和同理心等品质。这些品质对初级保健医生至关重要,因为他们在工作中会经常与患者频繁接触。同时,虽然专科医学专家与患者的接触较少、且更倾向于按医疗程序进行诊治,这些品质对他们亦非常重要。

越来越少的医学生选择进入初级保健领域的原因之一,是其在医学院受教过程中变得越来越丧失人文精神。另一个潜在原因是,医学生的医疗培训、特别是临床实习轮转,主要是在专科医学专家的指导下进行,而与初级保健医生没有足够的接触。这种主要接触住院患者的教学方式常常会影响医学生的选择,使年轻医生远离初级保健领域。例如,医学生最初可能准备选择进入初级保健领域,如内科或儿科,但在接触专科医学专家后,转而选择了这些学科专业(如心脏病学或儿科内分泌学)。

为了减少医学生在临床实习轮转期间逐渐丧失人文精神,医学院需要尽早开始、并反复在医学生培养的各个阶段树立医生职业精神的学习榜样。一个学生踊跃参与的、开始于医学院第1、2学年的纵向临床计划在这方面进行了初步尝试。该计划使医学生可通过直接观察和亲身经历,感受初级保健对患者和他们所在社区带来的影响,从而更好地理解和"拥有"的医生职业精神。这一纵向临床培训项目有助于整合医学生与患者沟通的各项能力,使他们为医学院第3年的临床见习培训做好更多的准备。这种经历也有助于医学生理解医生在社区中扮演的角色。医学院需要通过全方位的努力向医学生传授医学知识、医学技能、医学职业精神,以及他们在改善社会公共卫生中的重要性。有热情的初级保健医生当导师,给医学生分享他们的个人和职业经历,帮助医学生进行反思也很重要。

　　长期以来,有证据表明医学生的自私自利会在医学院培训过程中不断增加。有证据表明花费更多时间与患者交谈和互动可减少医学生自私自利心理的滋生。"康奈尔综合护理和教学项目"研究了家庭医学专业的综合培训项目,以明确其对医学生职业态度和技能的影响。作者得出的结论是,参与一个综合面的项目可以帮助控制医学生自私自利心理的滋生——但如果我们要更有效地影响学生,必须认识到几个注意事项:①医学生通过综合培训项目学习到的职业态度和行为改变是短暂的。当医学生返回传统的临床培训环境时,除非所有医疗服务都重视类似的医生职业责任特征,否则医学生通过综合培训项目学习到的职业态度和行为改变会倒退。②项目需在早期对医学生开展社会、情感方面的培训。③项目必须认识到,医学生对器质性疾病更感兴趣。④学生更倾向于仅从专业的医生与患者关系来了解他们的患者。其他研究发现,综合训练并没有显著改变医学生学习社会史的意愿,因为他们在其他科室轮转中已认为社会史不重要。此外,作者观察到,有些不那么势利和教条的医学生会自愿选择家庭医学作为专业。

　　医学院的管理者和教职工也可以通过提高初级保健的地位和相关奖励,以及社会期望初级保健医生拥有的那些品质,来改变医学生对初级保健的整体认知。在许多医疗机构中,往往存在着一种必须消除的"隐性课程"。这种"隐性课程"强调"效率"和"理性",而这些与所提倡的医生职业责任价值观相冲突,并威胁到医生的专业性。初级保健医生经常评论说,在他们的总住院和实习轮转期间,主治医生和教师顾问常认为他们"太聪明"或"太有天赋",当初级保健医生"可惜"了。提高对初级保健重要性的认识,充分肯定其在改善美国公民健康方面所能发挥的作用,对于化解抵消这种"隐性课程"至关重要。许多观察人士认为,除了承认初级保健医生对患者和社区的贡献之外,还应该给那些更具人道主义和利他主义特征的医学生更多的认可、表彰和奖励。这与通常仅按成绩进行评优、评先的传统奖励方法不同。

　　当医学生从医学院毕业时,他们都已经决定了后期选择的专业。然而,仍有时间引导更多医学生毕业后选择进入初级保健领域,并引导其对执业地点的选择。选择家庭医学的医学生几乎注定要从事初级保健。因此,想办法增加选择家庭医学专业的医学生比例将有效增加初级保健医生。家庭医生也比其他初级保健专业医生更有可能在医疗服务不足地区和农村执业。

　　即使在医学生从医学院毕业后,对其进行职业精神指导、塑造和培训仍然很重要。如上所述,选择初级保健的医学生(家庭医学除外)仍然可以选择在他们的领域内从事亚专科工作,从而减少他们作为初级保健医生的贡献。为了初级保健医学的不断发展壮大,这些领域的教师和导师需在专科住院医师培训中强调初级保健的重要性,从而影响住院医师的专业选择。让住院医师接触更多的门诊医生,奖励他们选择在医疗服务不足的地区开设诊所,减少可供他们选择的亚专科职位数量,可能有助于增加选择初级保健的医生数量。除住院医师的专业选择反映了他们从事初级保健的意愿外,住院医师培训地点的选择也是其最终执业地点意愿的一个重要预测因素。为了最终实现增加初级保健医生的目标,可增加在医疗服务不足的地区培训住院医师的数量。

将现实付诸实践:终极产品

医疗服务不足的地区很难招募到足够的初级保健医生。与其他专业相比,家庭医生更易在偏远农村地区执业。然而,美国需要大量的初级保健医生来改善医疗公平、改善社区公民健康状况,及防止医生产生倦怠和不满。初级保健医生不足造成了更高的卫生保健成本。诸多个人因素影响着医生执业地点的选择,如来自少数民族地区、来自弱势群体、在农村地区长大、受教育经历、在实习轮岗和培训间与初级保健医生、患者和教师接触的经历、背负债务、自我意愿以及激励措施(如更少的工作时间或更高的报酬)等。但医生选择是否在医疗服务不足地区工作的决定因素中,对初级保健的强烈使命感及与所服务社区的独特情感联系可能比工作时间、生活方式等更为重要。培训住院医生并立即招募他们到医疗服务不足的地区工作是至关重要的。因为一旦这些医生开始在其他地区工作,他们很难再选择到医疗服务不足的地区去。同时,必须利用额外的资源,如可用的技术、灵活的工作时间和更高的工作稳定性等,吸引新一代医生进入初级保健领域。

虽然很难改变医学生或年轻医生的内在职业动机(如性格、背景、责任感等),但影响其职业动机的空间是存在的。这些因素包括后勤保障、家庭关系以及个人偏好,这些因素决定了一个医生最终选择在哪里执业。学生贷款偿还、解决配偶就业、工资福利以及工作时间也可能产生影响。在医学院期间提供医学生学习社区服务的机会也可以鼓励其选择到医疗服务不足的社区去工作。

结论

总而言之,医生与社会之间存在着一种隐性的社会契约,而许多医生并没有做到这一点。因此,美国出现了难以挂号且昂贵的专科医生供过于求,而民众负担得起的初级保健医生供不应求。医学教育,包括招生、选拔、培训及早期职业引导课程,屈从于对 GPA 和 MCAT 分数等可量化指标的过分强调。而经济收入和奖励制度则进一步助长了初级保健医生供给不足和专科医生供过于求的现象。初级保健医生,即可提供较低成本的卫生保健和预防药物的医生,受到了美国目前医学教育和奖励模式的影响。这种初级保健医生和专科医生数量上的失衡影响了医生为民众提供的医疗服务。令人鼓舞的是,卫生组织已对初级保健、医生职业精神及其在改善医疗服务差距方面的作用予以了越来越多的重视。社会期待富有同理心的医生在致力于不断提高自身专业水平的同时,也不断努力改善所在社区民众的健康。这要求医学院通过提供入学前指导、制定新的招生标准,从而准确地挑选到那些更有意于投身到初级保健领域的学生。医学院需要传授人文精神和基层卫生服务有关的知识、技能和价值观。医学院有义务向年轻医生灌输终身学习和职业发展的理念,传授人文知识、团队协作精神,及作为医生的公民角色要求,使他们能够不断努力提高自身业务水平,造福患者和社区。尽管所有医生都为美国的健康事业作出了贡献,但初级保健医生能够为更多的人提供更有力的医疗服务。引导更多的医学生 / 年轻医生投身于初级保健领域,关键在于在其职业生涯的早期阶段,除了让其了解所选专业正面的、有吸引力的因素外,还要让他们知道选择这些专业的障碍、陷阱、不良后果等负面因素。

由于初级保健医生在提供低成本和有效的医疗保健方面发挥着重要作用,即使在医疗资源严重不足的情况下,也能缩小健康差距、改善社区的健康状况,我们提倡加强对未来初级保健医生的选择和培养。如本章所述,有许多方法可以在当下和长期去促进各阶段医学生 / 年轻医生选择初级保健专业,并始终留在该专业。改变医学院校的评优、评先及奖励制度,强调成为一名优秀医生的非学术素质同样十分重要。需要对医学生和他们的初级保健导师保持持续的关注和支持,以避免倒退到培养专科医生的学习和培训文化。医学院可以且应该在不断培养出更具人性化、更有社会公平责任感的医生方面发挥重要作用。

(陈翔,杨一峰,曾艺 译)

参考文献

Albanese, M. A., Snow, M. H., Skochelak, S. E., Huggett, K. N., & Farrell, P. M. (2003). Assessing personal qualities in medical school admissions. *Academic Medicine, 78*(3), 313–321. doi:10.1097/00001888-200303000-00016.

Association of American Medical Colleges. (2011). *Core competencies for entering medical students*. Retrieved October 30, 2013, from https://www.aamc.org/initiatives/admissionsinitiative/competencies/

Barr, D. A. (2010). The art of medicine science as superstition: Selecting medical students. *Lancet, 376*(9742), 678–679.

Bendapudi, N. M., Berry, L. L., Frey, K. A., Parish, J. T., & Rayburn, W. L. (2006). Patients' perspectives on ideal physician behaviors. *Mayo Clinic Proceedings, 81*(3), 338–344.

Biggs, W. S., Bieck, A. D., Pugno, P. A., & Crosley, P. W. (2011). Results of the 2011 national resident matching program: Family medicine. *Family Medicine, 43*(9), 619–624.

Biggs, W. S., Crosley, P. W., & Kozakowski, S. M. (2013). Entry of us medical school graduates into family medicine residencies: 2012–2013. *Family Medicine, 45*(9), 642–646.

Bryan, C. S. (2011). Medical professionalism meets generation x a perfect storm? *Texas Heart Institute Journal, 38*(5), 465–470.

Centers for Disease Control and Prevention. (2013). CDC grand rounds: Public health approaches to reducing U.S. infant mortality. *Morbidity and Mortality Weekly Report, 62*(31), 625–628.

Cooke, M., Irby, D. M., & O'Brien, B. C. (2010). *Educating physicians: A call for reform of medical school and residency*. San Francisco: Jossey-Bass.

Council on Graduate Medical Education. (1998). *Tenth report: Physician distribution and health care challenges in rural and inner-city areas*. Washington, DC: Department of Health and Human Services.

DeWitt, D. E., Curtis, J. R., & Burke, W. (1998). What influences career choices among graduates of a primary care training program? *Journal of General Internal Medicine, 13*(4), 257–261. doi:10.1046/J.1525-1497.1998.00076.X.

Dwinnell, B., & Adams, L. (2001). Why we are on the cusp of a generalist crisis. *Academic Medicine, 76*(7), 707–708. doi:10.1097/00001888-200107000-00011.

Edwards, J. C., Elam, C. L., & Wagoner, N. E. (2001). An admission model for medical schools. *Academic Medicine, 76*(12), 1207–1212. doi:10.1097/00001888-200112000-00010.

Elam, C. L., Stratton, T. D., Wiggs, J. S., Speck, D. F., Sayeeb, S. A., & Goodman, N. L. (2002). Gauging interest in community service: A retrospective review of admission files. *Academic Medicine, 77*(10), S23–S25. doi:10.1097/00001888-200210001-00008.

Eron, L. D. (1958). The effect of medical-education on attitudes – A follow-up-study. *Journal of Medical Education, 33*(10), 25–33.

Eva, K. W., Rosenfeld, J., Reiter, H. I., & Norman, G. R. (2004). An admissions osce: The multiple mini-interview. *Medical Education, 38*(3), 314–326. doi:10.1046/J.1365-2923.2004.01776.X.

Feudtner, C., & Christakis, D. A. (1994). Making the rounds – The ethical development of medical-students in the context of clinical rotations. *Hastings Center Report, 24*(1), 6–12. doi:10.2307/3562379.

Fisher v. Univ. of Texas 570 U.S. (2013).

Freeman, J., Ferrer, R. L., & Greiner, K. A. (2007). Viewpoint: Developing a physician workforce for America's disadvantaged. *Academic Medicine, 82*(2), 133–138. doi:10.1097/Acm.0b013e31802d8d242.

Glasser, M., Stearns, M. A., Stearns, J. A., & Londo, R. A. (2000). Screening applicants for a rural medical education program. *Academic Medicine, 75*(7), 773. doi:10.1097/00001888-200007000-00028.

Gough, H. G. (1978). Some predictive implications of premedical scientific competence and preferences. *Journal of Medical Education, 53*(4), 291–300.

Gratz v. Bollinger 539 U.S. 244 (2003).

Grumbach, K., Hart, L. G., Mertz, E., Coffman, J., & Palazzo, L. (2003). Who is caring for the underserved? A comparison of primary care physicians and nonphysicians in California and Washington. *Annals of Family Medicine, 1*(2), 97–104.

Grutter v. Bollinger 539 U.S. 306 (2003).

Hearst, N., Shore, W. B., Hudes, E. S., & French, L. (1995). Family practice bashing as perceived by students at a university medical center. *Family Medicine, 27*(6), 366–370.

Hightower, A. M. (2013). States show spotty progress on education gauges. *Education Week, 32*(16), 42–44.

Hojat, M., Vergare, M. J., Maxwell, K., Brainard, G., Herrine, S. K., Isenberg, G. A., et al. (2009). The devil is in the third year: A longitudinal study of erosion of empathy in medical school. *Academic Medicine, 84*(9), 1182–1191. doi:10.1097/Acm.0b013e3181b17e55.

Mann, S. (2013) More U.S. medical students match to primary care for second consecutive Year. https://www.AAMC.org/newsroom.reporter/april11/184176/match_primary.html. Accessed 30 Oct 2013.

Hughes, P. (2002). Can we improve on how we select medical students? *Journal of the Royal Society of Medicine, 95*(1), 18–22. doi:10.1258/Jrsm.95.1.18.

Hunt, D. D., Scott, C., Zhong, S. P., & Goldstein, E. (1996). Frequency and effect of negative comments ("badmouthing") on medical students' career choices. *Academic Medicine, 71*(6), 665–669. doi:10.1097/00001888-199606000-00022.

Indyk, D., Deen, D., Fornari, A., Santos, M. T., Lu, W. H., & Rucker, L. (2011). The influence of longitudinal mentoring on medical student selection of primary care residencies. *BMC Medical Education, 11*, 27. doi:10.1186/1472-6920-11-27.

Kassebaum, D. G., Szenas, P. L., & Schuchert, M. K. (1996). Determinants of the generalist career intentions of 1995 graduating medical students. *Academic Medicine, 71*(2), 198–209. doi:10.1097/00001888-199602000-00030.

Lasagna, L. (1964). *Hippocratic oath, modern version.* http://www.pbs.org/wgbh/nova/body/hippocratic-oath-today.html. Accessed 31 July 2013.

Monrouxe, L. V., Rees, C. E., & Hu, W. (2011). Differences in medical students' explicit discourses of professionalism: Acting, representing, becoming. *Medical Education, 45*(6), 585–602. doi:10.1111/J.1365-2923.2010.03878.X.

Mullan, F., Chen, C., Petterson, S., Kolsky, G., & Spagnola, M. (2010). The social mission of medical education: Ranking the schools. *Annals of Internal Medicine, 152*(12), 804.

Murray, C. J. L., Abraham, J., Ali, M. K., Alvarado, M., Atkinson, C., Baddour, L. M., et al. (2013). The state of us health, 1990–2010 burden of diseases, injuries, and risk factors. *JAMA: The Journal of the American Medical Association, 310*(6), 591–608. doi:10.1001/Jama.2013.13805.

Phillips, J. P., Weismantel, D. P., Gold, K. J., & Schwenk, T. L. (2010). Medical student debt and primary care specialty intentions. *Family Medicine, 42*(9), 616–622.

Rezler, A. G. (1974). Attitude changes during medical-school – Review of literature. *Journal of Medical Education, 49*(11), 1023–1030.

Robert Graham Center. (2009). *Specialty and geographic distribution of the physician workforce: What influences medical student & resident choices?* Washington, DC: The Robert Graham Center/AAFP Center for Policy Studies.

Senf, J. H., Campos-Outcalt, D., & Kutob, R. (2003). Factors related to the choice of family medicine: A reassessment and literature review. *Journal of the American Board of Family Practice, 16*(6), 502–512.

Starfield, B., Shi, L. Y., & Macinko, J. (2005). Contribution of primary care to health systems and health. *Milbank Quarterly, 83*(3), 457–502. doi:10.1111/J.1468-0009.2005.00409.X.

Testerman, J. K., Morton, K. R., Loo, L. K., Worthley, J. S., & Lamberton, H. H. (1996). The natural history of cynicism in physicians. *Academic Medicine, 71*(10), S43–S45. doi:10.1097/00001888-199610000-00040.

The ABIM Foundation, ACP-ASIM Foundation, & The European Federation of Internal Medicine. (2002). Medical professionalism in the new millennium: A physician charter. *Annals of Internal Medicine, 136*(3), 243–246.

Uijtdehaage, S., Doyle, L. H., & Parker, N. (2011). Enhancing the reliability of the multiple mini-interview for selecting prospective health care leaders. *Academic Medicine, 86*(8), 1032–1039. doi:10.1097/Acm.0b013e3182223ab7.

Walker, K. O., Ryan, G., Ramey, R., Nunez, F. L., Beltran, R., Splawn, R. G., et al. (2010). Recruiting and retaining primary care physicians in urban underserved communities: The importance of having a mission to serve. *American Journal of Public Health, 100*(11), 2168–2175. doi:10.2105/Ajph.2009.181669.

Witzburg, R. A., & Sondheimer, H. M. (2013). Holistic review – Shaping the medical profession one applicant at a time. *New England Journal of Medicine, 368*(17), 1565–1567. doi:10.1056/Nejmp1300411.

第八章
大学研究与公立学校需求的联系如何影响学者和学校

引言

　　教育和医学领域的职业责任集中体现在维护公共利益上。在美国的特殊教育领域，维护公共利益包括为可能学习成绩不佳的学生提供进一步学习的机会，以彰显公共教育的公平性。特殊教育的教师研究为学生和他们的家庭提供多维度的服务，最终目标是通过支持学生、他们的家庭和他们的老师来改善学校环境。在本章中，我们首先从学校背景下的残疾学生和其他特殊学习需求的广泛概述开始。在本章（概述）中，我们特别关注了非英语母语的残疾儿童面临的问题。然后，我们讨论了研究型大学教师所需扮演的一系列角色中的职业责任，关注如何将这些角色整合到一个连贯的框架中，打磨和保持大学教师的职业责任，同时培养教师及未来教师的专业精神（或职业精神）。接下来，我们将介绍探索大学责任的具体例子，看看大学如何通过致力于教学和研究的持续改进来保护和支持学生和教师。本章所举例子来自本章作者所在的加州大学河滨分校，将介绍学校博士培训项目的特点和效果的反思。

　　公立学校特殊教育的职业责任的概述必须简略，但在讨论之前，我们需要强调他们通常面临的尖锐、持久的挑战。在过去的几十年里，如何管理和提高公立学校的质量在地方、州和美国全国范围内一直争论不休。这些争论使社区两极分化，因为尽管免费的公共教育在所有州都被认为是公民的权利，但公立学校的质量在州内和州间差别很大。在一所学校里，班级、教师和资源的组织因学生群体的不同而不同。根据学生是否有天赋、是否是普通学生、是否因残疾而有特殊需要、或母语是非英语的学生，学校的服务往往是有区别的。当学校面临政治压力需强调课程多样性或如不重新分配教师和教学资源会遭受教学资金削减时，最后两类学生，因残疾和母语为非英语，而具有脆弱性，很容易被影响。

学生的脆弱性成为特殊教育研究和实践中的职业责任焦点。历史上,残疾学生和母语为非英语学生获得高质量教育的机会一直受到限制。尽管在过去 30 年里,这些学生群体获得优质公共教育的机会有所改善,但他们在获得的机会、质量和结果方面仍较其他学生群体存在巨大差距。大学在政策制定和教学实践之间可以起到关键的桥梁作用:大学可为政策制定者提供有效的干预策略,并通过可行的教学计划协助实践教育工作者追求政策目标。通过将研究与实践结合到学生的教育经历、未来教师的培训,以及将研究知识应用到公立学校的教学计划设计和实施中,大学可以帮助保持研究源于实践、用于指导实践。

公立学校的残疾学生

根据美国教育部 2011 年向国会提交的第 31 份年度报告,自 1975 年《残疾儿童教育法》出台以来,美国接受特殊教育的残疾学生人数已增加到 600 万。根据美国联邦法律,各学区均有义务提供针对特殊教育需求的"免费且适当的公共教育"。如何提供适当的教育已成为当前教学标准改革的热点问题。

2001 年制定的《不让一个孩子掉队法案》和 2010 年美国州长协会最佳实践中心制定的《州共同核心课程标准》倡议的共享成果愿景,都在倡导公立学校推行标准化课程。而 FAPE 政策旨在促进公立学校对有特殊需求的学生提供特色课程。因此,美国公立学校课程设置策略存在着诸多不同:一些强调残疾学生的个人需求,如"学生个性化教育计划";一些致力于为这些学生提供接受通识教育课程的机会,以实现系统范围内的标准化;还有一些只关注提高学生在标准化测试中的成绩。当教师为残疾学生提供有意义的通识教育课程时,2010 年美国教育部发布的《国家教育进展评估(NAEP)》等指标表明残疾学生的表现略有改善。提供这种课程需要普通教育和特殊教育之间的协作,以及对特殊课堂教学内容和技巧的额外教学策略知识。然而,师范学校很少给师范生提供接受跨学科合作或教学研究中发现的有效教学适应方面的培训。此外,获得通识教育证书的教师进入教学领域时,因为没有掌握结合具体情况调整学习方法的能力,往往不够自信能给残疾学生、非英语母语学生,以及其他可能学习成绩不佳的学生提供足够的帮助。获得特殊教育资格证书的教师可能没有准备好教授《州共同核心课程标准》所要求的高水平内容。为残疾学生提供有意义的通识教育课程的要求与教师师资储备不足的矛盾表明,教师行为的基础和应用研究的类型发生了变化,同时,不同学科的教师准备方式也发生了变化。

特殊教育和非英语母语学生

越来越多的非英语母语学生在公立学校学习英语,改变了美国教学研究的重点和教师师资准备。根据美国国家教育统计中心 2012 年的一份报告,公立学校非英语母语学生的比例从 2000 年的 8% 上升到了 2009 年的 10%,2009 年非英语母语学生人数超过了 480 万。美国加州声称该州非英语母语学生比例最高的公立学校接近 30%。在美国 44 个州和哥伦比亚特区的非英语母语学生家庭使用的 325 种语言中,西班牙语最为常见;在 14 个州,西班牙语为母语的学生占非英语母语学生的 80% 以上。

考虑到美国全国范围内非英语母语学生的增长,关注小学语言发展和特殊教育资格的问题非常重要。研究人员探索了母语和英语学习间的联系,但很少在特殊教育方面考虑这些关系。一般来说,母语的不熟悉会对学生学习英语产生影响,因为学生母语能力越高,越能加强母语和英语学习间的相互促进。母语的发展可以由参与家庭读写活动来促进,也可被因贫穷或其他原因剥夺的母语学习机会而抑制。跨语言学习还会影响学生学习阅读的程度和速度,进而影响学生在学校获得的学习机会。例如,西班牙语和英语有着相似的拼写体系,在读音、单词前后缀和单词合成等领域可产生学习迁移,因此,西班牙语阅读能力可影响英语阅读的学习。尽管有证据表明发展学生的母语能力对英语学习有积极的影响,但在许多州,母语为西班牙语学生的西班牙语发展机会往往会突然中断,而使一些学生经历学习困难。这最终导致了美国社会对特殊教育的认同。

将语言发展机会与学习困难和残疾区分开来的复杂性,集中体现在识别可能需要特殊教育的学生和非英语母语学生上。自 20 世纪 80 年代以来,美国教育者一直在研究特殊教育中具有文化和语言多样性学生的代表性。在早期学习阶段,由于难以区分单纯的语言学习困难和由残疾等造成的整体学习困难,非英语母语学生和有文化和语言多样性的学生可能被认为有特殊学习的需求。当努力学习的这类学生在小学阶段得不到支持时,他们可能会在初中和高中的特殊教育中占过高的比例。对于有残疾风险的学生,小学语言的发展问题尤为突出,因此教师掌握双语、跨文化语言和学术发展非常重要(参见本卷第十五章)。满足非英语母语学生的语言和学习需求是体现公立学校课堂教师职业责任的一个关键因素,因此也是师范学校教师给未来公立学校教师授课时的重点内容。

师范学校研究生院的作用

公立学校的这些问题是否会影响大学的研究、教学和服务？如果会，又是如何影响的呢？答案可能在贯穿本卷所有章节的职业责任概念中。本卷第七章提出了不同社区医疗服务水平不均衡的问题，在教育方面也有类似情况。特别是在大社区的公立学校，生活在低收入家庭的孩子比例增高，他们的残疾风险高于全国平均水平，他们在学习技能和知识的同时还需努力学习英语。

大学教师和公立学校教师的职业责任要求正视社区需要，并努力理解和改善社区教学资源和学生受教机会。提高学生受教机会与提高各个层次的课堂教学紧密相关。如果在小学阶段没有牢固的语言和读写基础，学生就无法顺利通过中学课程而获得上大学的机会。为了让师范学校毕业生成为未来的优秀教师，他们的大学导师和职业榜样必须从实际出发，传授他们如何在公共学校课堂上进行有效的教学。

当大学教师脱离作为主要服务点的公立学校需求时，他们为培养未来教师所作的努力和进行的教学研究可能会没有实际效果，甚至会有害。相反，如果大学教师所做的教学研究直接针对当地公立学校的重要问题时，其可行性会明显提高。这类研究通过尝试与当地公立学校教师合作，为那些在现有教学方式下学习成绩不佳的学生开发经过实践检验的、更好的教学方法。但这仅仅是开始，远没有结束。下一步，需要研究如何在公立学校教师中推广这些改进的教学方法，并研究在这些公立学校中通过教师团队实施这些教学方法的可行性。再下一步，是将改进的教学方法纳入师范学校的大学教师教育项目中，以便新教师能提高技能，更有效地教授以前被边缘化的学生。

对于研究型大学里从事特殊教育的教师，职业责任延伸到了博士生的培养。通过与不同学校、教育不同类型学生教师的合作研究，学者将开始了解不同学生的生活条件、文化和民族的背景和需求。这种实地获得的文化适应必不可少，因为文化学习方式在同一民族的不同人群中也各不相同，与其参与特定民族文化活动的经历不同相关——这些活动经历因人、因家庭、因社区而异。教育非英语母语或少数族裔残疾学生时，不建议设置额外标准，而应在针对所有学生都适用的标准中包含、适应他们未来工作时的需求。

要完成这些任务，大学必须与公立学校合作。然而，在研究型大学中，这类合作研究很少，在教师群体中也不常见。美国的教学研究通常是独自一位教师进行的，或者由一位教师与博士生组成的小团队进行。通常教学研究中，研究者将一种教学理念或教学技术以学生或教师作为"研究对象"进行"外部试验"。在研究结束时，随着研究者离开学校，教学创新也离开了。相反，学校倾向于以教师、学校管理者、家长和学生间开展广泛协作的形式进行教学研究（见本卷第十八章）。为了影响公立学校教育，大学研究人员需要深入社区，从公立学校一线教学人员那里，了解阻碍他们努力的障碍，并与他们一起探索潜在的解决方案。这些变化不仅影响了师范院校大学教师开展教学研究的方式，而且如本卷第七章所强调的，也影响了师范院校博士研究生项目的教师遴选。公立学校对从事特殊教育的师范院校博士毕业生的需求十分迫切。遴选出愿意且能够与公立学校合作进行教学研究的博士研究生已成为当务之急。

20 世纪 80 年代中期以来，有特殊教育培训经历的大学教师一直处于供不应求的状态。美国全国有 1 400 多所大学提供特殊教育教师培训，但只有大约 100 所大学提供特殊教育研究和特殊教育博士学位。这大大阻碍了将大学的研究成果转化为公立学校的日常教学实践。此外，尽管特殊教育博士毕业生的人数每年都维持稳定，但他们应聘到公立学校工作的比例有所下降。因此，在需要特殊教育的学生人数膨胀的同时，合格的特殊教育教师的短缺已经成为一场美国国家危机。这场危机是长期且严重的。在一篇题为"围捕：需要更多特殊教育博士"的文章中，2011 年 USA Today 得出结论："博士毕业生太少，而对新教师的需求仍然很高。"

不幸的是，全国很多师范院校的博士毕业生要么对留在大学担任教员不感兴趣，要么不愿意搬到离家较远的地方担任教职。在 20 世纪 60 年代，超过 85% 的特殊教育博士毕业生留在了大学工作。1992 年，这一数字下降到了55%。10 年后，只有不到一半的特殊教育博士毕业生选择了留在大学工作。目前，特殊教育博士学位毕业生接受大学教职的比例仍在 50% 左右徘徊。然而，令人鼓舞的是，通过提供奖学金及助教等形式的资金资助，这一比例调高到了约 60%。

师资短缺影响了满足残疾学生及其家庭需求的潜力。尽管包括加州在内的许多州采取了其他手段来填补特殊教育的师资空缺，但研究表明，完全获得特殊教育执照教师的教学质量明显好于那些仅拥有特殊教育应急证书的教师。2007 年，Rosenberg 等重申，解决办法是提高师范院校特殊教育教员的数量，以培养更多公立学校的特殊教育教师。尽管这个提议很重要，但笔者更倾向于认为，更多的特殊教育教师可能并没有那么重要，真正重要的是这些新教师是什么样的人，以及他们准备如何履行职业责任。这样才能实现和学校及家庭一起努力，为可能学习成绩不佳的学生提供最好的教育。

大多数入门级特殊教育教师职位的招聘要求包括：具有特殊教育研究背景、教授过不同文化背景下学习成绩不佳学生的教学经历等。位于不同社区的大学有潜力为主要服务于低收入、多语言家庭的公立学校，提供更多更好的合作研究和"学徒"机会。这些经验可以融入大学的学徒式教学实践中，以培养特殊教育者,使他们可有效地教育残疾学生,并在多元文化社区的公立学校中有效地开展工作。但是,我们如何找到愿意承担这些工作的博士生呢? 我们如何支持他们完成漫长的博士学位求学过程并最终成为教员呢?

以加州大学河滨分校为例

在医学生进入医学院之前,为之树立正确的职业责任榜样和后期对之进行职业责任培训同等重要。本卷第七章提到的"使命驱动型学生",即非常适合作为医学院的博士研究生候选人。例如,加州大学河滨分校倾向于招收那些希望在当前学校多样性环境中工作的博士生。为了让这些未来的教学研究人员和一线教师做好充分的准备,他们必须了解带教有学习困难风险学生的教师的需求。当博士研究生候选人带教过有学习困难风险的学生后,这种经验将使他们能够更有效地与公立学校人员合作,了解有学习困难风险学生面临的机遇和挑战。作为一个为少数族裔服务的大学,加州大学河滨分校致力于招收来自不同种族、文化和社会经济背景的合格博士生。很多这些学生是美国加州"土生土长的",代表着加州丰富的社区文化背景。

参与学校团队的合作研究和实践开发工作需要加州大学河滨分校博士生们的额外承诺。它要求博士生们离开日常的教学岗位,而这是许多人读博期间的经济来源,也是激励他们进一步开展教学研究的主要因素。美国教育部通过给大学教师提供专项基金资助,来鼓励在这些国家亟需领域开展高强度的博士生培训:在科学领域,设置了"国家亟需领域研究生援助基金";在特殊教育领域,设置了"领导力基金"。

美国各地的"领导力基金"不甚一致。相反,与公立学校合作的大学特殊教育领域教员提出了一项计划,以培养能够维持和扩大这些合作的未来教员。每项基金资助 5~7 名博士生进行长达 5 年的全日制学习。作为回报,获得这些基金的大学教师需在大学和公立学校的团队中工作,以确保培养出的特殊教育领域未来教师能够与公立学校的教师、行政人员、学生和家长有效地合作。

大学教师通过与入选的博士生一起工作,并给他们提供机会做类似教员的"日常工作",让他们具备与公立学校工作人员一起共同解决问题的足够能力。这份新工作包括大学学费、医疗保健和每月津贴等福利。这种博士生培养模式的核心在于四方面的积极参与:①以学校为基础开展合作研究,强调在公立学校的教室中进行教学改革的可行性研究;②在国家层面,了解教学研究成果的实效,并进行推广;③在大学学习如何传授复杂的、基于研究的概念和实践技巧;④参与专业研讨会的讨论,以讨论、扩展教学经验,批判性地思考自身的工作,并批判性地思考在多元文化环境下、教育特殊需要学生时的自身地位。博士生们通过如下步骤,为他们的未来教师职业生涯完成了充分的准备。

学徒式博士生研究工作的职业责任

公众媒体哀叹美国学校在解决贫困、包容性欠缺和文盲问题方面做得不够。美国人口的多样性在公立学校体现尤为突出。洛杉矶南部的加州地区非常适合开展教学研究,其成果可推广到美国其他人口多样化的社区。但大多数特殊教育领域的博士生导师和博士都来自美国白种人中产阶级;虽然由他们来培养从事特殊教育的师资,但他们可能很少或根本没有与需接受特殊教育的学生所在人群进行接触的机会,对学生的背景和文化了解甚少。相比之下,加州大学河滨分校特殊教育教师培育项目招收的博士生中只有一半是白种人,其他为以墨西哥裔美国人/拉丁裔美国人为主的少数族裔。通过集中研究加州公立学校特殊教育的问题所在,我们向博士生提出了公立学校学生文化和语言多样性及有学习风险学生的问题。博士生可获得必要的经验,来设计一个支持学生文化和语言多样性的公立学校,并作为领导和培训教师在不同的学校环境中工作。

加州大学河滨分校的特殊教育研究工作以公立学校为中心,这些学校的大多数学生为少数族裔。每个博士生在学徒式博士生涯开始的第1、2年,每周花15~20小时进行研究。他们需同时与研究残疾学生问题和需求的大学教职人员,及与在公立学校实践大学教学研究成果的教师共同合作来开展研究。博士生作为公立学校-大学合作研究项目的"增加的帮手",参加每周的研究例会,学习如何进行教学研究的思考、设计、工具开发、培训、数据采集和分析等。

这种学徒式学习经历创造了必要的经验,塑造了我们的博士生对当地公立学校需求和潜在解决方案的理解。其中一些学徒式博士生参与纵向干预和监测西班牙裔/拉丁裔为主的少数族裔学生对阅读和解决数学问题干预的反应,并开发评估工具。另一些学徒式博士生则关注自闭症或智力残障学生的家庭,纵向研究家庭关系和学生的应对行为。

职业责任要与国家研究需求相联系

特殊教育领域博士生的职业责任是要为培养下一代特殊教育领域大学学者和公立学校教师做好准备。他们通过掌握现有的基于研究的方法,来提高对有特殊需要学生的服务,并探索新的研究方向和教学方法。进行这种职业责任培训的最有效方法是将当博士生置身于像洛杉矶南部的加州地区这样的工作环境中,让他们可以很方便地在不同的公立学校和社区,开展同时针对非英语母语学生和需接受特殊教育学生的研究。在这些地区,非英语母语学生在特殊教育的所有阶段都面临着困难,包括对非英语母语学生的准确识别、评估和安置。加州大学河滨分校的一些博士生导师和他们的博士生正在纵向探索这些问题,包括使用西班牙语和英语版本进行读写和数学评估与干预,以评价非英语母语学生接受特殊教育的进展和风险。其中有人比较了不同的评价方法和干预措施,以预测从幼儿园到小学四年级的非英语母语学生对干预的反应。此外,另有人探索了西班牙裔残疾学生家庭的风险和恢复能力。

为了培养特殊教育领域博士生们的职业精神,特殊教育项目办公室还资助博士生参加地方和全国的专业会议,如特殊儿童委员会、美国教育研究协会、加特林堡会议等。这些会议的参与者包括就职前和在职的当地教师以及其他学区的人员,会议讨论的内容主要为基于本地公立学校教学实践中问题的研究。参加这样的会议有助于特殊教育领域博士生们认识到服务有学习风险学生群体存在多种方式和机会。在过去的两年里,博士生们在资助下参与了一些阅读理解方面的初步研究,收集了早期干预效果研究的数据,分析了亲子互动的录像,研发了双语评估体系和特殊教育班级数学学习问题的解决办法。因为博士生们在博士第一年要学习 6 门方法学课程,他们掌握的知识确保了他们的博士课题研究从开始就是正确的。

当博士生在这些会议上展示他们的研究成果时,他们可与美国全国范围内有共同关注内容的学生、教师和学区人员进行讨论。博士生们通过直接学习专家小组提出的研究指南,以及来自教学管理者和大学教师的特定问题研讨小组的提出的意见,最终达到教育科学研究所的实践指南要求。这些博士生进一步将这些会议讨论带到他们所在大学的专业研讨会,以考虑在当地公立学校应用这些研究课题成果的可能。

博士生学徒式教学工作的职业责任

尽管美国有公立学校教育残疾学生的成功经验,但美国大学对教育残疾学生并没有充分的准备。为了培养博士生的大学水平的教学胜任力,加州大学河滨分校学徒训练中心开发了博士生与经验丰富的教师一起教授一门或多门课程。这种经历不同于许多研究生项目提供的助教职位,因为博士生要在辅助任课教师上完一年的课程,接受教学指导并成功获取教学经验后,才能单独教授一门课程。这种学徒模式允许从助教到教师的逐步过渡,并提供时间和协作帮助,让博士生从当前的研究中得到最佳的锻炼,从而为未来当教师做好准备。由此,博士生学习到如何设计特殊教育教师培训,以突出在不同社区和更大的通识教育框架内实施最佳教学实践所需的知识。

在少数族裔学生占多数的学区工作意味着博士生的教学、研究学习中,需强调对多民族残疾学生的高质量指导。加州大学河滨分校项目促进了大学水平的研究和教学的整合,并与当地公立学校实行公立学校 - 大学伙伴关系。毕业后,博士毕业生将有助于改善教员和课堂教师的短缺。在获得在本地学校进行有意义的研究的经验,以及为具有文化和语言多样性学生和有风险的学生群体设计和执行高质量的教师教学后,6 名博士毕业生每年可为约 150 名熟练的特殊教育教师的培养作出贡献。

专业研讨会：专业责任发展会场

加州大学河滨分校领导力项目的所有相关事宜都要通过不间断的专业研讨会进行审查和分析,特殊教育领域的博士生每年至少要参加 21 次专业研讨会。专业研讨会促进了不同年级博士生之间的相互融合,因为他们从第一学期到最后一学期都在学习这门课程。高年级博士生帮助新生掌握项目的核心概念、了解项目的要求和压力。新生借此了解完成学业的步骤,并学习如何申请教员职位。研讨会还扩大了校际大学教师和学生的交流。

加州大学系统内的特殊教育教授每年至少和全州的博士生一起参加两次会议。此外,学区人员,包括实习教师和有经验的教师,参加一年一度的州际会议来与加州大学河滨分校学生进行交流。因此,除了在研究和教学方面的经验分享外,专业研讨会邀请学者参与有关残疾学生未来的专业问题和决策的讨论,以及参与研究、指导、服务提供和政策方面的考虑。

努力加强联系

总之,本章讨论了将大学培训与参与公立学校和特殊教育教师的培养联系起来的重要性。加州大学河滨分校研究生院在特殊教育方面的博士生培养被作为一个例子,说明了项目如何能建立全国范围的组织,完整地联系大学学者、学习特殊教育大学学生、当地的公立学校。这个项目的重点是培训新教员来培训特殊教育的师资和推进特殊教育研究。该模型对英语语言学习问题以及其他学习困难相关问题给予了充分的关注。它也可以应用于其他大学。加州大学河滨分校、圣贝纳迪诺分校及加州大学河滨分校周边的大片多文化地区,非英语母语学生人数众多,为教员、博士生和教师提供了合作研究的场所,也为职前特殊教育教师提供了实地实习的机会。我们与这些学区的长期合作使阅读、数学和行为干预研究与博士培训和教师培养很好地整合在了一起。

此外,加州大学河滨分校领导力项目鼓励博士生致力于全日制学习,并在 4~5 年完成学位。对于在不同社区工作经验很少的博士生来说,这样的研究和合作经验增强了他们对具有文化和语言多样性的学校的理解,并最终增强了他们影响这些学校的能力。此外,来自博士培训资助的奖学金帮助更多代表不同背景的教师选择了攻读高等学位和从事高等教育工作。举例来说，在过去 8 年中，O'Connor 资助的博士毕业生中有一半是拉丁裔，现在都在大学里，从事着培养教师和研究工作。领导力项目的这些作用使它特别有希望能缓解在具有文化和语言多样性的社区工作的专职教员的短缺问题。

　　这里描述的培训计划模型是建立在研究的基础上的，这些研究已经证明了"实践"经验在帮助博士毕业生进入专业角色方面的价值。该模式通过支持博士生开展以学校教育为核心的研究来强化职业责任。到毕业时，学者们已经非常了解特殊教育是怎样的，以及如何在高风险的环境中进行教学；他们把这些知识带到他们在教育界的领导角色中。大学 / 社区合作伙伴关系对于制定有价值的研究课题和传播研究成果以改善公立学校教育质量至关重要，特别是对于有特殊需要的学生和具有文化和语言多样性的学生。合作经验也丰富了学者们的技能，使他们成长为高素质的教师，并能够在学校文化中延续职业责任。最后，这种协作工作可以改善所有学生的指导、干预和学习，特别是那些最需要这些改进的学生。

（陈翔，杨一峰，曾艺　译）

参考文献

Artiles, A. J., Rueda, R., Salazar, J., & Higareda, I. (2005). Within group diversity in minority disproportionate representation: English language learners in urban school districts. *Exceptional Children, 71*, 283–300.

Ayala, S., & O'Connor, R. E. (2013). The effects of video self-modeling on the decoding skills of children. *Learning Disabilities Research and Practice, 28*, 142–154.

Beach, K. D., & O'Connor, R. E. (in press). Early Response-to-Intervention measures and criteria as predictors of reading disability in the beginning of third grade. *Journal of Learning Disabilities*.

Billingsley, B. (2011). Factors influencing special education teacher quality and effectiveness. In J. M. Kauffman & D. P. Hallahan (Eds.), *Handbook of special education* (pp. 391–406). Oxford: Routledge.

Brouwer, N., & Korthagen, F. (2005). Can teacher education make a difference? *American Educational Research Journal, 42*, 153–222.

Brownell, M., Sindelar, P., Kiely, M., & Danielson, L. (2010). Special education teacher quality and preparation: Exposing foundations, constructing a new model. *Exceptional Children, 76*, 357–377.

Bulgren, J. A., Marquis, J. G., Lenz, K. B., Schumaker, J. B., & Deshler, D. D. (2009). Effectiveness of question exploration to enhance students' written expression of content knowledge and comprehension. *Reading and Writing Quarterly, 25*, 271–289.

Bunsen, T., & Bullock, L. M. (1988). Current status of leadership training. In C. Kochhar (Ed.), *Excellence in doctoral leadership training: Special education and related services* (pp. 8–11). Washington, DC: George Washington University.

Cummins, J. (2009). Literacy and English-language learners: A shifting landscape for students, teachers, researchers and policy makers. *Educational Researcher, 38*, 382–384.

Donovan, M. S., & Cross, C. T. (2002). *Minority students in special and gifted education.*

Washington, DC: National Academy Press.

Duncan, A. (2009). *Teacher preparation: Reforming the uncertain profession*. Remarks of Secretary Arne Duncan at Teachers College, Columbia University. Retrieved from http://www.ed/news/speeches/2009/10/10222009.html

Evans, S., Eliot, M., Hood, J., Driggs, M., Mori, A., & Johnson, T. (2005). Assessing the special education faculty shortage: The crisis in California. *Teacher Education Quarterly, 2005*, 7–21.

Guerrero, M. D. (2004). Acquiring academic English in one year: An unlikely proposition for English language learners. *Urban Education, 39*, 172–199.

Guha, R., Shields, P., Tiffany-Morales, J., Bland, J., & Campbell, A. (2008). *California's teaching force: Key issues and trends*. Santa Cruz: Center for the Future of Teaching and Learning.

Gutierrez, K. D., & Rogoff, B. (2003). Cultural ways of learning: Individual traits or repertoires of practice. *Educational Researcher, 32*, 19–25.

Hardman, M., & West, J. (2003). Increasing the number of special education faculty: Policy implications and future directions. *Teacher Education and Special Education, 26*, 206–214.

Healy, K. (2007). *Word identification fluency and nonword fluency as predictors of reading fluency in first grade*. Riverside: Unpublished doctoral dissertation.

Jones, A. (2015). Bilingual education as a professional responsibility for public schools and universities. In D. E. Mitchell & R. K. Ream (Eds.), *Professional responsibility: Fundamental issue in education and health care reform* (pp. 247–262). New York: Springer.

Kauffman, J. M., & Landrum, T. J. (2009). Politics, civil rights, and disproportional identification of students with emotional and behavioral disorders. *Exceptionality, 17*, 177–188.

Klingner, J., Artiles, A., & Barletta, L. (2006). English language learners who struggle with reading. *Journal of Learning Disabilities, 39*, 108–128.

Kraemer, B. R., & Blacher, J. (2008). Transition for Hispanic and Anglo youth with severe intellectual disability: Parent perspectives across two time points. *Journal on Developmental Disabilities, 14*, 59–72.

Linklater, D., O'Connor, R. E., & Palardy, G. P. (2009). Kindergarten literacy assessment of English only and English language learner students: Which measures are most predictive of reading skills? *Journal of School Psychology, 47*, 369–394.

McLaughlin, D. H., Bandiera de Mello, V., Blankenship, C., Chaney, K., Esra, P., Hikawa, H., Rojas, D., William, P., Wolman, M. (2008). *Comparison between NAEP and state reading assessment results: 2003 (NCES 2008-474)*. Washington, DC: U.S. Department of Education, National Center for Education Statistics. Available at http://nces.ed.gov/pubs2008/2008474_1.pdf

National Governors Association Center for Best Practices. (2010). *Common Core State Standards*. Washington, DC: National Governors Association Center for Best Practices, Council of Chief State School Officers.

Nougaret, A. A., Scruggs, T. E., & Mastropieri, M. A. (2005). Does teacher education produce better special education teachers? *Exceptional Children, 71*, 217–229.

O'Connor, R. E., Bocian, K., Sanchez, T., & Beach, K. (2014). Access to a responsiveness to intervention model: Does beginning intervention in kindergarten matter? *Journal of Learning Disabilities, 47*(4), 307–328.

Orellana, M. F., & Bowman, P. (2003). Cultural diversity research on learning and development: Conceptual, methodological, and strategic considerations. *Educational Researcher, 32*, 26–32.

Orosco, M. (2010). A sociocultural examination of response to intervention with Latino English Language Learners. *Theory Into Practice, 49*, 265–272.

Pierce, T. B., Smith, D. D., & Clark, J. (1992). Special education leadership: Supply and demand revisited. *Teacher Education and Special Education, 15*, 175–182.

Pion, G., Smith, S., & Tyler, N. (2003). Career choices of recent doctorates in special education: Their implications for addressing faculty shortages. *Teacher Education and Special Education, 26*, 182–193.

Rosenberg, M., Boyer, K., Sindelar, P., & Misra, S. (2007). Alternative route programs for certification in special education: Program infrastructure and instructional delivery. *Exceptional

Children, 73, 224–241.

Sanchez, V. (2011). *Modeling the relationship between reading fluency and comprehension for good and poor readers in grade 3.* Riverside: Unpublished doctoral dissertation.

Shippen, M. E., Crites, S. A., Houchins, D. E., Ramsey, M. L., & Simon, M. (2005). Preservice teachers' perceptions of including students with disabilities. *Teacher Education and Special Education, 28*(2), 92–99.

Simmons, E., Allen, S. A., & Schiller, N. L. (2015). Erecting the pipeline for socially responsible physicians. In D. E. Mitchell & R. K. Ream (Eds.), *Professional responsibility: Fundamental issue in education and health care reform* (pp. 113–126). New York: Springer.

Slavin, R. E., & Cheung, A. (2005). A synthesis of research on language of reading instruction for English language learners. *Review of Education Research, 75*, 247–284.

Smith, D. D. (2009). *Briefing to the OSEP Leadership Team.* Washington, DC: Office of Special Education Programs.

Smith, D. D., Robb, S., West, J., & Tyler, N. (2010). The changing education landscape: How special education leadership preparation can make a didderence for teachers and their students with disabilities. *Teacher Education and Special Education, 33*, 25–43.

Swanson, H. L., Orosco, M. J., & Lussier, C. M. (2012). Cognition and literacy in English language learners at risk for reading disabilities. *Journal of Educational Psychology, 104*, 302–320.

Tyler, N. C., Montrosse, B. E., & Smith, D. D. (2012). The supply: Profiles of current students and recent graduates in special education. *Teacher Education and Special Education, 35*, 114–127.

U.S. Department of Education. (2009, March). *Teacher shortage areas nationwide listing 1990-91 through 2009-10.* [OMB No. 1840-0595] Washington, DC: Department of Education.

U.S. Department of Education. (2010). *National assessment of education progress.* Washington, DC: National Center for Educational Assessment.

U.S. Department of Education. (2011). *31st Annual Report to Congress on the Implementation of the Individuals with Disabilities Education Act (IDEA).* Washington, DC: Department of Education.

USA Today. (2011). *Roundup: More Ph.D.s in special education needed.* http://www.usatoday.com/newsopinion/letters/2011-04-28-roundup

Zetlin, A., Beltran, D., Salcido, P., Gonzalez, T., & Reyes, T. (2011). Building a pathway of optimal support for English Language Learners in special education. *Teacher Education and Special Education, 34*, 59–70.

第九章
医学教学的"隐性课程"

引言

　　每天晚上,在美国各地的教学医院里,疲惫的学生们在寻求学习与临床服务之间的平衡? 当住院医生觉得自己需要一些睡眠时,一个整夜随叫随到的初级医学生会发生什么呢?

不要叫醒我

　　住院医师:(走向值班室)我现在最不想要做的就是给史密斯夫人进行静脉注射。你去吧,这样我就能眯一会儿了。这是一个相当简单的任务,甚至一个学生都能做。她真的需要静脉注射,这样她才能得到治疗。

　　学生:事实上,我以前只做过一次静脉注射,不过我会尽力的。

　　住院医师:好的。但你要尽力,因为我不想被吵醒。如果你需要我,可以打电话给我,但一定要确保你真的需要我。明白吗?

　　在本章中,我们将看看这个住院医师和学生的思维驱动力。我们将探讨这个学生在实习课程中学到了什么,以及对他未来如何对待患者会产生怎样的影响。当他进行静脉注射失败时(这种情况有 30% 的概率发生),他会怎么做?

　　社会和医学院之间的传统关系,即 Collotan 所说的"传统契约",是基于社会从医学中获益的信念。作为这项"传统契约"的交换,医学教育获得了大量的公共财政奖励,这些奖励旨在确保医学不断创新、进行相关的实践研究、增进社区的健康,并培养一批高素质、富有献身精神、以人为本的医生。此外,公众将自己最宝贵的生命托付给了医学生和医护人员,为他们提供了学习和践行医学的机会。这种医学和社会需要之间的信任始于医学传承的使命,但现在已经逐渐发生了转变。医学的推动因素不再是患者照护和社区卫生健康,而是生物医学研究、技术的获得、新建筑的建造和远远超过完成医学教育任务所需的师资。医学偏离初心,影响了公众对医学的信任,公众越来越怀疑医学行为。公众已经开始取消过去"传统契约"中提供的、允许医学界进行自我监督和管理的一些条款。其中一些变化包括重新审视那些没能符合社会期望的医生的自我监督,重新审视医疗服务费用的合理性,重新定义医生的道德和伦理责任,以及重新思考医生对希波克拉底誓言的遵守情况。公众现在要求问责制、透明度和医疗服务物有所值。这些大大削弱了医生职业责任的承担,而逐渐被持续考察胜任力、反复认证考试、反复委员会认证和记者调查报道等取代。

也许最近的一个临床案例可以清晰说明这一点。例如,美国一位 85 岁的老年痴呆患者发展为多器官系统功能衰竭(包括肾、肝功能衰竭)和来源不明的广泛感染。临床小组请了一位有经验的肾内科专家会诊,以指导处理肾功能衰竭。肾内科会诊专家建议提供进一步完善一些检查(费用远远超过 3 400 美元),并建议开始肾透析。当被问及考虑到患者的年龄、严重的病情和极短的预期寿命,为什么他会做出如此积极的建议时,他想了一会儿,然后承认他只是从肾内科的专业角度进行的建议,只考虑了对患者肾脏情况最好的处理方法。他回答说,他的工作不是考虑该患者的整体处理,该患者的整体处理应该是其他医生考虑的事情。这与十年前或二十年前肾内科医生会从患者整个人的角度来考虑肾脏问题的处理相比,是一个深刻的改变。

医学

对美国大多数医学院来说,教学已不再是主要的任务——事实上,它常常排在科研和医疗之后,排名第三。美国医学院面临着一项艰巨的任务——他们可以改变医学教育的教学法(虽然这不是一项容易的任务),但他们不能改变外部的医学实践环境——医疗服务体系。我们在很大程度上未能使我们的毕业生了解社会的需求,或从社会科学或最近的医学史中获得的许多与健康有关的见解。在加州大学河滨分校医学院,就像在其他大多数美国学校一样,没有一节课是专门讲医学史的,包括那些曾经犯过的、不应该再犯的严重错误。临床教育仍然主要以医院为基础,尽管 90% 以上的医疗服务是在门诊提供的,而且是以社区为基础的。美国的医学没有履行其与地方、国家或全球卫生的社会契约,这是巨大的损失。尽管医学教育确实发生了一些变化,但总体说来,医学教育 103 年来基本上没有什么根本改变。1910 年,Abraham Flexnerv 创建了"2+2 课程",即 2 年的基础科学课程和 2 年的临床实习课程。此后至今,美国医学教育只有一些边缘的修修补补,而没有真正的大规模变化,特别是当涉及医学文化、医学教育和社区在医学中的作用时。

　　按照任何标准,成为一名医生的培训都是紧张的。被选中加入医生行列的人都是独一无二的,他们最终将从事的工作与其说是一份工作,不如说是一种生命托付。医学实践的定义可分为专业内和专业外两种模式。本书的编辑定义了四种类型的工作任务(劳动、工艺、艺术和专业),并提醒我们,医学实践的任务包括了上述所有四种类型。医学专业工作需要劳动、工艺和艺术,并额外增加了一种强烈的信托责任。在过去的 100 年里,推动正规医学教育的是能够被塞进学生大脑(然后很快被遗忘)的大量知识。对学生的评估主要衡量的是回忆小片状模糊信息的能力。医学教育缺乏对认知处理能力、决策能力、应用知识解决问题的能力、沟通技能、团队和跨专业工作能力、在医学实践中应用社会科学的能力、或道德和专业发展方面的培训。

　　毫无疑问,出于好意的教师和机构经常会产生意想不到的、有时甚至是不受欢迎的后果。在思考专业(或非专业)行为时,需综合考虑专业、学校、教师、实践环境及个人特点。只有了解这些不同因素的影响和相互作用,我们才能设计出更好的项目,让医学回归与社会间的"传统契约"。

专业培训

　　让我们从社会科学家的角度来看待医学教育。Max Weber 将"社会学"定义为解释社会行为及其产生的影响的科学。今天,这种定义被各种各样的社会科学家所认同,包括人类学家、心理学家,当然还有社会学家。他们的共同观点是,政治、经济、历史、文化和政治都在塑造和维护临床实践规范中发挥着作用。在他们接受教育的早期,医学生就开始了灌输、社会化和创建共享文化的过程——我将其称为"医学文化"(与我们的患者相关的文化问题相反)。Berger 和 Luckman 将这种灌输过程描述为一种共同的心理概念,即共享规范的形成。在教育中,这种灌输过程几乎总是无声的、隐蔽的、缄默不语的。

　　下面这个案例,就像本章中的其他案例一样,是由我校的一名四年级医学生根据在医院的个人亲身经历写的:

　　　　教师和住院医师站在护士站前,教师正在写出院通知:

　　　　教师:(对住院医师)我们需要让一些患者出院以减轻我们的负担。所有产后的患者需完成避孕同意书上的签字。你会说西班牙语,对吧?

　　　　住院医师:是的,我说西班牙语说得非常好。

　　　　教师:太好了。告诉她们我们将给她们注射可以保三个月的避孕针,让她们在避孕同意书上签字。不要跟她们解释太长时间,否则我们的工作永远都做不完。

住院医师：我记得你昨天跟我说过,有些患者不喜欢注射这种避孕针是因为有增加体重等副作用。

教师：是的,那些是我的患者。她们能够记得每天吃一片避孕药。选择口服避孕药的患者需要自己承担一定的责任。这个病房的患者情况就不同了。我们需要根据不同的患者,尽我们所能去帮助她们。

这是体现医学课程分为三类的一个很好的例子。25 年前,F. W. Hafferty 认为医学课程可分为三类。第一类课程是"固定课程",即在学校的课程目录中可找到的课程。它有一个教学大纲,告诉你课程的具体内容、应该读什么,以及考试题目的内容。第二类课程是"无教案课程"或"临时课程"。这类课程由医院或诊所提供。它是非正式的,不会写在任何地方。取决于哪些患者在前一天晚上从急诊科入院,谁可以出院,以及这些患者患有什么疾病。从医学生的角度来看,能从无脚本的课程中学到什么与哪位教师教有很大的关系。当患者 Rivera 夫人从急诊科被收入院后,不同老师会从非常不同的角度来讲解她的疾病,有些从病理学角度、有些从药理学角度、还有些从与生殖有关的社会和政治问题角度。所有的教师都将讲解医学内容,但每个学生在离开临床轮转时都将关注不同的角度。这种学习很少被追踪、或以标准或模板来评估。

我们对医学教育的主要关注点应集中在第三类医学课程——"隐性课程"上,即上面提到的无声的、隐蔽的课程。这类课程是指在组织层面发生作用的一系列影响,可阐明组织和专业的文化。这类学习活动是没有脚本的,通常也没有事先计划,信息通常由医疗体系中不同层次的不同人所无意识地传达,包括教师、住院医生、护士和其他人。医学生们观察和模仿医疗服务提供者的行为和传统,并最终代代相传。或许可以这样类比:我们如何对待街上的乞丐,更多的是基于我们如何看待那些我们尊敬的人(如我们的父母)如何对待这些人,而不是我们被告知应该如何对待他们。

上面的案例是"隐性课程"发挥作用的一个经典例子。医生预定的"指定课程"是向学生传授一种可注射的避孕方法。这里不是要详细介绍各种避孕方法的细微差别所在,而只是指出医生是正确的。患者不喜欢这种注射型避孕针,因为它有副作用。"临时课程"是教如何应对繁忙的临床实践工作。"隐性课程"是教师无意识的建模,有两类人"我们"和"她们"。他把这个学生归为"我们"一类。他将患者分为"我的患者"和"病房患者",并对不同组实施不同的医疗服务。事实是,两组患者都不喜欢这种注射型避孕药,但这无关紧要,因为"病房患者"不会被问及他们的偏好,也不会被告知令人不快的副作用。这个学生将从这门"隐性课程"学到什么还不清楚,这在很大程度上取决于这位教师的地位和他对这位教师的尊重程度。当这一信息被不断重复且持续存在,并与专业实践而不是与某一位教授联系在一起时,就有可能被学生融入新的职业行为和职业态度中,因为学生试图与受尊敬的同龄人保持一致而被群体接受。

医学内容

传统的"指定医学课程"过于强调基础科学和医学,挤掉了其他基本内容。这些被挤掉的内容许多是在沟通、公共卫生、卫生政策、社区医学、伦理、职业精神、卫生保健组织和财政等领域。即使这些内容体现在医学院的前 2 年课程安排中,它们也可能会被忽略。因为在此期间,许多医学生基础科学课程的压力巨大,并认为这些内容在他们的考试和临床实践中没有太多作用。

如果医学仍然是一种职业(而不是演变成一种交易),它将需要重新建立一些与社会间的早期"传统契约",以确保社会需求得到满足。近年来,已有一些尝试将社会科学问题纳入课程,如医疗卫生服务差异的社会决定因素、预防医学和健康相关行为。然而可悲的是,这些内容在大多数美国医学院仍然很少被传授。也许是因为在很长一段时间内,这些领域被认为仅与公共卫生相关。如果能将这些内容包含到医学院第三和 / 或第四年的课程中,医学生可能更容易接受,并可有更多的临床应用。但目前美国医学院很少能这样做到。原因是临床培训被分为专科轮转(如内科、外科和精神病学科),而这些社会科学内容是不属于任何专科。这是不幸的,因为造成社会巨大负担的健康问题和疾病,很大程度在行为和公共健康上(如肥胖、糖尿病、吸烟、药物滥用等)。持续缺乏对这些内容的教育可能会对美国人口产生严重的负面影响。

医学文化

我们教医学生的方式和所教内容一样,都是非常传统的。这对医学生的学习和临床实践会产生影响。尽管新的教育环境充满了新的选择和学习机会,医学院的教师坚持认为保持传统的讲座式教学非常重要。许多教师坚信,只有讲座式教学才能让学生获得持久的知识,因为以前他们就是这么学医过来的。他们将新工具和方法视为"游戏和噱头"。然而,他们没有看到正是在我们的医疗小组中,通过手术中的非正式讨论、餐厅里的笑话、习惯的养成、学术推广的模式,以及参加大查房、死亡病例讨论、临床查房,等等,我们进行着未来医生的道德训练。教师们不愿意承认有研究表明,在讲座式教学中获得的大部分知识将很快被遗忘、被证明是错误的、或被认定与临床实践无关。然而，"隐性课程"是强大的、持续的，并被反复强化。

　　医学实践不仅仅是科学真理的集合——其核心是一种文化。人类学家将"文化"定义为一群人所共有的一套认知、规范、信仰和价值观。这些属性是后天习得的、予以实践的和代代相传的。Hendry Ton 是一位致力于治疗美国新移民的加州精神病学家。他花了数年时间培训初级医生如何治疗来自完全不同文化的人。他最近问道："你如何向那些不知道作为一个外国人意味着什么的人传达移民的挣扎？"一位新移民如是说：

　　　　来到这里很困难。我不知道该怎么做、该说什么话、什么时候该笑、什么时候该哭。我要么被取笑，要么被完全忽视。我很少被要求做一些事情，让我觉得自己是被需要的。当真有这种情况发生时，我又弄不明白我被要求做什么，或者该如何完成这项任务。这更强化了我的移民身份——我是一个无法闯入的局外人。很明显没人希望我在身边。

　　不同文化间的微小联系可以大大改变新移民的想法。Hendry Ton 向学生们指出，一个来自农村地区的新移民，在美国社会错综复杂的新规则中，第一次注意到美国也种植玉米和水稻。对于这个移民来说，这个小小的观察将来美国后的新生活与他们之前的生活联系了起来，并由此给他提供了一些安慰。大多数移民都能很容易在刚来美国的最初几周中，生动地回忆起一些多年前的景象和事件。

　　毫不奇怪，对任何移民来说，最重要的障碍之一就是语言。不能流利地利用语言进行沟通，融合入新的社会和接受教育几乎是不可能的。培养对新群体的归属感是一个缓慢的过程。新文化中的各种仪式可能很复杂，通常无法通过逻辑和推理来理解。因为这些仪式是建立在新文化的传统和历史之上的，而其起源早已被人遗忘，在当下也可能早已毫无意义了。移民经常成为被笑话和偏见的对象。正如前面提到的，其他时候移民直接被忽略了。他们的技能和价值被认为是不存在的，他们经常被期望工作很长时间却得到很少的报酬。由于与朋友、家人和原有文化传统分离，移民的隔绝感和孤独感会不断加重。

　　一个医学生从感兴趣的观察者成长为医生需要从一个世界移民到另一个世界，即从局外人变为内部人士。最终的目标是成为医学界的一份子，并承担所有的风险和危险。前面举例中的移民心声实际上是来自一位大三的医学生写的一篇作文。他刚刚离开长达 16 年的课堂学习阶段，转而进入了紧张的临床实习。临床实习的重点 30% 是学习新知识，70% 是社会灌输。这种社会灌输需要学习行业行为规范、专业术语、各种社会角色扮演、严格的医疗系统等级制度、与其他系统成员（护士、药剂师等）交往的规则，以及有望取代个人原有种族/文化背景的新的信仰体系和价值观。书面和口头的专业术语通过符号和话语将医生从公众中分离出来,并允许医生们用一种全新的语言进行内部交流。

文化适应始于医学院激烈的入学竞争过程。被选为未来医生的人几乎都是学习上的超级明星。他们有着强烈的价值观、社会责任感、良好的职业道德和令人印象深刻的正规教育。正是医学教育的过程使他们丧失了很多这方面的能力。他们得到的教育是,"优秀的"医学生是那些从事生物医学研究、标准化考试成绩优异、全身心投入医学培训和临床实践而不关心其他东西的学生。由此,他们失去的是工作与生活的平衡感、洞察力、对系统的质疑能力,及对思想或方法多样性的重视。

医疗系统的变革

美国医疗正处于十字路口,这不仅是因为《平价医疗法案》的颁布,还因为外部环境的深刻变化。随着人口老龄化,美国人口的统计数据也在发生变化。不同人群间的差异正变得越来越不被接受。循证医学成为新的重点,其核心是质疑普遍接受的观点,并要求在某物被接受进入医疗实践之前,有可靠的证据证明它切实有效。这与传统上简单地接受某人说某种治疗有效的做法形成了鲜明的对比,因为以前的医学治疗一直都是这样做的。医疗费用在节节攀升,非传统医疗服务者越来越多,而更多的传统医疗服务正在由众多的中级医疗服务提供者(助理医生、新护士、助产士等)提供。

行医的组织形式发生了变化,绝大多数医生成为雇员,而不是单干或三三两两地从事临床实践。随着医生成为雇员,管理他们工作的不再是专业标准和自我约束,而是变为了由无数机构委员会制定的规则决定。医生不再被允许仅接受握手加一句口头的"谢谢"或一打鸡蛋来作为其提供医疗服务的回报。这些善行已经被账单规则和文档代码所取代,这些代码需要输入到数据库中,然后就出现了对用偏执取代善行的担忧。

公众的期望已经发生了改变,许多人不再完全信任他们的医生,认为他们的医生不再考虑他们的最佳利益。他们质疑医生的主要忠诚于为雇主省钱、提前完成一天的工作,或者从制药公司得到礼物。他们无法意识到是当前的美国医疗系统驱动了医生的许多(但不是全部)行为。其他公众抱怨他们已经失去了与医生有效沟通的能力——在某些情况下,因为医生太匆忙;而在其他情况下,医生似乎只是在做被禁止的行为,却没有与他们联系。在另外的情况下,医生似乎不关心,或无法倾听,也许是因为她已精疲力竭,或试图同时应付许多义务。

　　未来的医生将被要求,或者可能被要求,在社会中扮演非常不同的角色。我们准备好扮演这个新角色了吗? 我们是在为未来的医生准备解决他们将遇到的问题吗? 就在不久以前,医生的急救包里还专门装着治疗"急症"的工具。这些"急症"包括诸如传染病、心脏病发作或急性阑尾炎这类会把你带到急诊室的疾患。在过去的 40 年里,疾病谱发生了巨大的变化。医学已经从主要治疗急症转向了主要治疗慢性疾病,如髋关节炎、糖尿病、肥胖、慢性疼痛、高血压、哮喘,甚至是增长缓慢的恶性肿瘤。与阿尔茨海默病和血管性痴呆相关的问题与日俱增,年轻人不能,或者不愿照顾他们的父母。预期不久的将来,父母除了可以选择孩子的性别,还可以选择他们的头发颜色和智商。我们是否在为未来的医生应对这些伦理挑战做好了准备呢?

　　美国医学院的课程侧重于培养有能力诊断和治疗"疾病"的医生,而"患者的主观感受"和"疾病"之间有着重要的区别。"疾病"是发生在身体器官上的,如大脑、心脏、肝脏、胰腺或膀胱。这些疾病导致对细胞的损害,从而影响器官的功能。相比之下,"患者的主观感受"是从"人"的层面提出来的,人是家庭的一员,家庭则隶属于社会。医学教育在关于"疾病"的教学上做得很好,但是关于"患者的主观感受"生态学的教学却做得不够好。

　　这种疾病的概念导致美国在医疗保健上的人均支出超过了世界上任何其他国家。但以国家健康状况来衡量,美国的世界排名仅居第 46 位(排在塞尔维亚之前,但排在伊朗和中国之后)。现在是时候回头看看医学教育在这一切中扮演的角色了。很明显,如果我们的医学教育不做出改变,国家健康状况不会出现变化。我们没有传授预防、公共卫生和循证医学的知识,可能会对美国的人口产生巨大影响。

　　人们对所谓的"基础科学课程"给予了太多关注。这是由基础科学家推动的,他们根据他们认为医生需要知道的东西来教学,而这些东西是基于他们认为基础科学研究生需要知道的东西。所有这些都与临床医生需要知道的情况形成了鲜明的对比。我们已经实施了基于问题的学习、基于案例的学习和基于团队的学习,但这些新的教学方法仍然侧重于传授相同的内容,且同样强调评估(奖励回忆的考试)。

　　教师们一直因抗拒医学课程改革而名声不佳,他们被认为存在"课程硬化症"——课程硬化,无法改变。一些人认为减少基础科学的课程时间会导致医学课程"水平下降",但教师们真正的担忧可能是,如果基础科学的课程时间减少,有人可能会质疑医学院是否真的需要雇用这么多的科学家来培养医生。

　　这些基础科学教学所做的是挤占了传授医生有关人文主义、艺术以及与医学实践相关的科学(包括社会科学)的机会。毫无疑问,神经内科医生、放射科医生和外科医生可能需要特殊的基础科学知识,但这些内容真的需要传授给每一个医学生吗? 为什么不创建类似于大学"本科专业"的专科学习轨道,让医学生学习完核心知识后,在他们各自的专业轨道上学习与他们的专业相关的东西呢?

学习的方式和学习的内容同样重要。我在教学过程中发现,与其他国家的学生相比,美国的医学生更积极参与、善于互动和好奇。但一个 20 世纪 50 年代培训出来的医生会惊讶(或者高兴)地发现,医学教育,特别是临床教学方面的变化如此之少。我们仍然以威吓、使人窘迫和循规蹈矩来教导学生。那些问"为什么"或"我们怎么知道这能行"的学生经常被贴上麻烦制造者的标签。有很多东西我们没有教给我们的临床学生。我们没有传授如何维系健康。我们没有传授如何预防疾病或如何进行慢病管理。我们没有教导如何适当分配资源,如何与临终关怀衔接,如何精简护理。我们没有讨论或解决社区的需求,社区对健康的定义可能与我们在医学上对健康的定义截然不同。

未能改变

1994 年,美国医学院协会对所有四年级即将从医学院毕业的学生进行了调查,就像他们过去十年所做的那样。美国全国近四分之一的医学生认为基础科学、生物化学、生理学和解剖学的教学过多。与此同时,这些即将毕业的医学生认为一些重要的内容没能充分学习到,包括营养学、药理学、医学伦理、性医学、预防医学和行为医学。2013 年进行的类似调查的榜单,内容几乎没有什么变化,仅在教育不足的清单中增加了"全球卫生"一项。似乎我们的学生意识到,除了美国医疗保健,我们有更大的责任。但教育过度和教育不足的内容持续存在着。也许这是因为学生们还仅初涉医疗,不知道什么是临床实践中真正需要的,而我们的教员知道什么是最好的安排? 然而,当我们看那些毕业 5 年、10 年或 20 年的医学院毕业生的调查结果时,他们并没有觉得希望自己学过更多的生物化学、解剖学或分子药理学。他们仍觉得在他们的教育中忽略了如前相同的内容,包括营养学、临床药理学、沟通技巧、疾病预防、团队合作心理、药物滥用治疗和慢病管理。所以,很明显,我们在医学教育的问题上存在着一叶障目的情况。

我们的失败不只是在学习的内容上。我们没有树立理想的行为榜样,也没有谈论我们的医疗服务承诺。我们的教员经常超负荷工作,接近极限负荷地工作,过着不平衡、不健康的生活。这些就是我们的医学生接触的医生。这就是他们被要求模仿的生活。我们的毕业生中对医学感兴趣的人这么少也就不足为奇了。

我们的医学生过多地局限在医学殿堂内接受培训,很少接触外面的世界,这也可能是很少有学生致力于到医疗服务不足的社区去工作的原因。虽然大多数医学院都有选择性的社区实习体验,但学生们经常仅被抛入社区几个星期,以"了解当地人"。然而,这些社区并没有真正参与——我们的医学生没有与社区领袖、教师、青少年、产业工人或宗教领袖的互动机会。原因在于我们的医学院并不是这些社区的一部分。我们看不见也不了解生活在这些社区里的人们。然而,当社区成员生病时,我们迫切需要他们来我们的医院,这样我们就可以以他们为临床病例进行学习。我们也需要他们捐赠他们的遗体给我们,进行学习。

我们经常混淆教学和服务。接下来的另一个案例,是一个第二次轮转到妇产科的三年级医学生。他已经工作了一整天,现在到了晚上。带领他的住院医生非常忙。他被要求独自去看一位担心阴道出血的女性患者,并把检查结果上报给他的住院医生。他的医学技能还在学习中,因为他只是在医学院学习的第三年。

住院医师:(对着电话外的人)宫缩间隔多长? 产程有什么动静吗?

学生:(试图引起住院医师的注意)Toni? Toni,我能跟你说说这个患者的情况吗?

住院医师:好。(对着电话外的人)好的,我马上去给你接生。

学生:(对住院医师说)Toni? 我刚看了你让我看的这个阴道出血患者。我不确定是否有阴道出血。我没看到血迹。但我发现了一些白色奶酪样分泌物。我还只做过几次盆腔手术。

住院医师:所以你没看到血?

学生:没有,没有血。

住院医师:那样的话,可能只是念珠菌感染。(递给学生一张处方纸)拿着,给她这个处方。她会没事的。

学生:是的,但是我告诉她你会下来看看她。她知道我只是个学生。她还在检查床上。

住院医师:听着,我还有三个临产的患者等着去处理。我完全相信你的检查结果。把处方给她。我现在得走了。

这个医学生对自己的检查结果和诊断不甚确定。他担心他对住院医生的口头报告影响了那位女性患者的治疗。然而,他不确定且不愉快地承认这是他以前没有见过的东西。他不擅长告诉上级医生自己不知道自己在做什么、自己以前从未见过这种情况。他选择不说出自己的不确定,因为他知道住院医师在给他评分。住院医生可能会把她的目标描述为教会学生做决定时的

"责任"和"承诺"。但是,正如本卷第五章中指出的,责任具有规范性(自愿的)和强制性(非自愿的)双重因素。上述情形下,责任的规范性反应将确保学生接受帮助他的患者的道德要求;强制性因素是学生被迫听从上级医生的指示,这次是将评估他表现的住院医生。他陷入了一个道德两难的境地——要么承认自己的无知,浪费住院医生的时间;要么不愿在住院医生面前丢脸,而接受一个可能有误的诊断,将患者置于危险之中。他很快就被灌输为医疗等级体系的一部分;最好不要让住院医生心烦,因为她会给他评分,并在接下来的 4 周轮转时间内控制他的生活。

我们教的当然不同于别人学到的。上面这个道德问题不是我们预定课程的一部分。它没有被记录在任何课程大纲或医学院数据库中。它没有被定义为一种需要掌握的能力。然而,在一天结束的时候,这个医学生没有学到任何关于阴道出血和奶酪样分泌物的知识。但他学会了如何在医疗等级制度中生存,如何在不确定的情况下治疗患者,以及在不知道自己在做什么的时候如何保护自己。这就是我们的"隐性教育体系"。

医学教育是一个不断变化的文化过程。它不断受到内部和外部力量的推拉。当一所新学校或新课程宣布时,开发和实施这些课程的工作向教师、学生和社区传达了什么是有价值的、什么是没有价值的信息。在学校里,被选来教的东西是有存在感的,因此会产生潜在的影响。讲座什么时候开始,谁在 9点、10 点或 11 点获得最佳位置,谁在 17 点或 13 点获得最佳位置,这些都很能说明价值所在。所以,要学会如何对待别人。

在下一个案例中,一名实习生给患者进行了颈部静脉置管。按照规定,术后她要给患者做 X 线照片。事实上,她也确实预约了 X 线照片。但在繁忙的晚班中,她忙于照顾其他患者,而忘记了给这个患者进行 X 线检查,进而漏诊了该患者的肺不张。患者于凌晨死亡。注意教员是如何处理实习生的疏忽的。这个实习生显然因为她的错误而心烦意乱,想和患者的妻子谈谈,但事情不会这样发展。

Maxwell 医生(教员):这个人得了绝症,反正也快死了,这倒是件好事,但我真不敢相信我们居然没有做 X 线检查。

住院医师:很抱歉,Maxwell 医生。我置管后马上预定了 X 线检查。我们本来想去看看的,但我们忙了一晚上,都忘了。

Maxwell 医生(教员):本意是不能解决问题的。当我们给患者做有危及生命并发症可能的手术时,你必须检查是否有并发症发生。如果你不这样做,就会有人死去,就像这个患者一样。

住院医师:是的,Maxwell 医生,这是我的错。我作为住院医生应该确保 X 线检查是阴性的。

　　Maxwell 医生(教员)：实际上，这是我的责任。我是这里的主治医师。我要对这些患者负责。当诉讼来临时，我将是那个被提起诉讼的人。另一方面，(对实习生说)这是你的患者，不是吗？你是实习生。你负责照顾这个患者。作为实习生，你预约了 X 线检查，但最终你没做。这是不可接受的。这不专业，这个人因此而死。

　　住院医师：我会告诉他妻子的。我昨晚认识了她。

　　Maxwell 医生(教员)：我们一点都不能把这件事告诉他的家人。这帮不了他们，也帮不了我们，也不能让患者复活。我现在就跟他的家人谈谈，告诉他们患者死了，但不透露细节。我们一小时后继续查房。

　　本章是关于医学文化的。被传授给在场的实习生、住院医生和医学生的隐藏的教训是深刻的。这个实习生的资历很低。她搞砸了，她自己也知道。她很聪明，工作努力，照料了 Finley 先生之后来看病的所有患者。但是，她不应该独自承担过多的工作。现在，她犯了一个错误，可能导致了一个患者的死亡。她不应该独自面对自己的错误。医疗系统需要和她站在一起、为她提供支持，并为她提供基于实践的学习模式。医疗系统也存在着问题。应该有制衡机制来防止这种常见的问题。

　　她将如何处理她的错误？她会哭着回家，自责，并认为自己是一个多么可怜的医生吗？她会忽视这个问题、把它藏起来吗？因为情感上，这比承认自己犯错容易得多。她会去吸毒、酗酒，还是发泄在孩子身上？那些正在看着这一切的医疗团队成员将来将如何处理他们自己的错误？也许现在他们甚至压根不会承认自己犯了错，因为正如老师教的那样，这对结果不会有任何改变。原因是医生、医疗机构和医疗团队都没有采取任何措施来防止这种情况再次发生。这个医疗团队的每一个成员将来都肯定会犯错误。这难道不是一个教导人们如何讲真话、承认错误、与风险管理办公室打交道以及如何预防错误的绝佳机会吗？所有这些都是被错过的教育机会，它们是医学院"隐性课程"的一部分，也是医学院文化的一部分。

前进的道路

　　在医学界，很少有人教我们如何质疑传统。然而，公众健康依赖于医生和医学生质疑"为什么要这样做"，及质疑其接下来会产生怎样的后果。我们传统上认为神圣不可侵犯的教育成果(死记硬背和擅长考试)已经改变了。再也没有必要去记忆一长串的东西了。任何东西都可以在智能手机上轻松找到。

每种药的剂量、每个神经连接、每块骨头的解剖、每条代谢途径都在智能手机或平板电脑上。学生需要学习的是如何批判性地思维、如何推理、如何讲究伦理,以及如何与人沟通和联系。

教育在医学任务里排在最末端。相较于医疗和科研工作,我们的教师很少因为他们的教学工作而得到关注或奖励。人们期望是,教师们对教学着迷而兴奋不已,甚至为了免费去教学而互相争斗。然而,这是不可能的。教师需要花费大量的个人时间才能准备好质量优良、教学活跃的课程。最终的结果是,在医学院里,人人都试图躲避教学。我们需要想出新方法来激励教员成为优秀的教师和课程开发人员。

我们能够,也将继续,给我们的学生进行"讲授"。我们可以日复一日地跟他们谈论敏感性、道德、职业精神和文化意识。但我们的"身教"是学生们会学习、记忆和践行的。学生的大量学习不是发生在教室,而是发生在医院的手术室等候区、电梯、走廊和餐厅。规划和开发"隐性课程",使其变得明确与可见,需要一种开放和自我反思的文化。它需要多学科视角和团队合作。它还需要社区公众从我们的"患者"转变为我们的合作伙伴、规划师和顾问。

要想在医学实践中真正发生根本性的变化,需要克服医学内部和外部的主要结构性障碍。这里存在一个两难的局面:只有医学实践所在的整体社会环境和文化发生了改变,医学教育才可能成功改变;然而,只有新的思维和实践行为培育出了全新的医学从业者,医学实践所在的整体社会环境和文化才可能改变。但是,我们可以开始这一改变,并希望《平价医疗法案》带来新的外部变化,重新调整支撑着当前医学教育体系的权力结构。美国医学院的教学中,许多重要的专题教学不足,而许多与医学生学习不太相关的不重要的专题,仅仅因为对研究生和导师显得极其重要,就会进行费时过多的过度教学。如果医学教育要充分发挥其潜力,就需要考虑解决一些重大问题,如医学院录取标准、学习的激励机制、标准化考试的作用、隐性课程的影响、学生的焦虑和抑郁,以及对教员教学的支持等。

(陈翔,杨一峰,曾艺　译)

参考文献

Berger, P. L., & Luckmann, T. (1966). *The social construction of reality: A treatise in the sociology of knowledge*. Garden City: Doubleday.

Flexner, A. (1910). *Medical education in the United States and Canada*. 578 5th Avenue, New York.

Hafferty, F. W. (2006). Professionalism – The next wave. *The New England Journal of Medicine, 355*(20), 2151.

Weber, M. (1947). *From Max Weber: Essays in sociology* (trans: Gerth, H. H., & Mills, C. W.). London: K. Paul Trench, Trubner & Co.

第十章
激励在促进职业责任中的作用

引言

法律和医学是世界上最受认可的两种专业。其从业者被认为具有如下特点：①具备高级知识和技能；②对公众福祉关心、关爱并负有责任；③与服务对象的关系建立在信任的基础上；④工作具有道德和 / 或伦理含义；以及⑤由于信息、知识的不对等，相对于服务对象存在权力优势。

但是，教师职业精神的概念在学者和教学实践者之间存在争议。教育职业精神的概念在社会学、教育和思想基础方面的文章中被大量讨论。虽然今天许多人确实将教学视为一种专业化职业，但反对者认为教学是一种半专业化职业，这主要是因为其缺乏基于研究的标准和程序，以及有限的教师自主。然而，职业精神可以被恰当地视为劳动者活动、态度和行为的一种意识形态构建，包括：①专业知识和高技术水平；②供方和消费者之间的信任关系；③合理程度的自治；④伦理道德行为准则；⑤消费者利益优先于自身利益；以及⑥对消费者结果负责。鉴于这种观点，医学和教育都可以被视为专业。

虽然医生是医疗系统内主要的临床服务提供者，他们的工作体现了职业的意识形态架构，但医疗部门仍要应付许多问题和挑战。尽管 2010 年通过了《平价医疗法案》这一重要的改革立法，但人们对美国医疗保健系统的效率、效力和公平性仍存在很大的担忧。美国在医疗保健方面的人均支出远远超过任何其他国家；然而，以各种疾病死亡率和发病率衡量，美国的健康结果比其他许多发达国家要差得多。在过去的几十年里，美国医疗改革的重点主要是应对以下挑战：无法负担的医疗成本增长，个体家庭和政府的经济负担增加，低效的医疗服务，无医疗保险及医疗保险不足人群人数的不断增长。医疗系统的复杂性，及其利益相关者的多样性，以及大量的政策、监管要求和项目令人生畏。对医生领导力、医疗技术和服务态度改进的需求十分紧迫。加强医生的专业精神和职业责任将促进医疗服务的改善，这对其长期可行性和有效性至关重要。

与医疗系统一样,美国的教育系统也面临着巨大的挑战。美国迫切需要受过高等教育的劳动力,以维持其在21世纪日益基于知识化的全球经济中的领导地位。因此,Ravitch认为:"在确保我们的孩子有足够的受过良好教育、准备充分的教师方面,国家面临着严峻的挑战。"教育部门如果要成功培养出迫切需要的下一代领导人和工人,就必须克服如下挑战:表现不佳的学校,不同社会经济群体和种族群体间的成绩差异、相对(过于)宽松的学术标准、缺乏足够准备却想读大学的人,以及科学、技术、工程和数学等领域的师资短缺。对于教育部门来说,提高职业精神是一个最终目标,也是改善其绩效结果和实践环境的工具。

医疗和教育在专业框架之外有一些共同之处。两者都是个人幸福的决定因素,并构成了"人力资本"的基础。事实上,经常使用的"人类发展指数"由三个指标组成:人均国民收入、平均受教育年限和出生时的平均预期寿命。此外,医疗和教育部门是美国经济中最大的两个部门,合起来占据了四分之一的美国经济。这两个部门都被与成本、质量和准入(获得机会)相关的问题和担忧所困扰。此外,教育和医疗一直是地方、州和美国国家层面政策议程上的重点问题。虽然决策者、政府官员、行业领袖和消费者团体普遍同意需要进行教育和医疗改革,但对于有效解决困扰这两个部门的持久的、多方面问题的办法却没有达成共识。似乎至关重要的是,这两个领域中占主导地位的专业人士必须在引领未来的改革中发挥重要作用。

教师和医生设法解决教育和医疗部门的照护和成本问题(以及机会和效率)的一种方法,是加强对教师和医生专业行为的关注。虽然人们希望具有专业价值观的个人能够自主选择从事教学和医疗专业工作,但激励措施在鼓励和灌输这两个部门的工作人员的专业行为方面也可以发挥作用。本章研究了财政和非物质激励措施在促进医疗和教育部门工作人员的职业责任方面的作用。本章评估了这些部门目前使用的激励方案,并评估了这些激励方案是否以及如何导致教师和医生承担更多的职业责任。最后,基于调查结果,提出了可以使教师和医生更专业的有效激励方案的关键要素。

理解"激励"

"激励"的概念是经济学领域的核心。价格激励对经济中资源的有效配置起着重要的信号作用。当一种商品供应不足时,它的价格就会上涨,从而激励生产者生产和销售更多的这种商品,并抑制买家购买该商品。这使供给和需求保持一致。同样,通过表明某个职业存在劳动力短缺,提高工资可激励更多人选择从事该职业。激励不仅可以塑造个人之间的各种行为,而且可以影响公司、政府和社会之间的行为。世界各国政府越来越多地使用有条件现金转移计划来消除贫困,并通过为贫困家庭的特定行为(如为其子女接种疫苗或让其子女继续上学)提供资金来实现社会变革。因此,福利补助被用作一种激励手段,通过促进人力资本投资的方式改变贫困家庭的行为(如增加教育或改善儿童健康)。长期以来,组织和政府等其他实体一直通过激励措施来吸引、留住和激励他们的员工。然而,激励往往可产生预期和非预期的结果。激励有不同的类型,Clark 和 Wilson 认为可分为三种:

- 物质激励:金钱奖励,如工资、津贴、小费等。
- 团结激励:集体行为产生的无形奖励(如社交能力、地位、认同)。
- 目的性激励:与组织目标相关的无形奖励。

Freidson 将劳动力市场分为了三种类型。第一类是完全自由的劳动力市场。在此市场中,工人的主要动机是金钱收益,对他们所从事的工作或工作方式没有什么兴趣。在这样的市场中,工人对任何特定的工作场所都没有依附关系,他们会根据薪酬差异从一份工作换到另一份工作。第二类是官僚主义劳动力市场。在这里,工人的行为受到相当大的限制,雇主(通常是政府机构)拥有更大的控制权。官僚工作的特点往往是有保障(通常是终身)的任期和完善的晋升规则。专业劳动力市场是第三种类型的劳动力市场,只有具有一定职业资格的工作人员才能参与工作岗位竞争。在这种类型的劳动力市场中:

> 尽管在劳动力市场中不同位置的职业成员之间存在着一些经济竞争,他们的工作强调的是社会团体、兄弟义气或联合领导……他们主要追求的是做好自己的工作,获得同事的认可和尊重……被赞扬的是不计成本、甚至不计利润(结果)的高质量精湛工作……专业人士认为,致力于自己的工作既有内在价值,也对他人有益。因此,在完成他们的工作时,他们相信他们是在为他人作贡献,他们对工作的投入代表了为他人利益服务的承诺。

因此,需根据劳动力市场的类型采取不同的激励措施。在完全自由的劳动力市场上,金钱激励将起很大作用,因为工人完全是由工资而不是他们所从事的工作来驱动的。在官僚主义劳动力市场中,金钱激励远不如就业的可预测性、安全性以及在等级(层级)制度内的晋升重要。在专业劳动力市场上,重要的激励措施将是来自同行和同事的认可,他们认为自己正在做高质量的工作,并为他人(尤其是自己客户)的福祉做出贡献。

然而在现实生活中,这些分类太极端了。例如,认为在完全自由的劳动力市场中,工人只会受到金钱的激励,而不会受到工作质量的影响,是不现实的。同样,专业人员面临着来自其职业内外的竞争,并可能受到金钱和团结激励

（例如晋升）的影响。

医疗领域激励的普遍性和有效性，及其对专业精神的影响

威胁美国医疗系统的问题遍地皆是，并常见诸媒体和大量学术文献中。本卷的其他作者证实了一项普遍共识，即需要对美国医疗系统进行改革，以解决成本无法维持的增长、大量个人缺乏足够医疗保险、医疗质量不平衡以及健康结果的巨大差异。建议的改革内容有很大不同，然而其中都包括：

- 减少制药行业在资助医学研究方面的作用
- 减少药品向患者和医生的直接营销
- 患者健康结果改善时，用向初级保健医生、护士、专家、医生助理组成的团队捆绑支付取代按服务收费的支付模式
- 面向初级医疗和社区医疗需求，重新定位医学教育
- 为卫生部门的专业行为制定新的激励措施

本卷的其他作者已经注意到扭曲的市场激励导致了医学教育和医疗实践中职业精神的下降。如本卷第期章指出的那样，医疗专业间的巨大收入差距扭曲了医学教育的方向，导致专科医生过剩，而初级保健医生和家庭医生不足。再比如，由于供给方和消费者之间存在信息不对等，供给方可诱导消费者产生超过最佳医疗服务的需求（"供给方诱导的需求"）。另如，"按服务收费的支付模式"鼓励更多地利用服务（有时是不必要的，甚至是有害的）和"以专家干预和固定程序为基础的医疗"，导致了对患者和社区卫生结果关注的减少。"按服务收费的支付模式"也推高了医疗系统的成本，并导致了医学实践和医学教育专业的过于细化（本卷第三章）。

医疗系统中存在的不正当激励并不仅限于医生服务。在医疗部门的其他地方也存在错位的激励措施。在制药行业，制药公司通过声势浩大的处方药推销破坏了医患关系。最近，人们指责制药公司影响了医学界的研究重点和研究成果。因此，我们必须问，是否可以设计和实施激励措施，以确保改善医疗系统或促进医疗专业精神。

医疗职业精神包括一系列的责任，如临床质量和结果管理相关责任、患者安全与风险的知情同意责任、认证和遵循责任，以及对所提供服务的问责制等。医疗职业精神还要求作出临床、商业、组织的价值观与道德承诺，并在提供照护和服务的标准上追求卓越。解决这些问题的关键可能在于培养专业行为准则，包括询问、内省和正直。医疗专业人员可以通过高度重视患者福祉、使用系统应用的治疗方案、不断提高专业知识与技能、为患者解释并回答与医疗行为相关的问题等担负起职业责任。

　　政府和私人组织越来越多地使用物质激励作为鼓励工具。由于医疗部门主要从事向弱势患者提供临床服务的业务,因此它承担了不断评估这些服务的价值和动机的道德和伦理义务。这种道德和伦理义务也可以被定义为一种专业义务,表现为与复杂医疗环境的标准、法规和原则相一致的态度、知识和行为。因此,问题就变成了,为实现上述医疗职业精神,并保护其历史上的道德和伦理原则,物质激励是否真的可行?

　　越来越多的医疗机构采用了"绩效薪酬制度",包括美国医疗保险和医疗补助计划、联合委员会、国家质量论坛、医学研究和质量署、美国医学协会,更不用说各种各样的公司和保险利益集团。医疗中的绩效薪酬激励机制试图解决"按服务收费支付模式"设置中固有的利己主义问题。"按服务收费支付模式"设置中,奖励基于医疗服务的数量而不是质量,导致医疗服务的次优利用。当下的"按服务收费支付模式"鼓励医生诱导患者的需求,以获得更高的收入。批评"按服务收费支付模式"的研究表明,如预期的那样,医生被激励着提供更多的服务——即使这些服务可能价值存疑、甚至有害。此外,在"按服务收费支付模式"下,严格执行程序比关爱患者能得到更高的奖励。该模式也没有激励医生有效地配合其他人员对患者的关爱行为。通过工资,而不是"按服务收费"的方法,来确保公平和充足的奖励可以帮助解决这个问题,但这也可能导致医生降低他们的服务质量,甚至为了减轻工作量而拒收患者。

　　查阅医疗系统使用"绩效薪酬制度"及其他以质量为基础的物质激励系统的文献,可使我们获得发现它们在如下方面的潜在力量:培养更好的医疗职业精神,促进高质量的医疗服务体系,更好的患者健康结果,及更有效地利用稀缺的医疗资源。

　　对"激励"可影响人类行为的信心基于微观和行为经济学、代理理论及认知心理学。众所周知,人们会对奖励做出反应。研究结果证实,在某些情况下,物质激励计划可以切实提高员工的表现。研究表明,医疗中的"绩效薪酬制度"在提高期望绩效指标方面有些效果,因为"绩效薪酬制度"寻求将医生自身利益与专业期望的结果相结合。尽管根据 Petersen 等的说法,在一些关于医生及医疗服务群体的激励计划的研究中,观察到物质激励对以健康质量为衡量标准的医疗系统的部分影响或积极影响。然而,其他 Meta 分析表明,在如医疗领域等复杂系统中,情况并非总是如此。研究还表明,如果在一项任务中涉及更多的认知、开放式思维,如果人们被引导为了奖励去完成任务,他们的表现会很差。Wynia 指出:

　　　"绩效薪酬制度"的核心前提是,如果你付钱让人们做某件事,他们会经常这么做……(但)大量的社会心理学和经济学实验证据表明,当一种行为在很大程度上是由内因驱动——如专业精神或为自己工作的高质量而骄傲——再增加一个外因驱动力（如物质激励）可以更保险，且经常效果显著。

因此，尚不清楚物质奖励在多大程度上真正促进了优质医疗服务的提供。然而，似乎很清楚的是，在专业医疗环境中使用物质激励来提高医疗质量，会带来道德/伦理和操作上的双重挑战和风险。

在许多情况下，医生增加收入的机会导致物质追求逾越了医疗职业责任和道德。从长期来看，物质激励会以一种适得其反的方式改变劳动方、支付方和手头工作任务之间的关系。物质激励可能会产生意想不到的后果，如逆向选择（拒收重患者）、内在动机减少、注意力转移（一个领域的激励会减少另一个领域的活动）、博弈（不顾患者利益追求实现激励）、损害医患关系，以及接受奖励的人的年龄、性别和种族公平性降低。

根据"边际收益递减定律"，通过使用物质激励获得的改进很难在长期内得以保持。此外，索赔数据往往是评价绩效薪酬方案所依据的主要资料来源。索赔信息的使用广受批评，因为它无法反映出患者病情的复杂性，而且有可能存在诸多不准确性，有时则是虚假的。临床行为可以通过许多不同的激励得到修正，如教育、审计、合作、绩效反馈、监管、公开报告和物质激励。然而，没有证据显示采取哪一种特定的干预策略始终有效。

对个人而不是团队进行奖励、对非常特殊的任务进行奖励、以外部控制的方式进行奖励，以及奖励过少或过小都存在相当大的风险。奖励能让人短暂地服从——一旦奖励用完，人们就会回到原来的行为。激励不能从根本上改变导致行为产生和调整的态度，也不能产生对伦理或道德行为的弹性承诺。此外，奖励产生一种强调控制而不是探索和发展的环境，可能会导致较少的创新、较少的努力和个人对任务的兴趣降低。证据似乎表明，物质激励/奖励会降低内在动机，并可能导致完成复杂任务时的表现较差。一个被广泛研究的普遍担忧是，参与"绩效薪酬制度"的医生将拒收穷人或重病患者。对病危患者的照护不足始终是"绩效薪酬制度"无意间的负面结果。很少有研究研究团体奖励，也很少有研究收集关于注意力转移、竞争和缺乏动机等导致的无意后果的数据。

有关物质激励计划有效加强医疗质量的研究得出的关键性结论是：如果希望实现这些激励计划声明的目标和期望的结果，就必须精心进行设计。鉴于职业精神与不同的行为和态度有关，使用激励来积极影响它们是一个大命题，更需要精心设计和深思熟虑去实现。

教育激励的普遍性和有效性，及其对专业精神的影响

同医疗部门一样，几十年来，改革问题在美国教育部门也很突出。普遍关注的问题包括：改善学生学习、消除教育差距、加强教学实践／教学法、课程改进、成本、准入和问责等。素质教育的重要性对个人和社会都有重要意义。在美国参与竞争的以知识为基础的全球经济中，对受过高等教育、拥有高级技能的劳动力的需求相当大。此外，美国在教育成果领域的国际排名在过去十年中停滞不前。美国经济的未来竞争力将取决于下一代美国人如何有效地接受教育和培训。

美国已作出了许多努力提高教育专业化和教学使命感。这些努力不仅使教师获得了更高的工资和更大的自主权，而且还提高了绩效结果，提高了最佳教学实践的标准化，并改善了教育公平性。虽然不是很明显，但在教育部门仍有很多激励机制削弱了专业行为。"教师终身制"不能保证高质量的教学，而可能导致不合格的教师无限期地留在教室里执教。"以资历为基础的教师薪酬制度"会扼杀课堂上的创新，并不能激励教师提高教学效果。也有人认为，正如大多数集体谈判协议中所包含的那样，教师工会的目标与提高教师表现的目标并不一致。大多数公立学校的教师都是领工资的，但工资标准通常由教师的受教育水平和经验所决定，而不是基于他们的表现。

能否设计并实施适宜的激励措施，以促进和鼓励更高水平的教师专业精神、产生更好的教育效果、更大的问责性、更高的标准化，以及培养教师的革新和创造力？回顾教育研究部门关于激励系统和项目有效性的经验证据给了我们一些领悟。

从历史上看，以激励为基础的教师薪酬制度并不少见。例如，美国学区使用绩效工资的比例在 1918 年高达 48%。但是随着学校性质的改变（从农村的小学校到城市的大学区），单一的工资薪酬制度比例逐渐增多。美国学区使用绩效工资的比例在 1939 年下降到 20%，到 1953 年更是下降到 4%。然而，最近情况发生了变化，越来越多的人认识到，教师是学生成就"产出"中最重要的投入。这使研究人员试着衡量教师的"附加值"——在控制家庭和社区因素后，研究单一教师因素对学生考试分数增长的净影响。因此，尽管受到教师和工会的广泛争议和反对，许多州（甚至很多国家）还是引入了"教师绩效工资"。一些州强制公立学校实行绩效工资制度。然而，绩效工资的实际效用并没有进行严格的有效性评估。

虽然一般来说，大多数人会对激励做出反应，但在教师这一特殊群体中，在绩效衡量和教师行为之间存在很多障碍，进而削弱了基于激励的薪酬措施的效果。总的来说，关于基于绩效的薪酬和其他激励方案在教育领域有效性

的研究较少。一些证据表明绩效工资对学生的成功有影响,但是,在大多数情况下,研究的结果有限,无法扩大范围进行推广。例如,Woessmann 发现,"基于绩效的教师薪酬制度"与学生数学、科学和阅读的成绩提高明显相关,且在数个国家都是如此。Woessmann 还指出,在采用"基于绩效的教师薪酬制度"的国家中,广泛控制其他变量后,学生的数学成绩比其他国家高出 1/4 个标准差。"基于绩效的教师薪酬制度"与学生的科学和阅读成绩间的关联性没有数学这么显著。

"基于绩效的教师薪酬制度"既能促进激励效应——提高教师的积极性和努力程度,也能促进分类效应——吸引和留住那些预期在这类薪酬方案下会取得成功的教师。近期研究表明教师质量对学生成绩非常重要,有两个因素与提高学生成绩尤为相关。研究结果表明,在使用"基于绩效的教师薪酬制度"的国家中,学生在数学、科学和阅读方面的考试分数高于没有教师激励绩效的国家的学生。具体说来,两者间数学和阅读测试的标准差为 25%,科学测试的标准差为 15%。研究表明,当父母的社会经济地位较高,且学生在家里说外语时,这种相关性更强。仅在无教师绩效薪酬的国家中,发现教师的高等教育学位与学生成绩呈正相关。控制了基于不同标准(如教学条件、教师资质或人口组成等)采用的不同薪酬调整办法后,发现学生成绩与教师总体薪酬方案的一般灵活性无关,仅与"基于绩效的教师薪酬制度"有关。

Lavy 在一项研究中发现,以色列的教师个人激励机制和学生成绩之间存在着正相关关系。Lavy 发现,大量的激励与该项目直接奖励的考试分数增加有关。

针对教师个人的教学激励与学生成就呈正相关的研究结果,可有两种不同的解释。首先,这些激励措施必须促使教师更加努力,从而使学生考出更高的分数。其次,那些强调培养学生综合素质的学校,更可能整合对教师的个人激励,提示前述结果是站不住脚的。

此外,在美国宾夕法尼亚州一个学区的一项研究中,并没有发现教师绩效薪酬与学生成绩提高之间的关联。但是研究表明教师绩效薪酬对学生的出勤率、参与度、专业发展和课外活动等的提高非常重要。在 Eberts 等进行的一项研究中,尽管与学生成绩呈负相关,且没有使用标准化考试衡量学生的学习结果,教师绩效薪酬确实提高了课程完成率。Eberts 总结到,在开展此项研究的这所高中,如果以学生留任率为指标进行考量,教师绩效薪酬系统确实"起了作用"。但在实施该系统后,学生的平均成绩、出勤率和课程通过率均有所下降。此外,有迹象表明课程内容被削弱了。

根据 2007 年 Figlio 和 Kenny 的研究,实行"基于绩效的教师薪酬制度"的学校学生考试分数更高。然而,目前尚不清楚这种相关性是由于激励本身,还是因为实施"基于绩效的教师薪酬制度"的学校本身就是更好些的学校。

此外,原因还可能是教学创新而非教学激励,学生在实行"基于绩效的教师薪酬制度"的学校能学到更多。另一种解释是,因为更好的学校更有可能实行"基于绩效的教师薪酬制度",教师和学生可能会想加入这些学校的基于绩效的奖励计划,进而存在明显的选择性偏倚问题。没有万全之策能完全消除对"基于绩效的教师薪酬制度"和学生成绩间呈正相关关系的所有疑虑。

美国以外的国家也有一些关于"基于绩效的教师薪酬制度"的研究证据。最严格的"基于绩效的教师薪酬制度"研究之一是一个 Muralidharan 和 Sundararaman 进行的持续 4 年的随机对照试验(评价研究的"黄金"标准)。该实验采集了印度安德拉邦的 500 个农村公办学校(1~5 年级学生人数为 50 000 人)的相关数据。四种干预措施在这些学校中随机实行:两种激励方案——教师个人奖金方案和教师集体奖金方案,两个投入计划——给学校提供额外的合同制教师和一次性拨款。实验还包括了 100 所学校组成的对照组。实验开始两年后,所有四个方案都改善了学生的学习。但实行教师绩效奖励的学校,学生成绩明显好于没有绩效奖励的学校,在数学和语言测试上分别高出 0.28 个标准差和 0.16 个标准差。实行教师绩效奖励的学校在没有绩效奖励的科目中,学生的成绩也更好,提示存在积极的溢出效应。在第一年,团队激励和个人激励的学校表现一样好;但在第二年,后者的表现超过前者。实行教师绩效奖励的学校也比那些接受同等经费拨款的学校表现更好。研究还发现,将激励与培训和改进的投入相结合,可以提高教师的效率。

教师在其职责范围内执行多种任务,包括但不限于课程开发和规划、教学和评估。这意味着根据多种相应的业绩衡量标准进行评价,给"基于绩效的教师薪酬制度"带来了挑战,特别是在衡量标准本身难以确定的情况下。多个利益相关方也会导致"基于绩效的教师薪酬制度"的问题,因为他们往往会产生冲突的评价标准和不一致的组织目标。这些问题限制了"基于绩效的教师薪酬制度"的有效性——衡量结果不佳、在需要团队合作时强调个人激励,以及多个利益相关方的需求冲突,这些都是当前"教"与"学"过程中的共同元素。这些结果表明,尽管"基于绩效的教师薪酬制度"可以产生预期的结果,在学校等高度复杂的机构中使用的这种方案,涉及的因素可能会削弱激励的有效性,并可能产生意想不到的负面后果。美国的教育体系中,学生成绩是通过标准化测试进行评估的,即使还有学生成功和发展的许多其他方面也在用这一标准化、客观的方式进行着评估,或者更糟,根本就没有被评估。

Eberts 等"基于绩效的教师薪酬制度"的研究引发的一个重要问题是,需要提前商定结果衡量的标准,并以简单、便宜和准确的方式进行衡量。结果,教师试图改变他们的课程内容,通过使课堂更有趣和更容易来吸引潜在的退学学生,从而获得他们的学生保留奖金,并获得更好的学生评价。学生评价是在学校中研究"基于绩效的教师薪酬制度"时排名第二的热点内容。

强有力且有效的非金钱激励策略包括频繁的业绩审查和解雇的威胁。有证据表明,学生在工资差异能体现教师不同学历和经验的学校,或几个教师可基于相同的原因获得奖金或升职的学校可以学得更好。这种相关性在服务低收入社区的学校尤为明显。其他研究表明,教师激励计划可能导致操纵考试分数和"钻系统的空子"。上述研究结果在肯尼亚等其他国家也已被证实。

激励有可能产生不可预测的、意想不到的后果——有时被称为"功能失调的行为反应",或者更恰当地说,是"机会主义行为"。这些反应是制度因素的结果,例如,结果定义不当或衡量标准不当导致依赖于错误的、主观的衡量结果,以及任职者、团队和多个利益相关方之间的多任务处理。学习过程中,教师和学生之间的交流互动可能导致竞争,并产生不利影响,从而使激励措施产生反作用。在激励得以成功实施并分析其效果之前,还需要更多的研究来更好地理解"学"与"教"之间的关系。此外,直接激发学生努力可能比针对学校和教师的激励机制更有效,这意味着也许应该转而面向学生提供激励。

从实证证据中得出的、关于物质激励计划提高教育质量和结果的有效性的主要结论与医疗领域基本相同:哪怕有一丝希望能实现激励计划的预期结果,都必须仔细设计激励计划。因为教育专业精神与几种不同的行为和态度相关,所以使用激励机制来实现这一目的,就更加迫切地需要仔细进行设计、深思熟虑后再贯彻执行。

然而,在激励教师的专业行为方面,职业发展等非物质激励可能比物质激励能发挥更大作用。教师的职业发展通常是在多年的教书生涯后,个别教师通过获得极少的机会进入行政或领导角色。这种教师发展机会的缺失阻碍了有才能教师的潜力,剥夺了他们的动机。新加坡等学生成绩优异的国家,为教师提供了多种职业发展选择。例如,新加坡的"教师职业发展和职业规划"为有不同抱负的教师提供了三种不同的升职道路:"教学轨道"让他们在课堂上继续教学,冲击"教学大师"的新水平高度;"领导轨道"让他们有机会在学校担任领导职位;"高级专家轨道"使他们能够到教育部工作,成为在特定教育领域拥有深厚知识和技能的专家。每个教师的表现都通过一个精心设计的绩效管理系统来监控,并通过该系统将教师的表现与其年度绩效和晋升联系起来。

建立更有效的激励制度,以提高医疗和教育的职业精神

18世纪的苏格兰医生John Gregory建立了由三部分组成的医疗道德品质结构。第一,医生应该接受科学的原则,以保持不持有偏见。第二,医生最关心的应该是保护患者的健康和最大利益。第三,医生应该把任何形式的个人

利益放在患者利益之后。Gregory 还将这些原则纳入了他的 "医学四美德"：正直、同情、谦逊和自我牺牲。这些美德虽然最初源于医学，但同样适用于教育，并构成了这两个重要领域专业精神的核心属性。正如本章所讨论的，医疗和教育都需要改革，而提高医生和教师的专业精神对确保改革在效率、效力和公平方面取得必要的改善至关重要。虽然激励是影响人类行为的有力工具，但其对增强医疗和教学专业精神的作用尚无定论。然而，既往研究确实为培养更好的专业精神提供了一些关于设计激励系统的见解。这些见解涉及干预的四个广泛领域：领导力、设计、成本和实施。

领导力

　　美国的医疗和教育系统是复杂的，在结构、组织和资金方面表现出高度的多样性，部分原因是利益相关者的多样性。改革，无论是全方位的还是渐进的，都需要强有力的领导力来确立共同的目标和对象、质量标准、资源分配和研究的优先顺序，以及其他重要的服务提供和财政改革事项。鉴于教师和医生分别在教育和医疗系统中发挥着核心作用，他们强有力的领导力对于任何成功的改革努力都是必不可少的。很难想象如果专业人员不积极和充分地参与这些改革努力，针对医生和教师态度和行为的成功、适当的激励系统如何能得以设计、实施、并被他们接受呢？

　　因此，教育和医疗系统的领导有责任在发展和实施激励制度和项目中发挥重要作用，以提高他们的专业精神水平。他们必须努力应对挑战、创造激励机制、支持机构和专业目标，同时避免其潜在的破坏性后果，如差异性提供服务等。他们必须努力解决设计和实施方面的关键问题，例如：

- 考虑到整个体系造成的扭曲，激励机制的增量改变能否奏效？
- 是否有政治意愿加入依赖激励措施、引入和实施广泛的教育和医疗部门改革？
- 能否将各级部门的既得利益充分达成一致，以采用新的激励制度促进形成更好的专业精神？

　　有关激励方案的研究，如绩效薪酬和其他与薪酬相关的奖励方案的研究，确定了目标群体的领导力和积极参与是潜在的关键成功因素。在阐明系统改革的必要性和提供解决方案中，医生和教师需要成为最响亮和最主要的声音。否则，在缺乏他们的专业知识和独特视角的情况下，就会做出影响力巨大的重要决定。

设计

　　为了使教育和医疗领域的激励制度有实现预期结果的合理可能性，并尽量减少负面的意外后果，这些激励制度必须进行精心设计。尽管支持在医疗

和教育中使用激励措施的实证证据结论不一,但文献中普遍认为,以下的设计考虑十分重要:

激励措施的形式

必须认真注意物质和非物质激励措施可能产生的效果。尽管学生的考试分数或患者的满意度和健康结果都是极其重要的指标,但教师和医生的专业行为不仅仅是为了提高这些指标。有些人可能会争论,职业行为如果需要靠提供激励来鼓励,那么其概念是否已失去了全部意义?物质激励通常运行在理性的利己主义基础上,但可通过促进消费者和服务者双赢的方式构造物质激励,从而减轻职业内在动力潜在退化的影响。使用非物质的团队激励制度,如团队绩效排名和记分卡,可以增加同伴压力,并积极影响团队成员的内在动力。这些方法可以通过持续改进的过程促进同行批评,但只有在专业人士重视同行意见的环境下才有效。将一致的物质激励和非物质激励相结合,可能比单独使用其中任何一种更有效。

目标

具有共同目标导向的激励方案可能更有效,如强调组织对改善患者结果、人口健康和降低成本等医疗行业共同目标的承诺。集体应该形成一个共同的目标,然后根据集体或组织层面商定的标准来衡量个人和同事的表现,而非使用简单的激励制度奖励个人的某种行为。基于共同目标的激励模式,可鼓励教师和医生对自己的行为负责,而不是强加给他们标准的方式。它允许专业人员对激励计划进行持续的开发、评估和批评。共同目标激励制度本身并不总是有效,其他类型的激励应与之结合起来使用,以鼓励共同目标的追求。

结果衡量

在任何激励制度中都必须考虑用于衡量业绩结果的指标。过程衡量和结果衡量应各占比多少?哪些结果最重要又该如何衡量呢?这些数据是否存在,或者它们是否足够容易且便宜地获得呢?在建立用于激励系统的结果衡量标准时,这些是必须回答的几个问题。过度依赖学生考试分数、患者满意度和健康结果,将之作为衡量教师和医生职业行为的唯一指标可能会出问题。关键是要找到有效的、可靠的、与期望的职业行为相关的衡量标准。

实证检验对确定激励机制是否有利于促进更专业的行为非常重要。但专业精神不能用实证检验。此外,尽管经济学家想出了聪明的办法来杜绝教师的影响(独立于社会经济背景或学校特征),但这些办法并不完美,而且有可能出现错误。确定教师和医生工作结果有效衡量指标的另一个挑战是将过程衡量和结果衡量结合起来的实证检验非常有限。由于对实践标准缺乏一致意见使这一问题更加严重。患者诊断、临床干预、学生评估和课程内容等方面的实践标准均存在着广泛的差异。因此,人们对教育和医疗等领域更多的实证检验非常感兴趣。循证实践要求专业人员在努力为客户提供最好的服务时,将科学证据作为一个关键因素加以利用。它还提供了一个工具框架,允许通过利用现有的最高质量的科学证据,系统性地改进过程和结果,从而提高专业精神。此外,它提供了更有效和可靠的激励措施。

　　另一个问题是,教育和医疗的最终结果,即健康状况和学生学习,是许多变量的产物,包括患者或学生的社会经济背景和行动。在理解和解释结果衡量方法时,控制与专业人员行动无关的变量是一项艰巨的任务。

意想不到的后果

　　考虑到激励可能带来的意外后果,并采取措施将那些可能导致负面或不可接受结果的后果最小化非常重要。基于绩效的教师激励可导致"应试教学",教师和学校只关注提高标准化考试分数。同样地,关注患者满意度可导致医生屈从于患者的要求(例如更多的测试、更多的干预和更多的药物)以提高患者满意度。激励制度的配置和设计不应鼓励善意的专业人员为追求合理水平的薪酬,需在与其职业责任和道德伦理价值观相矛盾的环境中工作。

成本

　　虽然没有实证证据证明激励制度或计划的成本效益,但对此类举措成本的考虑是一个必须评估的极其重要的问题。与大多数系统的设计一样,期望的结果应该以最少的成本产生。在为教师和医生设计激励机制时,成本考虑应包括以下方面:
- 激励的规模和频率
- 激励提供的时长
- 数据收集和工作表现监控的花费
- 管理系统的技术成本和人力成本
- 开发新的行政系统和体系以实施激励的花费
- 与安全、欺诈、系统"游戏"和意外后果相关的花费

教师和医生激励系统和计划的设计必须仔细考虑到许多成本相关的问题。

应进行成本效益分析,以确保预测的成本与预期的短期和长期收益相匹配。

实施和评价

设计得再好的系统和程序,如果实施不好也会失败。当然,没有一个程序或系统的设计或实现是完美的。因此,评估和持续改进总是需要。在实施激励计划时,必须考虑是否需要一个新的系统或体系来进行改变,以及如何实施激励计划中的奖励。如果广泛实施绩效薪酬计划,却缺乏衡量和报告的普遍标准,就会产生不良结果的额外风险。采用轮转的衡量方法可避免产生这一问题。在实施激励制度时,必须避免不必要的复杂性,通过建立强大的支持联盟和削弱反对派为成功奠定基础,并设法控制关键的互动。此外,建议建立实现里程碑目标的时间表。激励制度还应采用强有力的问责系统,以帮助控制责任风险、培育提前商定的价值观、并鼓励遵守既定的标准和道德规范。实施激励制度与下象棋一样,都是关于战略、战术预见和已知计算的游戏。

毫无疑问,教师和医生基于绩效的激励机制是数据密集型的,需要大量收集关于学生成绩及患者健康状况的动态数据。激励对期望结果影响的评估必须是有效的(衡量意图)、可靠的和实际的。评估还应该包含针对改善所衡量结果的障碍和促成因素。关于激励方案的新研究应该考察激励的影响、缺点和成本效益。最重要的是,研究应该评价物质激励,并与其他背景下的其他激励方法进行比较。研究还必须评估激励的长期结果、预期和非预期后果,并评估何时应该取消或改变激励。评估教师和医生激励计划影响的主要责任在专业人员(教师和医生)身上。医生和教师的职业责任使他们在成功设计和实施激励计划中的参与不可或缺。评估数据和结果应体现激励计划的改进,并确定其成本和收益。

结论

职业精神能否通过激励措施得到保持和提升?起初,"激励促进下的职业精神"似乎是自相矛盾的,因为专业精神往往包含了诸如关心他人、合作、自律、愿意牺牲个人利益为他人服务以及对质量改进的承诺等高尚价值观。怎么可能用金钱激励来鼓励和维持这种根深蒂固的内在价值呢?

本章提出了职业精神的不同要素,激励机制也有很多类型(例如,物质的、团结的和目的性的)。不同类型的激励可以在促进医生和教师狭义的专业行为模式方面发挥重要作用。例如,职业发展对一些教师来说是一个重要的考虑因素。教师缺乏明确的以成绩为基础的职业发展和成为专业人士的机会,阻碍了有才华教师潜力的发挥,剥夺了他们的动力。新加坡等国家根据教师不同的抱负和表现水平,为教师提供了多种职业发展选择,产生了学生成绩表现良好的成果。

同样,有大量证据表明,美国医疗系统实行的"按服务收费的支付模式"积极鼓励医生的非专业行为。医生被鼓励提供更多的服务(其中一些不仅不必要,甚至有害)、更多的干预,以及"以固定程序为基础的医疗"。这些扭曲行为已经通过抬高成本影响了整个医疗行业,造成了不同专业间巨大的工资差距,并使医学教育向过度专业细化倾斜(不利于初级保健医学)。

有关狭义的物质激励措施(如"基于绩效的薪酬制度")是否确实促进了医生和教师的职业责任的实证证据结果不甚一致。一些研究认为有明显的影响,而另一些研究认为影响甚微、甚至产生了意想不到的负面后果。但研究一致认为激励措施实施的环境很重要。如果有一个全面的有利环境,物质激励可以鼓励人们提高服务质量。但在整体环境被扭曲的地方,物质激励可能不起作用,甚至可能适得其反。

关于激励的文献还表明,激励方案必须认真设计和实施,在此过程的每一阶段都要有专业人员的充分参与。需要仔细注意所采用的激励形式、衡量业绩结果的方式、激励制度的透明度、激励可能产生的意外后果以及实施激励制度的简易性和成本。

(陈翔,杨一峰,曾艺 译)

参考文献

Biller-Andorno, N., & Lee, T. H. (2013). Ethical physician incentives – From carrots and sticks to shared purpose. *New England Journal of Medicine, 368*(11), 980–982. doi:10.1056/Nejmp1300373.

Chetty, R., Friedman, J. N., & Rockoff, J. E. (2011). *The long-term impacts of teachers: Teacher value-added and student outcomes in adulthood*. Cambridge, MA: National Bureau of Economic Research.

Clark, P. B., & Wilson, J. Q. (1961). Incentive systems – A theory of organizations. *Administrative Science Quarterly, 6*(2), 129–166. doi:10.2307/2390752.

Conrad, D. A., & Perry, L. (2009). Quality-based financial incentives in health care: Can we improve quality by paying for it? *Annual Review of Public Health, 30*, 357–371. doi:10.1146/Annurev.Publhealth.031308.100243.

De Fraja, G., & Landeras, P. (2006). Could do better: The effectiveness of incentives and competition in schools. *Journal of Public Economics, 90*(1–2), 189–213. doi:10.1016/J.Jpubeco.2004.11.009.

Deci, E. L., Koestner, R., & Ryan, R. M. (1999). A meta-analytic review of experiments examining the effects of extrinsic rewards on intrinsic motivation. *Psychological Bulletin, 125*(6), 627–668. doi:10.1037/0033-2909.125.6.627.

Demirkasimoglu, N. (2010). Defining "Teacher professionalism" from different perspectives. *World Conference on Learning Teaching and Administration Papers, 9*, 2047–2051. doi:10.1016/J.Sbspro.2010.12.444.

Eberts, R., Hollenbeck, K., & Stone, J. (2002). Teacher performance incentives and student outcomes. *Journal of Human Resources, 37*(4), 913–927. doi:10.2307/3069621.

Evans, L. (2008). Professionalism, professionality and the development of education professionals. *British Journal of Educational Studies, 56*(1), 20–38. doi:10.1111/J.1467-8527.2007.00392.X.

Figlio, D. N., & Kenny, L. W. (2007). Individual teacher incentives and student performance. *Journal of Public Economics, 91*(5–6), 901–914. doi:10.1016/J.Jpubeco.2006.10.001.

Freidson, E. (1990). The centrality of professionalism to health care. *Jurimetrics, 30*(4), 431–445.

Glazer, J. L. (2008). Educational professionalism: An inside-out view. *American Journal of Education, 114*(2), 169–189. doi:10.1086/524314.

Hendrickson, M. A. (2008). Pay for performance and medical professionalism. *Quality Management in Health Care, 17*(1), 9–18.

Lavy, V. (2002). Evaluating the effect of teachers' group performance incentives on pupil achievement. *Journal of Political Economy, 110*(6), 1286–1317. doi:10.1086/342810.

Luft, H. S. (2009). Economic incentives to promote innovation in healthcare delivery. *Clinical Orthopaedics and Related Research, 467*(10), 2497–2505. doi:10.1007/S11999-009-0930-7.

Mechanic, D. (2008). Rethinking medical professionalism: The role of information technology and practice innovations. *Milbank Quarterly, 86*(2), 327–358. doi:10.1111/J.1468-0009.2008.00523.X.

Muralidharan, K., & Sundararaman, V. (2009). *Teacher performance pay: Experimental evidence from India*. Cambridge, MA: National Bureau of Economic Research.

Muralidharan, K., & Sundararaman, V. (2011). Teacher performance pay: Experimental evidence from India. *Journal of Political Economy, 119*(1), 39–77. doi:10.1086/659655.

Organization for Economic Cooperation and Development. (2013). *Teachers for the 21st century: Using evaluation to improve teaching*. Paris: OECD.

Petersen, L. A., Woodard, L. D., Urech, T., Daw, C., & Sookanan, S. (2006). Does pay-for-performance improve the quality of health care? *Annals of Internal Medicine, 145*(4), 265–272.

Ravitch, D. (2003). *A brief history of teacher professionalism*. Retrieved February 28, 2014, from http://www2.ed.gov/admins/tchrqual/learn/preparingteachersconference/ravitch.html

Rawlings, L. B., & Rubio, G. M. (2005). Evaluating the impact of conditional cash transfer programs. *World Bank Research Observer, 20*(1), 29–55. doi:10.1093/Wbro/Lki001.

Sawhill, I. V. (2013, July 23). *America's two most troubled sectors: Health and education*. Opinion Briefs. http://www.brookings.edu/research/opinions/2013/07/23-health-care-education-sawhill. Washington, DC: Brookings.

Stanton, E. (2007). *The human development index: A history*. Amherst: University of Massachusetts.

Washington Post. (2013, December 2). *U.S. students lag around average on international science, math and reading test*. http://www.washingtonpost.com/local/education/us-students-lag-around-average-on-international-science-math-and-reading-test/2013/12/02/2e510f26-5b92-11e3-a49b-90a0e156254b_story.html

Welch, H. G., Sharp, S. M., Gottlieb, D. J., Skinner, J. S., & Wennberg, J. E. (2011). Geographic variation in diagnosis frequency and risk of death among Medicare beneficiaries. *JAMA: The Journal of the American Medical Association, 305*(11), 1113–1118. doi:10.1001/Jama.2011.307.

Woessmann, L. (2011). Cross-country evidence on teacher performance pay. *Economics of Education Review, 30*(3), 404–418. doi:10.1016/J.Econedurev.2010.12.008.

Woolhandler, S., Duke, D. A. J. B., & Himmelstein, D. U. (2012). Why pay for performance may be incompatible with quality improvement. *British Medical Journal, 345*, e5015. doi:10.1136/bmj.e5015.

Wynia, M. K. (2008). The short history and tenuous future of medical professionalism the erosion of medicine's social contract. *Perspectives in Biology and Medicine, 51*(4), 565–578.

Wynia, M. K. (2009). The risks of rewards in health care: How pay-for-performance could threaten, or bolster, medical professionalism. *Journal of General Internal Medicine, 24*(7), 884–887. doi:10.1007/S11606-009-0984-Y.

第十一章
正确设计任务的结构和制度

　　本章总结了职业责任分析结构中的两个中心线索。第一条主线从个人的角度阐述了职业责任,考察了定义个人工作的任务结构。如本卷第一章所述,"专业性职业"的相关文献对"一个人从事专业工作意味着什么"的问题有三种不同的答案。第一种答案认为专业工作是特定职业的属性。从这个角度进行的研究将法律、医学、建筑等视为专业性职业,而将其他职业视为半专业性(如学校教学和护理)或非专业性职业。第二种答案将专业人员视为同一职业中人员的子集,该职业还包括拥有相同或类似职位和工作角色的非专业人员。例如,美国国家教师认证委员会旨在识别和认证真正"专业"的公立学校教师,需将他们从其他持有相同的头衔、但不具备足量专业技能、行为或态度的教师中区分出来。第三种答案中,学者所讲的"专业"的概念,指的是一组特定的任务——这组任务的完成者对他们的客户(在本卷中特指学生和患者)负有责任,需要创建他们与客户之间的信任关系。本章采用最后一种答案的框架进行分析,认为职业责任的实现包括与工作责任相关的职业任务的执行。这意味着我们所谓的"职业工作"从来不是由职业任务组成的。恰恰相反,只有通过适当地执行一系列从属任务,职业任务的概念才能被正确地认识并被恰当地执行。因此,本章的基本前提是专业人员有四种不同的级联任务结构。这四种任务结构包括:①劳动(体力工)——需要勤奋努力但不需要复杂技能的任务;②工艺(技术工)——需要技术或认知技能才能成功完成的任务;③艺术(艺人)——需要投入敏感和创造性以充分运用自己的技能的任务;④专业(专业人士)——依赖于信任关系并要求对客户负责的任务。这4种类型的工作任务是层层递进的,即每个后续任务构成都假定了具备了执行前一级任务的能力和承诺。

　　本章总结出的第二条理论线索来自从制度理论的角度看待职业责任。制度理论认为,复杂的社会组织依赖于位于其环境中的一系列社会力量,以获得社会合法性,以及为其生产过程提供动力资源。因此,虽然生产制造型组织展示了有效、理性决策和工作组织系统,但其组织过程必须容纳和整合环境力量,使独立的社会组织成为嵌入的和相互依赖的社会机构。为了实现本章的撰写目的,"制度环境"将被认为由三种大规模的社会结构组成:①具有治理结构的政治体制,旨在设定行为期望和阐明工人权利和责任的规则和条例(通常还包括资源);②公民文化,旨在建立价值和地位体系,以明确制度的目的和责任;③专业协会,阐明工作规范体系和确定实践标准的。这些结构都在它们自己的市场结构框架内运作——市场结构引导地位和资源的交换,并提供激励刺激个人、社会和政治行动。在阐述了这两条线是如何交织在一起的之后,本章的结束部分阐述了9根"职业责任支柱"。

任务结构

表 11.1 比较了定义不同类型生产性工作的四种基本任务结构。如上所述,四种任务类型是劳动、工艺、艺术和专业。这些任务类型是级联的,即显示在任何列左边的任务都需要被充分完成,以便为右侧的任务奠定适当的基础。也就是说,对客户福祉具有职业责任的工作者需要有艺术敏感性、技术技能和勤奋努力,以使他们的专业工作有效。

表 11.1　四种基本任务结构

任务特征	劳动	工艺	艺术	专业
1. 级联特征	要求勤奋努力	努力,加上技术技能	努力、技术技能,加上创造力、敏感性	努力、技术技能、创造力、敏感性,加上责任
2. 任务控制(对受聘人员)	直接的	得到许可的	直接的	得到许可的
3. 任务定义	常规的		适应的	
4. 工作内容	工作	任务	艺术作品	客户服务
5. 监督方法	监督	管理	指导	行政管理
6. 工作地点	工厂	商店	工作室	实践
7. 工人组织	产业工会	同行工会	艺术家行会	专业协会
8. 讨价还价的内容	就业权利	任务控制	产品所有权、才能认定	执业权
9. 基本责任	忠诚	胜任力	原创性	诚信
10. 问责要素	顺从	准确性	灵感	结果
11. 招聘基于	接受方向	注意细节	艺术创造力	对客户和社会的承诺
12. 激励机制	工资 / 努力	价格 / 价值	欣赏 / 赞誉	名誉 / 声望

任务特征	劳动	工艺	艺术	专业
13. 培训 / 指导	在职培训	技术教育	表演训练	实践指导
14. 所需知识	主管的意愿	工艺要求	有表现力的意义	对诊断的判断
15. 改革逻辑	效率	质量	效力	有效性

　　表 11.1 中的第 2 行和第 3 行描述了这四种任务类型中的两种所共有的任务特征。正如第 2 行报告的那样,当工人或艺术家被雇佣时,他们的工作是由一位经理指导或监督的,该经理被认为能够识别这些任务何时被正确执行,并负责确保任务以协调的方式产生一个连贯的整体。相比之下,直接监督方法被用于劳动和艺术任务的质量控制,而艺术和专业任务的质量控制机制包括确保从业者具备胜任工作的足够能力的、得到许可的培训和考试项目。当实际工作不容易受到直接监督时,可以通过要求获得许可证的方法来确保任务的高质量表现。工艺任务的监督是困难的,因为这项工作通常涉及工艺管理人员自身还没有完全掌握的技术。专业工作很难被直接监督,因为它通常需要专业人员和他们的客户之间建立信任和私人关系——这种关系可以保护脆弱的客户隐私,使他们能够对所需的专业服务作出更积极的反应。

　　表 11.1 中的第 3 行确定了一个重要的任务特征,将劳动、工艺任务与艺术、专业任务区分开来。劳动、工艺任务通常涉及可以预先计划和根据计划执行的常规行动,但艺术和专业任务通常需要工作者利用分析和诊断程序来确定如何在不易提前预测的现场紧急情况下完成任务。劳动任务在管理指导下程序化;该指导通常是通过时间和动机研究寻求到的最有效劳动方法。工艺任务因成功执行任务所需的技术变得常规化。这些技术可能相当复杂,超出了管理者直接观察和监督的能力。相比之下,艺术任务需要适应各种展示场景。不同的观众有不同的反应,不同的表演场地要求艺术有不同的表现方式,共同表演的作品取决于艺术家们对彼此风格和表演重点的适应。专业任务也是适应性的,要求专业人员诊断客户需求并安排适当的治疗 / 服务选项。

　　表 11.1 的第 4~8 行描述了组织这四种不同任务结构的可选方法,以及任务绩效监督的典型结构。例如,劳动任务被组织成"工作",由主管提供"监督",以确保工人产生出适当的产品。这些工人和他们的主管在工厂或社会服务组织内工作,这些组织的工作是由雇主或行政管理人员预先计划的,经常通过应用时间和运动研究来实现效率最大化。这种将劳动任务组织成工作的方式为产业工会结构奠定了基础,如那些被《国家劳动关系法》合法化的工会组织。《国家劳动关系法》假定从事相同工作的工人有相同的利益,因此,根据职务将他们组织成谈判单位是合适的。《国家劳动关系法》建立的谈判关系假定

工会将针对工厂的工作规则进行谈判,并组织起来保护工人的利益。在与管理层的讨价还价关系中,产业工会假定他们的主要权力工具是辞职或罢工,通过关闭工作绩效来阻止雇主从劳动任务的绩效中获益。

工艺工人受到"管理"监督而不是"监督"控制。经理不同于主管,他们分配工作任务和部署劳动力,但不直接监督工作的执行,因为工人被期望应用工艺技能工作,有时该技能超出了他们经理的理解范围。工艺工人的工作场所更可能被称为"商店"而不是"工厂",因为这项工作涉及具有各种特殊技能的工人独立的努力。工艺工作本身是由"任务"而不是"工作"组成的,这就是为什么工艺同行工会寻求具体任务的控制,而不是阻碍所有工人的工作表现。同业工会寻求在多个公司和相当大的地理区域内招收具有相同技能的所有工人。他们还曾经为新工艺工人组织培训课程,以促进工艺知识的传播。

艺术工作是"指导"而不是"监督"或"管理"。艺术总监是负责确保在艺术表演中培养和保存敏感性和创造力的人。艺术努力被组织成"艺术作品",而不是"工作"或"任务"。也就是说,当一件艺术作品被展示,而不是当一项任务完成或艺术家被指派到一项特定的工作时,艺术生产才被认可。艺术家的工作场所通常被称为"工作室",以强调这样一个事实,即艺术任务要求艺术家研究他们的主题,以获得所需的深度理解,创造性地表达其本质。艺术工作者组织通常被称为"同业公会",至少有两个重要的特征:①它们不谋求为其成员协商相同的工资,而是期望艺术家按所展示的艺术作品的价值获得成比例的补偿;②他们为寻求对艺术作品的所有权进行谈判(或至少分享其市场价值),而不是寻求对生产工作时间或完成指定任务的补偿。也就是说,艺术家推销的是他们的才能,而不是他们的时间或技术、技能。

当然,艺术家同业公会试图协商一个基本的补偿"规模",以确保工资的下限,但他们不会寻求一个取决于所生产的艺术产品的质量的预期上限。艺术家同业公会也寻求确保他们的成员有才能产生高质量的艺术,只有在他们展示最初的才华后才承认他们为会员。

专业工作是为可识别的客户提供服务。虽然劳动、工艺和艺术工作可以单独和为自己完成,专业工作则必然意味着有一个接受专业人员关心和注意的对象存在。当老师教一个班的学生或医生治疗他们的患者时,客户通常可能是,并且通常是,专业工作者知道的名字;但当生物学家寻求新的治疗药物或医学诊断方法时,他们的服务对象也可以是匿名的和集体的。对专业任务绩效的监督是通过"行政管理"而不是"指导""管理"或"监督"产生的。也就是说,除了由同行评审外,专业人员自己即是"做什么""何时做"以及"怎么做"的仲裁者。管理者通过组织服务提供系统来提供监督,以创造条件使专业服务能够有效和高效地提供。管理者或多或少地提供组织支持,建立有利于有效提供服务的物质、社会、财政和政策条件。专业工作的组织通常被称为"实践",以强调个体专业人员对工作的自主控制。因为专业工作需要在管理方面获得实质性的自主权,所以其专业组织——通常被称为"专业协会",通常不会与雇主讨价还价。相反,它们关注于通过控制专业从业者的执照来控制谁有权执行这些任务,并影响有关专业工作者权利和责任范围的公共政策辩论。

　　表 11.1 中第 9 行和第 10 行描述了影响每一种不同类型工作任务绩效的"基本责任"和"问责要素"。劳动者从事"劳动"任务时,要对雇主负责。这种"忠诚"正是弗雷德里克·泰勒在他的《科学管理》一文中描述的那个生铁搬运工 Schmidt 所说的"好人"。Schmidt 是一个"好人",因为他愿意相信自己应该听从上司的指示,而不是听从自己的直觉,去最好地完成在车间里搬运生铁的简单任务。因此,劳动工人有责任遵守主管的指示,而不是对工作本身的效率或生产力负责。主管负责对他们提供的指示是否适当。

　　工艺工人负责将工艺技术应用到指定的任务中。当然,人们期望他们接受管理人员对要执行任务的定义。然而,对于分配给他们的任务,工艺工人要对其任务执行的专业性和准确性负责。如果管理人员要求他们执行的任务结构不适当或不适合所执行的工作,则他们也自然会抵制管理人员的要求。

　　艺术工作者对其作品的原创性负责。原创是艺术与媚俗的区别所在。虽然原创性有时很难识别,但艺术评论家和鉴赏家与艺术指导一起建立艺术"灵感"的问责标准——这是原创艺术作品的基本要素。艺术责任的这一特征是艺术家成为社会特立独行者的主要原因。

　　对于专业工作来说,责任的本质是"诚信"。专业工作的完成要求客户信任专业人员,依靠他们诊断问题,开出比客户自己能找到的解决方案更有效的治疗方案。作为这种信任 - 依赖关系的中心,专业人员对"结果"负责。在专业人员中,希波克拉底誓言中的"不伤害"是这种信任 - 依赖关系的起点。

　　表 11.1 中的第 11~14 行描述了招聘、激励、培训和所需知识的一些基本特征。对于劳动任务,招聘工人最重要的因素是他们愿意接受主管的指导。旨在保证高质量劳动的激励制度是"工资 / 努力"的提高。无论是与工人组织集体协商,还是与无组织的工人单独协商,假定的员工动机是他们准备好出售自己的"勤奋努力",以换取可接受的时间结构工资。此外,当劳动者被适当地挑选和适当地激励时,他们被期望能够通过在职培训学习他们工作的要求(只要他们能把一套适当的"基本技能"带进工作场所)。公立学校对基本技能发展的强调不是为了培养工艺工作能力,而是为了让工人做好接受管理指导的准备,因为他们具有理解和遵循这些指导所需的基本识字和算术技能。工艺工作被认为需要更专门的培训,但劳动工人的基本知识要求仅是知道和理解

"主管的意愿"和指示。

相比之下,工艺工人的招聘是基于他们的意愿和能力,密切关注他们的工作细节。他们受到"价格/价值"合同的激励。在合同中,雇主应根据产品的价值而不仅仅是生产过程中投入的时间来补偿工艺工人。不同的工艺工人从事本质上相同的工作,他们的努力可能(而且经常)值得更高的价格,因为他们的技能使他们能够生产更高质量的产品。因此,管道工或电工可以期望得到比他们同行的熟练工更高的报酬。工艺工人的培训项目包括技术成熟度和基本技能的发展。

对于艺术工作者来说,招聘是基于对超越基本技能和技术专长的创造力的评估。作品由"欣赏/赞誉"的契约过程所激励。在这个过程中,艺术家的声誉得到的称赞与导演、评论家、鉴赏家和观众对其作品的欣赏成正比。艺术工作者的培训主要是通过指导个人艺术家展示他们当前的创造力,并由他们的教练和导演从他们身上激发出更高水平的真正创造力。

招聘有抱负的专业人员主要基于他们对客户的承诺水平和支持他们的社会结构。专业任务绩效的激励结构是一种"名誉/声望"交易。在这种交易中,专业人员因其胜任的实践和可信赖的客户服务声誉而获得名誉和地位。通常,专业任务激励是通过"实践指导"的过程来完成的。在这个过程中,新员工在更有经验的专业人员的关注下执行专业任务,这些专业人员将新员工视为"门徒",并寻求指导他们成功地发展全面的专业能力。当然,任何特定专业服务的基础劳动、工艺和艺术成分所需要的技能,都是在"在职培训""技术教育"和"表演训练"中学习的,这些是为完成职业前任务所必需的准备。

表 11.1 的第 15 行提供了一种初步提示,说明可以使用哪些标准、针对不同类型工作任务的任务设计和执行力进行改革。劳动工作几乎总是面临存在更有效任务执行方式的挑战。正是这种"效率"观点引导了泰勒用科学管理方法来改进劳动工作;也正是这种观点导致 Callahan 在 20 世纪三四十年代努力改革公立学校,而被谴责将公立学校变成了"效率崇拜"的企业。相比之下,工艺工作更容易受到所谓有办法提高"质量"的挑战。工艺任务的新技术和设计是教育和医学应用研究的主要目标之一。在过去的半个世纪里,在教育新技术的发展、医学新的治疗策略、这两个领域新的数据管理过程,或其他众多公认的创新中,改革强调的都是工艺技术的改进,而非劳动、艺术、或专业性任务的改变。

绩效表现或表演者"效力"的提高,推动了艺术任务绩效的改革。艺术批评更多地关注艺术形式的潜力,而不是技术质量。对艺术形式的简化,而不是对其技术的复杂化,很有可能在激发潜力上产生重大改进。这无疑是 Meis Van der Rohe 在建筑领域取得成功的一个主要原因。而且在同一领域,Frank

Lloyd Wright 的建筑奇迹在技术上往往不如同时代其他人那么复杂。在绘画领域中，Wassily Kandinsky 使简化成为一种实质性的艺术影响来源。

专业任务绩效改革的基础与其说是"效率""质量"或"效力"，不如说是客户服务的"有效性"。当然，在被视为专业化的职业的各个方面都存在效率低下、质量缺陷和效力不高，但这些局限更多地涉及该领域的下级任务结构，而较少涉及专业任务本身。诚然，教育和医疗服务的提供涉及低水平任务执行的一些效率、质量上的明确技术限制，以及从业人员与客户打交道的技巧方面的各种弱点。但是，如果我们通过询问客户来了解服务的有效性，那么在这些职业中对职业责任的培养就会变得更加清晰。

制度结构：专业协会的重要性

到目前为止，我们一直从个人的角度来看待专业精神和职业责任：他们的任务结构，以及他们与工作组和工人组织的融合。现在我们转到另一个问题：职业责任如何与复杂社会机构的发展和运作相关联——这些机构定义任务、协调任务的执行、并与政治、文化和经济环境相互作用，以确保资源、发展社会和政治的合法性、并与其他组织保持工作关系。从有关职业的文献中可以清楚地看到，履行职业责任的能力经常受到管理和市场力量的威胁，这些力量往往超过了个体专业人员的职业承诺，因为他们被自己的职业所束缚，与特定的组织相连。正如 Leicht 和 Fennell 指出的，管理人员日益专业化的结果是：

专业工作的概念不再必然归属于同行，甚至是该行业的行政精英；对专业工作的分级控制往往是由雇用组织的专业管理人员负责的。

员工工会化是限制过度管理的典型补救办法。但事实证明，它不适合职业责任的发展。事实上，在当前经济全球化的时期，工会在保护工人权利或确保企业财富的重大再分配方面甚至表现得过于软弱。高管和企业主的收入正在迅速增长，而工人的工资仍然停滞不前或下降。

因此，不可避免的结论是，职业责任必须从一个有利的角度被赋予。这个角度不能超出工人个人控制自己工作条件的能力，也不能超出雇佣和管理他们的公司的控制。也就是说，职业责任必须在雇用公司的制度中明确表达，并作为对专业生产方式的期望、规范或要求有效地施加在生产过程中。简而言之，职业责任不能只教给新手专业人员；它必须制度化，以平衡管理人员、监管人员和市场力量的倾向，即从个体员工身上移除职业责任，并将他们的工作重新定义为仅仅是劳动、工艺或艺术（从而适当地服从组织控制）。

认为学校、诊所或医院是机构而不是组织或官僚机构，是在强调它们表现出两个基本特征。首先,机构有强有力的行为规范,这些规范定义了工人的责任。至少在某种程度上,这些责任独立于生产技术。也就是说,机构具有区分合法和非法活动的社会规范,从而创造了能够指导机构成员的态度和行动的社会价值体系。其次,制度基本上是由至少三种环境力量塑造的:①负责管理其业务(并经常提供资源)的政治体制;②负责区分合法和非法机构行动的核心价值观的公民文化;③制定令人满意的工作标准的规范的、有组织的专业协会。

继 Powell 和 DiMaggio 之后,Leicht 和 Fennell 总结了这些环境力量所施加的压力。他们报告说:

> Powell 和 DiMaggio 概述了发生同构变化的三种机制:来自管理机构或国家的强制性压力;当面临巨大的不确定性条件时,组织模仿现有形式的模仿性压力;以及组织内强大专业团体的规范期望。然而,当定义本身处在不断变化、职业的力量变得不稳定时,平衡可能偏向强制性压力和模仿性压力。当部门或组织存在高不确定性时,这两者可能更会受到影响。

我对 Powell 和 DiMaggio 敏锐洞察力的理解略有不同。虽然我同意强制性压力通常来自税收权力、警察权力和合同执行责任集中的政治体制,但我也看到了由专业人员对专业工作的社会接受度和可识别的成功的意识产生的模仿性压力。随着个体专业人员意识到高绩效同行的存在,且这种认知被专业协会确定后,在没那么合法的环境中的工人会改变他们的工作流程,以模仿那些更合法环境中的工人。在我看来,要求同构一致性的规范压力来自公民文化。公民文化中,客户和公共利益团体强调了专业行为的核心责任和可容忍的界限。通过媒体曝光和应用根深蒂固的文化价值观,公众的规范期望不断得到阐明、检验和修正。

如图 11.1 所示,三个环境机构——专业协会、政治制度和公民文化——各自对专业服务机构的建立有自己的优先事项。政治制度通过政策系统的考虑、采用、实施和执行来运作。政权根据宪法和民主选举运作,肩负着适当监管和激励专业服务的责任,在重要情况下,为专业人员提供资源。公民文化使职业实践合法化,是服务需求的最终来源。虽然通常可以依靠文化利益来创建专业服务机构,但通常情况下,公民价值产生了对专业服务的大量需求,这些服务有明确的私人和公共利益,但已经超出了客户个人的承受能力,无法承担生产和采购成本。在这种情况下,公民文化成员敦促政治制度刺激和经济上支持服务提供者。这一点很容易在各州和美国全国关于医疗和教育服务提供的辩论中得到辨识。人们普遍认为,教育服务支持经济发展,灌输公共目的超过私人利益和能力的民主价值观。随着卫生政策辩论在国家和国际范围内的展开,医疗的公共利益方面正得到政治制度的加强支持。

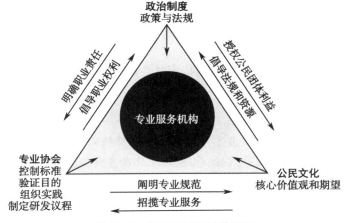

图 11.1　机构及其环境的图示

Van Mook 等强调在他们的观察中,专业服务市场与普通商业市场有很大的不同。正如他们所说:

> 商业格言的"买者当心"和医疗的"首先不伤害"之间的对比……是对商业主义和专业主义之间的基本紧张关系的突出提醒。

这一看法强调了必须认识到专业服务是在机构环境中规划和提供的,而不是通过普通的市场制度。

确定和验证目的

在专业协会、政治制度和公民文化的直接互动中,描述了专业服务的预期形式,阐明了专业协会的重要性。如图 11.1 底部所示:这些互动的一个重要子集包括澄清专业人员提供什么服务,以及他们的客户如何对这些服务提出请求。公民文化的成员向可信赖的专业人员寻求服务,以满足他们的需要。与此同时,个体专业人员与他们的专业协会合作,向公众阐明什么服务是最有效的,以及公众应该期望提供什么样的服务规范。图 11.1 的右边是公民文化和政治制度互动的主导条件。公民文化利益集团主张支持和规范其偏爱的服务提供者,而政权制度则决定了哪些利益集团的需求将被认可并纳入政策。当政府和公民文化就服务的可取性和公众与市场对服务的支持的组合达成共识时,专业协会与政府进行谈判,以倡导权利和明确法律责任。

职业责任至少有四个基本方面是专业协会的适当权限。这些包括：①定义和确认专业工作的目的，限制个体专业人员从事专业工作的范围；②分配权力和权威来控制专业工作活动及其潜在的支持劳动、工艺、艺术的工作职责；③创建和改革专业人员实践的组织结构；④建立支持问责制和实践改进的研究和发展议程。

Glazer 将专业定义为对一系列特定社会问题和旨在改善这些问题的服务的职业"管辖权"。他继续断言：

> 直接影响司法控制的三个临床实践维度……（包括）：①职业对它试图解决的问题的概念化和占主导地位的文化价值间的一致性；②临床实践在整个从业者群体中的一致性；③专业人员在多大程度上解决了他们声称有权威的问题。

请注意，在描述管辖权控制时，Glazer 使用的概念必须被认为指的是专业协会的行为，而不是个体专业人员的行为。

由于教育和医疗受到社会的高度重视，乍一看，它们的目的似乎是显而易见的。然而，经过片刻的反思，很快就会发现，这两种职业在起源上具有明显的现代特征，而且这两个领域的职业责任的性质和限制已经变得越来越复杂，经常存在争议。只要提到最近关于妇女堕胎权的社会和政治斗争，就可以认识到医疗的目的有时是极具争议性的。它分离了公民文化中的群体、分裂了执政政权的成员、甚至在占领区内造成了分歧。在边界上，人们很容易发现关于什么是专业医疗行为的持续争论。例如，受伤时的急救应该被视为一种医疗实践，还是更像是一种公民文化过程？体能训练呢？医学职业责任的一些常规方面已经确立，比如保护患者医疗记录的责任，即使这与追踪疾病的传播相冲突——但是，如何确定记录的隐私如此重要呢？

在教育领域，职业责任的定义和确认没有在医学领域明确。管理制度通常规定（或限制）学校课程的内容、规范教师和行政人员的行为。公民团体通常阐明对课程内容、教育行为和学校社会实践的期望。

如果强调环境对专业服务定义和提供能力影响十分重要的制度视角被接受，那么很明显，我们不能期望专业人员自己单独定义和实现其职业责任。如果没有一个强大的专业协会的平衡力量，在不清楚其专业要求的情况下，寻求政治上可接受的服务提供的政治制度的政治制衡，将会扭曲和破坏他们的服务提供机构。专业协会必须平衡公民文化团体的利益，这些团体适当地希望从各种复杂的问题中得到解脱，但可能不了解解决其利益所需的项目和实践的复杂性和成本，他们的期望可能没有已知的解决方案。

专业协会如何产生影响

　　鉴于专业协会的重要性,我们应该如何对待它们获得和掌握所需的司法权威的机制,以阐明和实现其成员的职业责任? 专业协会获得影响力主要从以下三个方面:①建立和支配能影响区域和国家政治体制的社会政治网络;②通过建立实践标准,照护客户及其福祉来确保合理声誉,进而使行业规范化;③通过开展研究、发展、培训和传播活动提高行业能力。

　　Moore 和 Salloukh 对中东地区的专业协会进行的一项有趣的研究,强调了发展有效的社会政治影响网络的重要性。他们指出,有明确的证据表明:

　　　争论与协调存在于中央政治当局与两个有组织的专业代表之间……及以工商总会为代表的私营经济利益集团……在大多数阿拉伯国家,这些组织有着丰富的历史,并在国内政治中发挥着越来越重要的作用。

　　他们在结论部分总结道:

　　　专业协会是政权如何建立国家、如何获得特定社会基础支持的产物。然而,在这些政权处于压力之下的几十年里,专业协会也是变革的推动者。

　　其他许多学者强调了专业协会影响力的一些政治基础。学术上的共识是,政治影响力是通过对职业准入建立法定控制,并利用专业协会的资源阐明社会政策目标和监管准则而获得的。

　　行业规范化是提升专业协会影响力的第二条途径。这主要是通过建立实践标准来确保合理水平的客户满意和福祉,并积极追求对个体专业人员的组织控制。正如几乎所有专业协会的观察员都同意的那样,首先要创建 Millerson 所说的"资格协会"。"资格协会"通过创建、评分资格考试及其他法定控制权,控制个体进入这个专业的资格。Carr-Saunders 在回顾 Millerson 的工作时认为,这些"资格协会"的形成在创造公共合法性和建立强制性工作标准方面做出了大量的社会贡献。

　　专业协会通常通过建立注册程序和至少建立某种形式的问责制度,来约束那些不能维持既定工作标准的个人,从而加强对会员的控制。在大多数专业协会中,强制性工作标准在执行时都任意无序。一些观察人士认为,它更多地致力于保护有资格的专业人士免受外部审查,而不是维持质量。然而,"资格协会"通常会创建评审机制,保证从业者的创新行为是为了改善客户的福祉。当专业协会通过获得的知识、技能和权威对公共政策提出连贯批评,即获得阐明公共政策如何提高或阻碍个体专业人员履行其职业责任的能力时,行业规范化就会得到加强。

专业地位的规范化涉及如何有效地将专业规范体现到政治体制和公民文化中。仅仅有强有力的实践规范是不够的,确保将这些规范解释给政权官员和文化利益集团同样重要。这种解释往往涉及专业协会谈判和解释制度规定。它还包括阐明该专业对公民文化的核心使命,同时从公民文化中勾勒出客户需求和期望的清晰画面。

政治影响力和专业实践的规范化要求专业协会建立一个连贯和全面的知识库,以此确定专业实践的规范及与政体谈判的立场。为确保这个知识库的安全,需要进行若干活动,包括:

1. 对提供专业服务中的问题进行研究。毫无疑问,这应该有大学的研究型学者参与,但专业协会最大的兴趣是政策和实践问题的应用研究。

2. 建立一个公共信息系统,向公民文化和政治制度阐明实践标准和规范,以及它们为提高效率不断演变的过程。

3. 提供明确的公共政策分析,作为智慧的可靠来源,而不仅仅是权利和资源的宣传工具。

4. 培养一种搜集政治和社会情报的能力,使专业人员意识到在其他机构环境中不断变化的承诺和态度。

这些对专业协会角色和责任的反思清楚地表明,新入行的专业人士需要及早接触并明确地接受有关专业协会角色的教育——将参与专业与参与协会联系起来。自从美国进步教育协会解散以来,美国教育界一直缺乏这种协会。按照1935年颁布的《国家劳动关系法》中所阐述的模式,组织起来的工会不能发挥专业协会的作用,因为它们被明确要求在职业责任上追求工人会员的个人利益,而不是公共利益。

结论

本章探讨了影响教育和医学中责任感专业精神发展的两个中心问题:专业工作的任务结构和专业协会支持行业工作的制度的重要性。本卷的其他章节讨论了专业人员的选择和培训、专业实践的制度框架、专业人员从个人提供有偿服务到就职于复杂的社会组织中拿薪水的就业变化等问题,以及大学在阐述和支持专业实践方面的独特作用。综上所述,如下结论非常明确:职业责任需要支持和政治承诺,正如它需要技术技能和个人奉献一样。从下一章开始,将分析从专业工作的基本原则和结构转向对职业责任的研究,通过观察教育和医疗领域的具体问题,阐明实践中增加(或阻碍)职业责任的实际压力和紧张所在。

(陈翔,杨一峰,曾艺　译)

参考文献

Akers, R. L. (1968). The professional association and the legal regulation of practice. *Law and Society Review, 2*(3), 463–482.

Arendale, D., Barrow, H., Carpenter, K., Hodges, R., McGrath, J., Newell, P., & Norton, J. (2009). Position paper creating a new professional association. *Journal of Developmental Education, 33*(1), 30–37.

Callahan, R. E. (1962). *Education and the cult of efficiency; a study of the social forces that have shaped the administration of the public schools.* Chicago: University of Chicago Press.

Carr-Saunders, A. M. (reviewer) (1965). The qualifying association by Geoffrey Millerson. *The British Journal of Sociology, 16*(3), 275–276.

Derber, C., & Schwartz, W. A. (1991). New mandarins or new proletariat?: Professional power at work. In P. S. Tolbert & S. R. Barley (Eds.), *Research in the sociology of organizations* (Vol. 8, pp. 71–96). JAI Press: Greenwich, CN.

Fennell, M. L., & Alexander, J. A. (1987). Organizational boundary spanning in institutionalized environments. *The Academy of Management Journal, 30*(3), 456–476.

Glazer, J. L. (2008). Educational professionalism: An inside-out view. *American Journal of Education, 114*(2), 169–189.

Greenwood, R., Suddaby, R., & Hinings, C. R. (2002). Theorizing change: The role of professional associations in the transformation of institutionalized fields. *Academy of Management Journal, 45*(1), 58–80.

Leicht, K. T., & Fennell, M. L. (1997). The changing organizational context of professional work. *Annual Review of Sociology, 23*, 215–231.

Merton, R. (1958). The functions of the professional association. *The American Journal of Nursing, 58*(1), 50–54.

Millerson, G. (1964). *The qualifying associations.* Oxon: Routledge.

Mitchell, D. E., & Kerchner, C. T. (1983). Chapter 9: Labor relations and teacher policy. In L. S. Shulman & G. Sykes (Eds.), *Handbook of teaching and policy.* New York: Longman.

Moore, P. W., & Salloukh, B. F. (2007). Struggles under authoritarianism: Regimes, states and professional associations in the Arab world. *International Journal of Middle East Studies, 39*(1), 53–76.

National Labor Relations Act, 49 Stat. 449, 29 U.S.C. § 151–169. (1935). Title 29, chapter 7, subchapter II, United States Code.

Paton, J. M. (1968). Trade union or professional association? The Canadian experience. *The Phi Delta Kappan, 49*(10), 563–566.

Petrou, A. D. (reviewer) (2000). The role of professional associations by Jay Thomas. *The Library Quarterly, 70*(1), 175.

Powell, W. W., & DiMaggio, P. (1991). *The new institutionalism in organizational analysis.* Chicago: University of Chicago Press.

Taylor, F. W. (1911). *The principles of scientific management.* Harper & Brothers: New York/London.

van Mook, W. N. K. A., deGrae, W. S., Wass, V., O'Sullivan, H., Zwaveling, J. H., Schuwirth, L. W., & vanderVleuten, C. P. M. (2009). Professionalism: Evolution of the concept. *European Journal of Internal Medicine, 20*, e81–e84.

第四部分
在实践中探索职业责任

引言

　　本部分包括七章内容,在具体的教育和医疗情境中深入探讨了职业责任的方方面面。章节内容囊括了现实工作场景中的四种独特的培养及强化职业实践的策略。其中第一项策略涉及建立强有力的领导阶层,通过掌控大型综合机构中的部分职能或设立一个"平行"或"对立"的组织,从而能够推行一套新的服务提供系统,继而在所构建的"制度环境"(institutional niche)中提供职业服务。在第十二章(Powell)及第十三章(Franco 等)中所描述的方案里阐释了这一策略在实现教育及医疗的职业责任中具有的优势和面临的挑战。Ronald Powell 是一所加利福尼亚的特殊教育地方规划地区(special education local planning area)机构的主管,该机构的设立是为了协调及监管所辖区域内公立中小学中特殊教育服务的情况。他的机构是近似独立的,在服务内容的界定和实现方面具有相当大的自由度。最初,机构的绝大部分精力集中在与特殊教育相关的服务开发以及服务对象所需的心理评估上。而他撰写的章节却讲述了如何创建一个"跨学科诊所"的故事。诊所内所有的医学、心理健康和教育方面的专业人士平等对话,共同为需要特殊教育的儿童制定个体化的诊断和干预措施。这个故事的重点不在于这一多种职业混合的服务模式有多么独特,而是在于这个诊所创立的过程中领导阶层所面临的困难。他研究了专业领导的现象学并得出了结论,即提供创新专业服务的基石是服务提供机构所主张并坚持的价值观。正如他所言:"价值观不仅指导组织行为,还是重组和维持组织变革的催化剂。"

　　在第十三章中,Zeno Franco 等描述了如何在一个迥异的制度环境中开展服务工作。通过分析一个基于社区并由退伍军人创立且服务于退伍军人的组织,本章阐述了社区积极分子(community activists)在工作中遇到的压力和道德困境,具体来说便是在他们与退伍军人管理局以及 Wisconsin 医学院共事时

的情况。通过极具个人风格的描述,本章讲述了一个社区中的退伍军人组织
"Dryhootch of America"的故事。该组织致力于帮助还乡的退伍军人重新回归
正常的平民生活。这章内容之所以对分析职业责任意义重大,是因为它充分
展示了不同机构共事过程中产生的矛盾。例如退伍军人管理局遵循"义务论"
(即服从规则)的道德原则,而像该章节作者这样的独立的直接服务人员更多
的却是遵循"结果论"的道德原则,而社区领袖(类似业主委员会)却是坚持着
亚里士多德的美德伦理。这就让社区领袖们认为直接服务人员在处理问题上
过于死板,觉得他们只会死板地遵循规章制度、法律法规或者是职业准则。而
社区领袖们更希望看到的是多一些人情味,多一些相互尊重,而不是张口闭口
都是"规定"和"流程"。因此,这一章内容从一个容易引起争议的角度分析了
为什么当有些人脱离熟悉的体制和惯常工作之后仍要努力坚持建立与他人的
关系。

　　第十四、十五和十六章带我们从另一个完全不同的角度看待了现实生活
中的职业精神。这几章分析了培养职场新人的大学与用人机构之间的关系,
用实例具体展示了第三部分中 O'Connor 和 Beach(第八章)以及 Wilkes(第
九章)的观点。从职业责任的角度来看,本部分的相关章节提出教育机构(包
括诊所和医院)若依托大学作为"行动基地"(base of operations),那么它们对
于职业实践的引导和支持作用将会得到极大地加强。第十四章(Blacher 等)
详细阐释了大学能够给中学提供强有力的支持,尤其是在现如今儿童自闭症
高发的情况下如何进行合理的应对。现有的学校制度承担着提高学生考分
以及未来收入的双重压力,而这一病因不明的疾病更是对其提出了更大的挑
战。Blacher 及其同事们想要明确表达的观点是大学在开展科研以及推广最
优解决方案的过程中需要和中小学通力合作,从而获得理论和实践知识的同
步提高。

　　在第十五章里,Anne Jones 分析了在解决英语学习者的需求中,政治与职
业实践之间的紧张关系。她注意到政治体系专注于加强公民文化,故英语的
流利程度是唯一的标准,但专业团体关注的却是如何最大化其认知学习的能
力,而最有效的方式便是双语教学。本章明确指出至少在语言学习中对于课
程的设计,职业责任需要同时从政治层面以及技术层面两个维度进行考量。

　　在第十六章中,Mike Vanderwood 及其同事们从另一个角度向我们展示了
大学和用人机构之间的关系。他们指出如果想要进行改革,有两个方面需要
特别引起注意。第一,大学培养的从业人员(至少在学校心理学这一领域)在
进入公立学校体制内工作后无法轻易地重新定义实践标准,而公立学校长久
以来的做法就是,重新定义学校心理医生的工作内容并按照新标准招人。第
二,大学的培训课程是严格按照培训规范制定的,遵循的是美国心理学协会的

相关研究成果和标准。由此产生的大学与中小学用人机构的割裂就需要两者密切配合，尤其是当新颖且行之有效的心理学干预出现的时候。因为一方面用人机构可能不明白这些新方法的有效性，而另一方面，初入校园的心理医生们受制度的掣肘或不够自信从而无法大展拳脚。

在第十七章里，Robert Ream 和他的同事们详细阐释了职业责任的性质。他们给出的例子包括培养"职业间变革代理人"（inter-occupational agents of change），这些人知道如何整合教育和医疗服务并且确保这些服务能够落到实处。在本章的最开始作者给出了一个前提，即学龄儿童进入学校学习的时候同时怀有着教育和医疗两方面的需求，而这些需求只有在一个保持医疗和教育专业标准完整性的综合系统中才能得到最好的满足。关乎人类进步与生活改善的职业（譬如基层医疗、公共卫生、社会福利，以及教育）是否能通过跨专业合作提升所有孩子的福祉，人们普遍对此持怀疑态度，而本章则对该怀疑主义提出了挑战。该策略讲求的是专业间的协作以及利用已有的研究成果，引导那些有想法又有办法的企业家积极投身跨部门的改革从而整体化地提供教育和医疗服务。

在第十八章里 Paul Adler 及其同事探讨了加强职业责任的策略。在该章的引言部分，作者重申了第八章中 Brint 强调的观点，即行政化及市场化的力量削弱了传统职业协会的作用。随后作者很快提出了自己的论点："无论是回归传统的职业协会或是进一步的行政化和市场化都无法让现今的专业人员应对当下的挑战。"与此相对应，本章深入讨论并详细记录了专业人员组成"协作团体"（collaborative communities），从而替代了原先想要靠一己之力扛下所有的尝试。作者们想要表达的核心思想是，通过协作，专业人员制定了标准化的工作流程从而完成让所有参与者都满意的专业任务，使那些放弃传统追求成为孤胆英雄的人发挥出更大的作用。通过协作制定工作标准，专业团体能够牢牢把握住对于工作的控制权，从而避免了被制度管理、政府调控以及市场激励机制等多重管理扰乱阵脚。

（陈翔，常实，欧阳洋，李亚平，袁勇翔　译）

第十二章
支持教育工作者干预家庭健康问题的职业责任

　　一个多世纪以来,公共教育将公共卫生问题纳入其中并作为其对于社会福利的责任。通过促进健康和受良好教育的公民的共同利益,将公共卫生问题纳入标准课程,加强了社区对专业教育的尊重和自主权。但是,在大多数情况下,健康问题是标准课程的附加内容,对教育者的职业责任影响不大。然而,最近的研究表明,家庭健康风险因素与幼儿认知和情感发育之间具有强相关。产前物质暴露、早年生活创伤、家庭暴力、虐待和冷漠直接影响儿童的学习能力,从而使常规的教育方法收效甚微。据估计,三分之一的儿童深受其害,这些风险因素与严重精神健康障碍、学业失败和不良生活结果的发生率显著增加相关。家庭健康因素和神经发育之间的关系复杂,而这两者间的关系对于专业教育意味着什么值得我们思考。那些身处恶劣环境中的学生,他们的生活行为和学习能力到底发生了什么变化,我们还没有完全研究清楚,然而公众却开始渐渐对我们失去信心。在此背景下,我们通过复杂的适应性系统理论来审视职业责任继而提出了我们的假设:机构必须从身份、信息和关系三个方面与时俱进从而不断应对外界的威胁。我们讨论了当前对这些方面的具体威胁如何影响了教育行业并且对未来的工作提出了建议。

　　自从 1975 年美国国会通过了《残障人士教育法案》,全国各地的学校都肩负着为残障学生提供免费、适当的公共教育(free,appropriate public education,FAPE)的责任。在这项具有里程碑意义的立法之时,国会估计只有不到一半的残障学生得到了适当的教育,并且 12% 的残障儿童甚至被完全排除在公共教育之外(1975 年《全体残障儿童教育法案》)。在接下来的38 年里,全国残障学生在公立学校所有学生中所占的比例继续增长。同样,与特殊教育服务相关的投入也增加了(Moore et al. 1988; Parrish and Wolman 1999)。加州政府意识到通常的学区往往太小,无法为有严重残障的学生提供全面的服务,于是他们将学区联合起来,纳入一个称为特殊教育地方规划区(special education local plan area, SELPA)的管理架构,赋予其相应的监管责任。SELPA 由所在地制定计划管理,该计划确保所有学生,无论其残疾的性质和严重程度,或其在该地区的地理位置,都将获得免费、适当的公共教育(FAPE)。

　　沙漠 / 山地 SELPA(desert/mountain SELPA,D/M SELPA)是加州 100 多家 SELPA 中的一个,有超过 10 万名学生就读于其中的公立学校,而残障学生超过 11 000 名。D/M SELPA 从圣加布里埃尔山脉延伸到亚利桑那州的圣贝纳迪诺县边界,是加州最大的 SELPA,占地近 50 000 多平方千米(比大多数新英格兰州都大),由 27 个当地教育机构(local education agencies,LEAs)组成。由于历史上政府服务分配不均,D/M SELPA 的地理隔离已被证明是发展创新服务提供模式的重要催化剂,为 SELPA 区域内的学生提供服务。这一点,加上许多社区的小乡村性质,形成了一种有别于“大城市”服务的独特气质,同时培养了一种功利主义的认识,即集体努力是满足当地需求的必要条件。因此,地方学区采取“人人为我,我为人人”的心态,经常汇集资源,支持创新的解决方案,以满足所有学生的需求。

　　从人口统计学上看,D/M SELPA 内的学区在努力完成其教育使命时面临许多挑战。2012 年,该地区 70% 的学生是贫困儿童,而加州的这一比例为58%。英语学习者占学生总数的 13%(来自加州教育部 2014 年的数据)。该地区的儿童虐待率为 7.5‰,并且有 3.2‰ 的儿童被寄养,而加州的儿童虐待率和寄养率分别为 9.4‰ 和 3.2‰(Needell et al. 2012)。在美国每年约 3 万名新生儿中,7% 的新生儿体重过轻,12% 的新生儿母亲是 15~18 岁的青少年。此外,据主动上报,该地区 29.3% 的妇女承认她们在怀孕期间曾饮酒、吸烟和 /或吸毒,这一数据在全美范围内约为 16%~35%(Children's Network 2006;Chasnoff 2010)。在 Fullan 2003 年的报告(Fullan 2003)中提到,早在 1999 年,Keating 和 Hertzman 就指出(Keating and Hertzman 1999),学区、社区或社会之间社会经济地位的巨大差异往往与较差的发展性健康结果(developmental health outcome)相关,比如较差的身体、心理健康状况,较低的社会竞争力和应变能力,难于获得个人的成功,尤其是在当今这个过度依赖信息和知识获取能力的现代社会。

　　在 SELPA 内,发育性健康不良对学生的各项指标都有着明显的不良影响。虽然学生在英语 / 语言文学方面的熟练程度在过去十年中稳步提高,但在 2011 年的加州标准测试(California Standards Test)中,只有 53% 的普通教育学生和 33% 的特殊教育学生达到了熟练或高级水平,远低于全国 68% 的基准线。此外,特殊教育(17%)和普通教育(14%)的停学率仍然远高于该州的平均停学率(11%)(California Department of Education 2012)。

　　此外,该地区残障学生的比例也发生了巨大变化。通过对有轻度学习障碍和言语障碍的学生进行成功的早期干预,需要特殊教育服务的学生数量有所下降。但是在过去 10 年里,被认定为自闭症的学生和因为注意力缺陷障碍而被认定为"其他健康障碍"的学生数量则分别增加了 912.5% 和 361.4%。由于特殊教育人口构成的转变,各地区面临的困难主要是财政上的。残障程度较重的学生需要额外的特殊教育服务,因此费用更高。所以在 2006 年至 2010 年期间,虽然该区域残障学生的入学总数保持相对稳定,但提供特殊教育服务的费用却增加了 1 000 万美元。

正是在这种背景下,SELPA 内的学区开始找寻解决方案。各学区相信,他们拥有足够的技术能力来应对不同科目的教学,但是在应对孩子们表现出的日益严重的行为这一方面,他们却没什么自信。持续高的停学和开除率以及 82% 的高中毕业率足以表明还有很多工作需要做。此外,社区还对青少年暴力问题表示关切,这给学区施加了额外的压力,迫使它们作出反应。执法部门报告说,青少年被捕率比州平均水平高出 15%,而该县的帮派活动在全国排名第三,仅次于洛杉矶和芝加哥(Children's Network 2006)。由于上述担忧,这些学区开始向 D/M SELPA 寻求答案。

研究表明,严重的不良行为模式在儿童发育的早期就很明显,如果及早发现,就有希望进行成功的干预。Friedman(1996,1999,2002)估计美国 9%~13% 的 9~17 周岁儿童及青少年患有严重情绪或行为健康障碍,或将造成严重甚至是极端的后果。然而这些问题很早便有苗头(Lavigne et al. 1996)。例如据 Campbell(1995)估算,约有 10%~15% 的学龄前儿童逐渐表现出轻到中度的行为问题,而在贫困儿童中估计要高出一倍(Qi and Kaiser 2003)。这些行为问题造成了严重的后果,导致学龄前儿童被开除的可能性是小学和中学儿童的三倍(Gilliam 2005)。此外,那些在 3 岁和 4 岁时被认为难以管理的孩子有 50% 的可能性把问题带入青春期(Campbell and Ewing 1990;Campbell 1991,1997;Egeland et al. 1990)。事实上,早期的攻击性行为模式是如此持久,以至于学龄前的和 10 岁时的攻击性行为之间的相关性比智商之间的相关性还要高(Kazdin 1995)。此外,Dodge(Dodge 1993)指出,当攻击性和反社会行为持续到 9 岁时,进一步干预的成功率很低。而尤其令人不安的是,儿童早期出现的攻击性行为预示着他们进入青少年后将参与帮派和暴力行为的可能性极大(Reid 1993)。

综上所述,这些事实让教师在课堂控制方面所面临的问题变得迫切又具体。不管一个老师传授学术知识的能力有多强,学生严重的破坏行为极大地损害了教师履行其基本职责的能力,即教育出有知识的公民,使他们能够在当今的知识经济中取得成功,并具备成为对社会做出贡献的好公民的能力。然而,从事幼儿教育学高等教育项目的教师报告说,他们的毕业生并没有准备好面对这些行为异常的孩子们(Hemmeter et al. 2008)。此外,尽管有证据表明青少年普遍存在严重的行为和精神健康问题,但只有不到十分之一的儿童能得到针对这些问题的服务 (Kataoka et al. 2002)。综上所述,这些研究结果表明,在一个典型的 30 个孩子的幼儿园班级里,有 6 个孩子会表现出严重影响他们学习能力的行为;但是每两个班只有一个孩子会接受心理健康治疗。此外,其中 4 个孩子在 10 岁时会继续表现出攻击性行为,而那时成功干预的机会几乎为零。而幸运的是,我们可以采用一些循证策略有效地将这些孩子们扶上正轨。问题在于我们需要针对每个儿童的特殊需求,及时和充分地进行干预和支持。

"Alan 有一种行为,"他的母亲 Beth 解释说,"他打自己,也打其他孩子。"Alan 的母亲急于分享自己的经历。与 10 个月前 3 岁的 Alan 被转诊到我们诊所时相比,她现在的情绪有明显的不同。那时的 Alan 尽管已经接受了为期一年的高强度特殊教育服务,但他的行为仍旧处于失控状态。他的特殊需求给这个家庭带来了巨大的压力,于是 Beth 找到了我们。"他语言能力欠佳,"她回忆道,"与其动口交流,他更愿意动手以达到他的目的。"

就像许多有特殊需要的孩子的家庭一样,Beth 的经历见证了她在当前这个割裂化的系统里辗转于多个机构的奔忙和艰辛,而这些机构承担着共同且重叠的责任。Beth 的辛劳凸显了目前专业工作面临的一个挑战。Colby 和 Sullivan (2008) 认为,所谓"专业",其典型的特征之一便是承诺服务客户以及更广泛的社会福利。如果专业人士从互惠互利的角度出发为客户提供了良好的服务,他们便会享有更大的自主权,并且赢得公众的尊重;而如果专业人士提供的服务不佳,或是仅从私欲的角度出发,全然不顾客户的个人需求,那么不但该专业人士的个人声誉会受损,还会连累整个行业。从这个意义上说,如果公众并未明显感知一个行业对社会公共利益的道德承诺,那么这个行业就无法生存。当然,任何"高精尖"的行业也不例外,一旦这个行业是公认的与社会主要价值观和期望以及职业道德准则脱节的话,无论它拥有再高的科技含量或是再多的技术专长,都无法挽回其在公众心目中的形象。但是当一个人的个人价值观和信仰与职业的道德承诺以及社会的期望相一致时,这种一致就产生了一种文化,在这种文化中,行业自主、公众信任和个人的使命感会蓬勃发展,从而产生职业成就感和高昂的士气 (Sullivan 2004)。

因此,在这个框架内,制度和环境条件会削弱专业人士基于道德操守和伦理行为履行其对社会承诺的能力。诸如经济方面的考虑、外部监管以及由于机构的孤立而导致的不可避免的医疗服务割裂化等情况,往往会削弱从业人员的士气,使他们觉得努力增强业务能力是没有意义的,最终造成了整个行业地位的下降。此外,狭隘的利己主义或行会保护所设置的障碍使处理儿童相关事务的机构之间的交流受到限制,同时也使牵头机构在选择干预措施上处处掣肘。这些制度上的障碍也同样存在于教育行业中。

30 多年来,公众对教育行业一直有一种看法,即教育工作者的冷漠无情使越来越多的孩子变成文盲(National Commission on Excellence in Education 1983)。双方的这种紧张关系在 Beth 为儿子寻求帮助时显得尤为明显。正如许多家庭的儿童有着特殊教育的需求一样,Beth 很早就意识到了 Alan 的行为和语言需求。她眼见着自己的儿子日益落后,虽遍寻良方但却收效甚微。虽然 Alan 的早期发育问题并不明显,但 Beth 对他反复出现的耳部感染感到困惑。Alan 的儿科医生在 2 年内成功地用抗生素治疗了他的 15 次感染,但却没能解释为什么症状会频繁地复发。Alan 在 10~12 个月的时候开始说话,并不断地增加他的表达词汇量,直到大约 2 岁的时候,他语言能力的发育突然停止了,而与此同时他的攻击性行为,尤其针对他的母亲,开始加剧了。Alan 的儿科医生发现他行为的恶化后随即将他转诊到了区域中心(针对 3 岁以下残障儿童的专业机构)进行评估。在区域中心里,Alan 因为冲动控制能力差,对他人有攻击性,再加上语言能力有限,在 2 岁半时被诊断为自闭症谱系障碍。因此,区域中心批准采用居家行为服务进行干预,试图解决 Alan 不断升级的易怒和尖叫的行为模式,这些干预措施均基于应用行为分析原则(Hagopian et al. 2000)。6 个月后,治疗的主要责任从区域中心转移到了公立学校上来,并且将特殊教育服务增加到了日常的居家行为治疗中。Alan 每天都会去上学,并在一个专门为自闭症学龄前儿童设立的中心接受专门的学业指导。除了日常的教育外,学院每周还为他提供辅助性的语言和作业疗法(一种通过让患儿制作手工艺品和培养兴趣爱好的疗法,帮助他们康复)。尽管 Alan 接受了多种多样的治疗,但是效果并不明显,并且他的行为持续恶化,这一切都预示着 Alan 很可能无法成功地融入正常公立学校的生活。面对这种紧急情况,Beth 把 Alan 送到了 D/M 儿童中心(Desert/Mountain Children's Center,DMCC)。

DMCC 是一个独特的机构,融合了公立学校与行为健康部门(Department of Behavioral Health)。作为 D/M SELPA 的延伸,它归于郡县学校督导部门的行政管理之下。然而作为一个心理健康诊所,DMCC 却主要接受来自联邦医疗补助基金财政支持,因为它是一个基于社区的心理健康组织,与郡县的行为健康部签订了合同,向儿童提供学校心理健康服务,时间跨度为从他们刚出生一直到 21 岁。针对 6 岁以下儿童的以临床为基础的服务,是借鉴由儿童研究三角(Children's Research Triangle,一个非营利组织,位于伊利诺伊州的芝加哥,致力于为有需要的儿童和家庭提供特殊教育服务)的 Ira Chasnoff 博士开创的筛查、评估、转诊和治疗(screening,assessment,referral and treatment,SART)的跨学科诊疗模式。

DMCC 的 SART 诊所的工作重心是评估和治疗 6 岁以下遭受过有害的压力或创伤的儿童,或其母亲产前接触过酒精或违禁药物的儿童。医学和神经科学领域的大量研究表明,儿童早期接触非法药物(Thompson et al. 2009)、酒精(O'Malley 2000;Riley et al. 2005;Streissguth 1997)、烟草(Herrmann et al. 2008)或早期经历创伤和/或父母的忽视会导致神经损伤,对发育中的大脑产生不利影响,严重损害认知能力和情绪状态的调节能力(Kaufman et al. 2000;Perry 1997;Putnam 2006;Szalavitz and Perry 2010)。这些有害因素的暴露与人一生中存在的精神健康和身体健康问题有着广泛的关联(Anda et al. 2006;Felitti et al. 1998)。在学校里,这些早期的生活暴露往往会导致诸如学习能力受限,注意力缺陷和各种不良的行为问题,如极坏的脾气、突然的愤怒、攻击性,或其他相对内在化的行为障碍,如退缩或抑郁。如果不加以治疗,这些行为将表现为社交焦虑障碍,或青少年时期的暴力和攻击性行为。DMCC SART 是一个跨学科的评估中心,Alan 转诊过来后接触到了许多医学、心理和治疗方面的专业人员。这些专业人员共同努力,以个案为中心,整合他们的专业知识,关注儿童的独特需求,试图找到影响儿童的正常认知和情感发展的原因。

　　显然,在 Alan 的案例里,他的行为不符合正常发育过程。虽然他的许多行为(例如,正常语言发育突然停止,愤怒和发脾气行为,冲动控制差,以及对成年人和同龄人的攻击行为)有着自闭症谱系患儿经常表现出的特征,但是对这些行为的其他更具体的解释似乎也有道理。比如,语言发育迟缓在经常患耳部感染的儿童中很常见——Alan 就有过 15 次发病。此外,在家中接触烟草烟雾的儿童的耳部感染容易复发,而且母亲在孕期接触过烟草的儿童出现注意力缺陷和多动症(attention deficit and hyperactivity disorder,ADHD)的比例明显更高。从 Alan 父母的病史来看,他在出生前后都有过烟草暴露史。Beth 还表示她会出于社交目的而饮酒,但是当她发现自己怀孕时 Alan 在她肚子里已经待了 6 个星期了。而这段时期正是神经发育的关键时期——胼胝体和边缘系统正在形成。胼胝体位于大脑的中线,它是大脑左右半球之间共享信息的枢纽。作为边缘系统的一部分,胼胝体在大脑接收和处理来自环境的感觉信息方面起着重要作用。当边缘系统因产前酒精暴露而受损时,大脑就无法调用先前存储的信息来指导当前的行为。在这种情况下,孩子也许能够清楚地说出与特定环境相关的规则,但似乎无法使用它们来规范自己的行为。因此,怀孕前 3 个月饮酒对边缘系统的损害会导致幼儿的许多功能缺陷,这些缺陷通常被描述为过度活跃、冲动、不听话、对立和挑衅行为(Chasnoff 2010;Kaufman et al. 2000;Olney 2004;Rasmussen 2005;Streissguth and O'Malley 2001)。这些因素结合在一起,让我们更全面地理解了 Alan 早期的环境暴露和健康史,以及他所表现出的认知和行为障碍之间的关系。

　　跨学科团队从不同学科的角度出发,对 Alan 行为的根本原因提出了一个新的假设,并给出了新的治疗建议。根据产前的烟草和酒精暴露史,团队成员们推测 Alan 的边缘系统受到了神经损伤,从而导致他从外界环境获取信息和处理应对的能力受损,进而容易出现攻击性的行为。团队成员们还认为,频繁的耳部感染导致了在发育关键时期听觉输入的中断,从而造成了严重的语言发育迟缓。而 Alan 的攻击性行为被看作是他在进行与他人交流沟通的尝试。基于这些假设,团队推荐 Alan 进行一个为期 10 周的高强度临床评估项目,包括日常语音和语言治疗以及感觉统合疗法。这些治疗在一个适合儿童发育的环境中进行,那里有着舒缓的背景音乐,充足的活动和健康的肢体触摸。为了进一步巩固 Alan 逐渐正常化的行为,治疗环境需要保持相对稳定,即使有变化,也应当在 Alan 能够适应的范围之内。最后,为了在每天的 4 小时治疗后能够使疗效持续,Beth 还参与了亲子互动疗法(Parent Child Interaction Therapy,PCIT)(Bell and Eyberg 2002;Eyberg 1988)。PCIT 是一种基于亲子关系的治疗模式,要求家长与孩子一起进行,同时由身处另一个房间的治疗师通过设备进行观察和指导。治疗师通过父母耳朵里的耳塞指导父母与孩子的互动。

在 Alan 的案例中,专业人员所面临的挑战可以看作是整个行业所面临的挑战的一个缩影。在 Alan 来到 DMCC 之前的治疗虽然均以失败告终,但并不能表明大家的努力不够。因为尽管 Alan 在一开始就及时地寻求了许多专业人士的帮助,但是个人的力量并不能解决 Alan 表现出来的复杂行为问题。事实上,所有之前参与治疗 Alan 的专业人员都在他们的知识和专业范围内尽职尽责地工作了。然而,单靠一个专业或学科并不足以解决这些问题,这恰恰说明了目前专业工作所面临挑战的关键所在。为了应对这个挑战,大多数专业机构都开始组建跨学科的专业团队,让他们朝着共同的目标一起努力。这种协作模式是全新的,而事实上也只有在这种情况下才能让我们看到制度结构、工作模式和流程得以简化,从而让人们对专业人士的工作保持信任。

在 Alan 的案例中,最初的每一位专业人员都是有能力有经验的,他们及时发现了 Alan 的问题并很好地在能力范围内履行了他们的职责。他的儿科医生有效地治疗了他的复发性耳部感染;自闭症的早期诊断让 Alan 进行了循证行为疗法;学校在适当的时候介入,在他的日常生活中增加了言语、作业疗法和专门的指导。然而,这些治疗服务的功能和效果被误解了,治疗的强度不足,最终并没有解决 Alan 复杂的行为问题。面对收效甚微的治疗,教育工作者开始怀疑自己到底能不能有效地应对这样一个孩子。此外,他们还感到可以动用的资源匮乏,无法为孩子提供更频繁或更高强度的服务。他们还担心,如果加强对某一名学生的服务,其他学生的家长可能期望自己的孩子也得到同样的关照。教育工作者们需要同时面对资源有限和如何界定为特定学生提供所需服务的双重问题。

他们在处理像 Alan 这样的孩子的需求时产生的无力感会威胁到他们对于自己职业身份的认同感,因为他们的天职就是要为所有的孩子们提供良好教育。Colby and Sullivan(2008)提出职业认同是在专业知识和技能的获得和实践中实现的。然而,个人对其专业知识是否足够的感觉来源于其解决具体问题时所采用的策略是否有效。因此,专业人士通过终身学习不断磨炼技能和提高专业知识,使自己能够不断解决专业范围内的问题,从而实现职业身份认同和个人价值。因此,仅以专业知识和技能为基础的强烈职业认同感,在遇到力不从心的问题时必然会导致士气的丧失,随之而来的是对自己职业意义的怀疑。

那怎么解决这个问题呢? Colby and Sullivan(2008)提出职业精神可以通过职业教育来培养,通过让学生们深刻认识到高质量工作背后蕴含的道德目标,从而使学生能够发现他们所选择的职业的内在意义。他们认为,通过在专业知识和技能的学习和实践过程中整合专业的核心价值就能够完美实现这一目标。从这个意义上说,职业道德观念就成为专业知识和技能的基础和黏合剂。

作为支撑专业工作的基本要素,核心价值的重要作用是长期观察到的人性特征。例如 John Locke(1690)早在 300 多年前就提到"我一直认为,人们的行为最能诠释他们的思想"(一篇关于人类理解的文章,第一卷,第三章,第三节)。事实上,这一原则不仅在哲学中,而且在心理学和组织理论中也有相关的发现。在对影响校长行政决策的因素的研究中,Powell(1992)证明了校长的决策来源于能够增强个人身份认同感的核心信仰体系,而不是来源于其所学的管理技能。Powell 指出,具体的行动和行政行为之所以被采用,恰恰是因为它们与形成个人自我意识的核心价值观和道德原则相一致,而不是从各种理性的行动中做出选择。更具体一点来说,构成校长个人身份的道德原则不受环境偶发事件的影响。校长们随后坚持这些价值观,并做出与他们坚信的理念相符的决定。

这一观点的意义在于道德目标对于我们的职业责任概念至关重要。在这个框架内,专业工作的专业知识和技术技能的学习和应用是基于道德目的的,而道德目标是个人身份认同不可分割的一部分。因此,当个人、专业和团体的目标一致时,个人的专业自主性、士气和满意度是最强的。

由此可以推论,如果个人以这种方式做决策,那么机构(如社会企业)也会这么做。在企业层面,共同的身份认同体现在企业文化之中(Deal and Kennedy 2000)。企业文化包含的价值观和原则是由公司内工作生活的传统、符号和仪式的不断强化累积而来的。在这方面,正式和非正式的规则、符号和传统都具有交流意图。例如,开放式政策和扁平化的组织架构体现了平等沟通的理念;而在组织中使用正式的头衔和按职位分配停车位则清楚地传达了相反的信息。前者为组织各层面的信息交流定下了更有吸引力的基调,而后者则为沟通制造了障碍,传递出的信号是:作为权力工具的信息必须经过审查和协调,才能被视为对组织有价值。

价值观不仅指导组织行为,而且是组织重组和维持组织变革的催化剂。在对组织改革核心要素的考察中,Fullan(2003)确定了三个基本要素之间的相互作用的重要性,它们是:①道德目的;②高质量的关系;③高质量的知识。这三方面都是组织改革所必需的,它们共同营造出一个有利于积极变革的环境。道德目的具有内在的激励作用,从而使个人在面对困难时坚持努力,因为他们的努力受到了超越自身目标的激励。然而仅仅有道德目的是不够的。只有在紧密的人际关系中才能无私地践行道德目的,因为身处其中的人们能够充分沟通并产生共鸣。同样,如果组织不能将个人身份整合到一个共同的道德目的背后,使其与每个人最崇高的愿望产生共鸣,并通过这种方式将他们团结在一起为更大的利益做出共同承诺,那么组织就无法蓬勃发展。

Fullan 工作的理论基础是混沌理论的扩展(Gleick 1987),即复杂自适应系统理论或复杂性理论(Marion 1999;Marion and Uhl-Bien 2001;Schneider and Somers 2006;Wheatley 1994)。复杂性理论的核心概念是:所有类型的组织更像是活的有机体而不是机器。机器是为了实现特定目的而设计的,当机器被输入了一个系统没有设计的变量时,它的运行机制就会被扰乱。然而,从一个生命体的角度来看,组织是通过"重新设计"、"重组"和系统改造来不断适应环境的变化的。作为一个"生命系统",组织具有不断重组和呈现不同形式的能力。与 Fullan 关于组织改革的工作类似,Wheatley and Kellner-Rogers(1996)发现一个组织对来自环境的威胁作出自发反应的能力依赖于三个基本因素之间的关系,即身份、信息和关系。

大多数组织在寻求变革时只是在细枝末节处修修补补。政策制定者会通过改组部门、转移优先事项或责任来改变组织的正式结构。他们可能会通过改变与核心成员交互的方式或指导员工的行为来改变组织的模式;或是通过建立新的规则和政策来改变组织的流程,试图使组织更有效率、免受威胁,或者加强对核心信息的把控。然而在大多数情况下组织是抵制变革的,这是因为组织内的个人采用"自我意识"去不断理解他们周围的世界。他们的理解方式是基于"这对我意味着什么?",而几乎不想其他的事情。同样的,组织身份包括它的价值观和使命,以及构成集体文化的符号、仪式和传统。它包括该组织的历史和故事,以及在有新成员加入后组织的未来发展。因此,组织的身份是其成员集体"自我"的体现,这个集体的"自我"不断以自己的方式去理解周围的世界。除非组织有意引导,否则这个集体"自我"不会产生其他的道德目的(Wheatley and Kellner-Rogers 1996)。

作为一个有生命的系统,组织不断地从环境中收集信息,将信息与经验相匹配并作出符合组织核心价值的反应。有活力的组织会满怀热情地进行这项工作,因为它们认识到,当以新的视角去审视旧的模式时,往往会偶然间发现全新的内涵,继而创造出新的意义。有活力的组织赖以生存并繁荣发展的基础是组织内无处不在的丰富而有深度的信息,这些信息等待着组织内人员的发掘和利用,并从这些信息中构建出与组织自我相一致的全新意义。当组织内部的信息属于每个成员时,人们产生的思想协同作用使组织在应对不断变化的需求时能够做出快速的反应。

Wheatley and Kellner-Rogers 认为关系是共享新信息和创造知识的载体。通过社会交流,人们的思想可以互相借鉴并完善;迸发的灵感能够孕育创造性的方式方法;互相的鼓励又能够使人们的努力持续下去。通过社会交流建立的联系,进一步扩大了上述工作的思想基础。而思想基础越广泛,涉及的利益相关者就越多,考虑的观点也就越多,这就拓宽了人们的视野和对新思想的容忍度,培养人们对个体差异的共情理解,从而产生对彼此和对组织的忠诚。

身份、信息和关系这三个方面相互协作,从内部促进组织的改革。如果机械地进行机构重组,那么对组织结构、行为模式或工作流程的改变是核心内容。而复杂适应系统理论则与之不同,它着眼于组织内个人的力量,期待他们能自发地找到解决方案,并且这种解决方案与他们对组织使命的共同理解相一致。试想一下,组织里的每位成员都怀着对组织最深层意图的理解,身边是和自己一样有着共同使命感的同事们,手头可以接触到为了达成目标的一切信息和人际关系,这样的组织一定能够设计并实施创新的解决方案,而这一切在机械化的组织中是不可想象的。从这个角度出发,我们来探讨如何利用复杂性理论更好地理解教育工作者在干预家庭健康问题方面的职业责任。

设立 SELPA 的初衷是解决儿童的教育问题,比如地区监督员可以要求SELPA 为地区学校中儿童的异常行为和心理健康问题提供一套应对方案。SELPA 的使命——"一切为了孩子,为了孩子的一切"——传达了其员工们对该组织义务的共同理解,即不断探寻满足儿童需求的方法,这使员工们拧成一股绳,团结在领导的周围,充满了工作热情。尽管 SELPA 面临着亟待解决的资金、发展社区伙伴关系和提升员工能力等问题,而这些并没有现成的范例可供参考,更别说还需明确法律和责任层面的问题,如何解决跨学科服务模式的障碍等等,但是他们坚信这是一件前无古人的壮举,能够为他们所在地区的儿童带来巨大的利益,而这一信念推动并支持着他们不断努力向前。SELPA的员工们集思广益,从每一个成功的案例中不断积累经验并成长,从而推进工作。在整个过程中,员工们始终坚持不懈,相信这项工作的成功将为他们所服务的社区和学区的儿童以及家庭提供宝贵的服务。

通过努力,SELPA 建立了一个跨学科诊所,其中包括医疗、心理健康和教育专业人员,他们针对每一位有需求的儿童共同制定干预措施。如今,这家诊所已有 150 名医疗和治疗专业人员,每年为 4 000 多名儿童提供临床和校内的精神健康服务,从出生直到他们年满 22 周岁。跨学科评估包括儿科、心理治疗、言语和语言、职业治疗和临床神经心理评估,为 6 岁以下儿童及其监护人提供必要的强化治疗和临床治疗。随着人口的增长,团队成员的专业知识也不断累积,提供服务的机会也在增加,其中就有像 Alan 这样的孩子。

"就像我刚才说的,"Beth 重复道,"他现在的状态太棒了!和之前判若两人!家人和朋友注意到了这种变化,他们问:'你给他用了什么药了吗?'我说:'不!他没有服用任何药物。'"

Beth 露出了笑容,继续说道:"他之所以恢复得这么好,多亏了 SELPA 的诊所,我想感谢所有参与其中的女士们。我只想说,谢谢你们!因为如果没有你们,我都不知道我儿子还有机会回到普通课堂,更别说还有机会进入学院(大城市中提供额外课程招收其他地区学生的学校,其地位类似于中国的重点学校)学习了。他能写出他的名字,他知道他的电话号码,他自己穿衣服,会自己刷牙,他真是太棒了!你看他的成绩单,他成了!他符合上幼儿园的所有条件。我真是太惊讶了!"

经常有人问我们:"你们这么做是为什么呢?"作为一个教育机构,我们为什么要进入心理健康行业,或者承担其复杂的医疗责任? Beth 的故事能够解答这一切,Alan 的成功使我们深受鼓舞。在 10 周内,他的感受性和表达性语言技能、行为模式和学前准备水平从只有 14 个月的婴儿状态一跃成为适龄的儿童。Alan 的进步非比寻常,但不是绝无仅有的。自两年前诊所设立以来,已经有 60 多名儿童通过为期 10 周的强化临床项目后顺利入学,大多数儿童都取得了同样令人印象深刻的成绩。

而事实上一开始我们并没想到可以走得这么远。根据调研,我们的最初目的是填补对儿童患病进行早期识别这项工作的空白,所以一开始我们只对通过儿童福利系统转诊的 5 岁以下儿童进行跨学科评估,随后将确诊的儿童再次转诊到社区精神健康诊所进行后续治疗。然而,在一个邀请了 100 多名服务提供者参加的社区论坛上,我们问道:"你们中有多少人在为 5 岁以下儿童提供精神健康服务方面有专门知识?"结果只有不到十个人举手。

"如果我们找到符合条件的儿童,你们中有多少人有能力接受我们的转诊?"我们继续问道,结果只剩下一位女士还举着手。

她站起来说道:"我们可以给你们 2 个名额。"

很明显,如果社区没有服务能力,我们也就无法每年对 400 名儿童进行评估。因此,在明显的社会需求的推动下,我们也承担了提供治疗服务的责任——"对孩子生活中任何有用的东西的不懈追求"。

哲学家 John Dewey 曾经被一位轻视哲学的年轻医生问道:"这种哗众取宠有什么好处? 它能给你带来什么? "

Dewey 说:"它的好处是你可以爬山。"

"爬山? "年轻人继续问,"那又能怎么样呢? "

"你就能看到其他需要攀登的山峰,"他回答道,"你下山后又去爬下一座山,然后看到还有其他人在爬。当你看到别的山峰却不想再爬的时候,人生就结束了。"(Tan 1979)

从事专业工作也是如此。我们在践行职业责任的时候不断提升自己的能力,用我们的专业知识和技能为社会公共利益服务,在人与人的协作中创造新的知识和共同的意义,满足人类发展的需要。组织机构在不断更新成长的过程中,其内的从业人员也能够获益。而新的需求促进了新的想法和创造性思维的产生,继而带来新的知识、经验和技能,这就是创新和进步的良性循环。

(陈翔,常实,欧阳洋,李亚平,袁勇翔　译)

参考文献

Anda, R. F., Felitti, V. J., Bremner, J. D., Walker, J. D., Whitfield, C., Perry, B. D., Dube, S. R., & Giles, W. H. (2006). The enduring effects of abuse and related adverse experiences in childhood: A convergence of evidence from neurobiology and epidemiology. *European Archives of Psychiatry and Clinical Neuroscience, 256*, 174–186.

Bell, S. K., & Eyberg, S. M. (2002). Parent-child interaction therapy: A dyadic intervention for the treatment of young children with conduct problems. In S. K. Bell & S. M. Eyberg (Eds.), *Innovations in clinical practice: A source book* (Vol. 20, pp. 57–74). Sarasota: Professional Resource Press/Professional Resource Exchange.

California Department of Education. (2012). *Dataquest*. Sacramento: California Department of Education. Retrieved October 16, 2012, from http://data1.cde.ca.gov/dataquest/

California Department of Education. (2014). *Selected county level data*. Sacramento: California Department of Education. Retrieved January 16, 2014, from http://data1.cde.ca.gov/dataquest/cbeds2.asp?cYear=2012-13&FreeLunch=on&Enroll=on&PctEL=on&PctWhite=on&cChoice=CoProf2&TheCounty=36%2CSAN%25255EBERNARDINO&cLevel=County&cTopic=Profile&myTimeFrame=S&submit1=Submit

Campbell, S. B. (1991). Longitudinal studies of active and aggressive preschoolers: Individual differences in early behavior and in outcome. In D. Cicchett & S. Toth (Eds.), *The Rochester symposium on developmental psychopathology* (Internalizing and externalizing expressions of dysfunction, Vol. 2, pp. 57–90). Hillsdale: Erlbaum.

Campbell, S. B. (1995). Behavior problems in preschool children: A review of recent research. *Journal of Child Psychology and Psychiatry, 36*, 113–150.

Campbell, S. B. (1997). Behavior problems in preschool children: Developmental and family issues. In T. Ollendick & R. Prinz (Eds.), *Advances in clinical child psychology* (Vol. 19, pp. 1–26). New York: Plenum Press.

Campbell, S. B., & Ewing, L. J. (1990). Follow-up of hard-to-manage preschoolers: Adjustment at age 9 and predictors of continuing symptoms. *Journal of Child Psychology and Psychiatry, 31*, 871–889.

Chasnoff, I. J. (2010). *The mystery of risk.* Chicago: NTI Upstream.

Children's Network. (2006). *Children's Network annual report.* San Bernardino County. Retrieved October 12, 2012 from San Bernardino County Department of Human Services website. http://hss.sbcounty.gov/Childrens%20Network/

Colby, A., & Sullivan, W. M. (2008). Ethics teaching in undergraduate engineering education. *Journal of Engineering Education, 97*, 327–338.

Deal, T. E., & Kennedy, A. A. (2000). *Corporate cultures.* New York: Basic Books.

Dodge, K. A. (1993). The future of research on the treatment of conduct disorder. *Development and Psychopathology, 5*, 311–319.

Education For All Handicapped Children Act of 1975, Pub.L. 94-142, codified as amended at 20 U.S.C. §1401.

Egeland, B., Kalkoske, M., Gottesman, N., & Erickson, M. F. (1990). Preschool behavior problems: Stability and factors accounting for change. *Journal of Child Psychology and Psychiatry, and Allied Disciplines, 31*, 891–909.

Eyberg, S. M. (1988). Parent-child interaction therapy: Integration of traditional and behavioral concerns. *Child and Family Behavior Therapy, 10*, 33–46.

Felitti, V. J., Anda, R. F., Nordenberg, D., Williamson, D. F., Spitz, A. M., Edwards, V., Koss, M. P., & Marks, J. S. (1998). Relationship of childhood abuse and household dysfunction to many of the leading causes of death in adults: The Adverse Childhood Experiences (ACE) Study. *American Journal of Preventive Medicine, 14*, 245–258.

Friedman, R. M. (2002). *Children's mental health—A status report and call to action.* Washington, DC: Invited presentation to President's New Freedom Commission on Mental Health.

Friedman, R. M., Katz-Leavy, J. W., Manderscheid, R. W., & Sondheimer, D. L. (1996). Prevalence of serious emotional disturbance in children and adolescents. In R. W. Manderscheid & M. A. Sonnerchein (Eds.), *Mental health, United States, 1996* (pp. 71–89). Rockville: U.S. Department of Health and Human Services.

Friedman, R. M., Katz-Leavy, J. W., Manderscheid, R. W., & Sondheimer, D. L. (1999). Prevalence of serious emotional disturbance: An update. In R. W. Manderscheid & M. J. Henderson (Eds.), *Mental health, United States, 1998* (pp. 110–112). Rockville: U.S. Department of Health and Human Services.

Fullan, M. (2003). *Change forces with a vengeance.* New York: RoutledgeFalmer.

Gilliam, W. S. (2005). *Prekindergartners left behind: Expulsion rates in state prekindergarten systems.* Retrieved October 18, 2012, from http://fcd-us.org/sites/default/files/Expulsion CompleteReport.pdf

Gleick, J. (1987). *Chaos: Making a new science.* New York: Penguin.

Hagopian, L. P., Crockett, J. L., van Stone, M., DeLeon, I. G., & Bowman, L. G. (2000). Effects of noncontingent reinforcement on problem behavior and stimulus engagement: The role of satiation, extinction and alternative reinforcement. *Journal of Applied Behavior Analysis, 33*, 433–448.

Hemmeter, M. L., Santos, R. M., & Ostrosky, M. M. (2008). Preparing early childhood educators to address young children's social-emotional development and challenging behavior: A survey of higher education programs in nine states. *Journal of Early Intervention, 30*, 321–340.

Herrmann, M., King, K., & Weitzman, M. (2008). Prenatal tobacco smoke and postnatal second-hand smoke exposure and childhood neurodevelopment. *Current Opinion in Pediatrics, 20*, 184–190.

Kataoka, S. H., Zhang, L., & Wells, K. B. (2002). Unmet need for mental health care among U.S. children: Variation by ethnicity and insurance status. *The American Journal of Psychiatry, 159*, 1548–1555.

Kaufman, J., Plotsky, P. M., Nemeroff, C. B., & Charney, D. S. (2000). Effects of early adverse experiences on brain structure and function: Clinical implications. *Biological Psychiatry, 48*, 778–790.

Kazdin, A. E. (1995). *Conduct disorders in childhood and adolescence* (2nd ed.). Thousand Oaks: Sage.

Keating, D. P., & Hetzman, C. (1999). *Developmental health and the wealth of nations: Social, biological and educational dynamics*. New York: The Guilford Press.

Lavigne, J. V., Gibbons, R. D., Christoffel, K. K., & Arend, R. (1996). Prevalence rates and correlates of psychiatric disorders among preschool children. *Journal of the American Academy of Child and Adolescent Psychiatry, 35*, 204–214.

Locke, J. (1690). *An essay concerning human understanding*. [pdf version]. Retrieved from archive.org.

Marion, R. (1999). *The edge of chaos*. Thousand Oaks: Sage.

Marion, R., & Uhl-Bien, M. (2001). Leadership in complex organizations. *The Leadership Quarterly, 12*, 389–418.

Moore, M. T., Strang, E. W., Schwartz, M., & Braddock, M. (1988). *Patterns in special education service delivery and cost*. Washington, DC: Decision Resources Corporation.

National Commission on Excellence in Education. (1983). *A nation at risk: The imperatives for educational reform*. Washington, DC: U.S. Department of Education.

Needell, B., Webster, D., Armijo, M., Lee, S., Dawson, W., Magruder, J., Exel, M., Cuccaro-Alamin, S., Putnam-Hornstein, E., Williams, D., Simon, V., Lou, C., Peng, C., King, B., & Henry, C. (2012). *Child welfare services reports for California*. Retrieved October 13, 2012 from University of California at Berkeley Center for Social Services Research website. http://cssr.berkeley.edu/ucb_childwelfare

O'Malley, K. (2000). Neuropsychiatric implications and long term consequences of FASD. *Seminars in Clinical Neuropsychiatry, 5*, 177–190.

Olney, J. (2004). Research investigating effects of alcohol and developing brain cells. *Addiction Biology, 9*, 137–149.

Parrish, T. B., & Wolman, J. (1999). Trends and new developments in special education funding: What the states report. In T. Parrish, J. Chambers, & C. Guarino (Eds.), *Funding special education* (pp. 201–229). Thousand Oaks: Corwin Press.

Perry, B. D. (1997). Incubated in terror: Neurodevelopmental factors in the 'cycle of violence'. In J. Osofsky (Ed.), *Children, youth and violence: The search for solutions* (pp. 124–148). New York: Guilford Press.

Powell, R. J. (1992). *Social-cognitive leadership theory: A latent variable causal model of the effects of implicit beliefs on principal leadership behavior*. Riverside: The University of California.

Putnam, F. W. (2006). The impact of trauma on child development. *Juvenile and Family Court Journal, 57*, 1–11.

Qi, C. H., & Kaiser, A. P. (2003). Behavior problems of preschool children from low-income families: Review of the literature. *Topics in Early Childhood Special Education, 23*(4), 188–216.

Rasmussen, C. (2005). Executive functioning and working memory in fetal alcohol spectrum disorder. *Alcoholism, Clinical and Experimental Research, 29*, 1359–1367.

Reid, J. B. (1993). Prevention of conduct disorder before and after school entry: Relating interventions to development findings. *Journal of Development and Psychopathology, 5*, 243–262.

Riley, E. P., McGee, C. L., & Sowell, E. R. (2005). Fetal alcohol spectrum disorders: An overview with emphasis on changes in brain and behavior. *Experimental Biology and Medicine, 230*, 357–365.

Schneider, M., & Somers, M. (2006). Organizations as complex adaptive systems: Implications of complexity theory for leadership research. *The Leadership Quarterly, 17*, 351–365.

Streissguth, A. (1997). *The challenge of fetal alcohol syndrome: Overcoming secondary disabilities*. Seattle: University of Washington Press.

Streissguth, A., & O'Malley, K. D. (2001). Neuropsychiatric implications and long-term conse-
quences of fetal alcohol spectrum disorders. *Seminars in Clinical Neuropsychiatry, 5*, 177–190.

Sullivan, W. (2004). Work and integrity: The crisis and promise of professionalism in America
(2nd ed.). San Francisco: Jossey-Bass.

Szalavitz, M., & Perry, B. D. (2010). *Born for love. Why empathy is essential—and endangered.*
New York: William Morrow.

Tan, P. L. (1979). *Encyclopedia of 7700 Illustrations.* Rockville: Assurance Publishers.

Thompson, B., Levitt, P., & Stanwood, G. D. (2009). Prenatal exposure to drugs: Effects on brain
development and implications for policy and education. *Nature Reviews Neuroscience, 10*,
303–312.

Wheatley, M. (1994). *Leadership and the new science.* San Francisco: Berrett-Koehler.

Wheatley, M., & Kellner-Rogers, M. (1996). Self-organization: The irresistible future of organizing.
Strategy and Leadership, 24, 18–26.

第十三章
社区参与的卫生保健培训中的
职业伦理与道德伦理

引言

为了提高循证医疗干预措施的普及率,社区的参与度是关键之一。卫生研究人员普遍认为,卫生保健组织必须在加强社区参与度的过程中发挥组织和资源协调作用,从而让社区的参与变得更有意义,继而提高整体人群的健康水平(Ahmed et al. 2004;Ahmed and Palermo 2010;Minkler and Wallerstein 2010;Simonds et al. 2013;Wallerstein and Duran 2006)。基于社区的伦理复杂性研究与实践(community-based participatory research and practice,CBPR)中提到了伦理复杂性的问题,我们认为同样值得关注。尤为明显的是新的CBPR从业人员从临床工作环境转向社区工作环境时,传统护理和实习生监督模式将会发生变化。

该转变的一个重要方面是,从业人员对职业伦理的理解与他们的社区伙伴是不同的。临床医师在医疗机构内工作时会受上级医生的监督和培训,而当过渡到社区环境中时,他们便开始独立承担临床工作的责任,这时候就需要他们自己去权衡将要面对的复杂状况。在社区中,学生必须在相对有限的监督下独自应对新的不确定性和不连续性。虽然医疗系统也在努力改进社区卫生人员的培养模式,以便更好地开展CBPR工作,但大多数都只是着眼于工作中可能遇到的专业知识和技能相关的问题,而不关注伦理道德的问题。为了展示这些情况,我们以威斯康星州的密尔沃基退伍军人健康机构为例,详细介绍了一种社区-学术合作关系(community-academic partnership)。本章的四位作者都在本案例研究的复杂社会动态(complex social dynamics)中发挥了作用。因此,我们首先简要介绍四位作者,以及他们是如何参与到这种伙伴关系的构建和发展当中的。

Zeno Franco——临床心理学家,在退伍军人管理局(Veteran Administration,

VA）医疗保健系统接受过战斗创伤循证治疗方面的培训。在此次案例研究期间，Dr.Franco 从退伍军人医疗保健系统转到一所地方医院进行初级保健和社区卫生研究的博士后项目，该项目是由卫生研究服务管理部门（Health Research Service Administration，HRSA）资助的。在之前的单位，他主要为退伍军人提供传统的一对一门诊心理治疗。在博士后期间，Dr. Franco 加入了由小型退伍军人非营利组织——Dryhootch of America（后简称 Dryhootch）——运营的社区 - 学术合作机构，参与 Zablocki 退伍军人医疗中心（Zablocki VA Medical Center，ZVAMC）和威斯康星医学院（Medical College of Wisconsin，MCW）的合作。这项合作专注于针对退伍军人群体的医疗干预。

Mark Flower——Dryhootch 聘请的退伍军人朋辈辅导员（peer mentor）。Flower 先生为努力重返平民生活的退伍军人提供直接的、基于社区的康复支持。他的大多数服务对象都患有毒品或酒精成瘾或其他心理健康问题。Flower 先生是 Dryhootch 和社区 - 学术合作机构的联络员。

Jeff Whittle——ZVAMC 的内科医生。Dr. Whittle 是 Dryhootch 社区 - 学术合作机构的创始成员之一，也是 Dr.Franco 博士后期间的导师。

Marie Sandy——密尔沃基的威斯康星大学（University of Wisconsin）社区研究方向的助理教授。Dr.Sandy 的工作重点是社区参与的合理方式，以及实践哲学在社区 - 学术合作机构中的应用。在这个项目中，Dr.Sandy 为其他作者在参与社区 - 学术合作机构的工作过程中提供反馈交流的渠道，并将社区伙伴提出的关于伦理的意见整理成文，以便将其与学术团体的观点进行商讨。

　　下文所述的内容一定程度上反映了 Dr. Franco 对社区 - 学术合作机构的工作过程的个人反思，以及他在选择合适的伦理准则方面所作的努力。这些反思中夹杂着来自实践哲学[1]的观点，用以加强对社区与学术界之间对话的理解（Sandy 2011）。我们重点关注哲学家 Hans-Georg Gadamer 对亚里士多德伦理学中关于友谊，实用之美（即伙伴关系的美学）以及坚毅的解释——这三者都是更广义上的美德（即注重推动个人和群体走向道德卓越的基本价值观）实然（ideal，哲学中翻译为实然）——以便将 Mark Flower 持有的观点（社区一方）与学术团体的观点联系起来。从美德伦理的角度出发，Mark 和社区组织认为采取灵活的工作方式才能确保最有可能 "被遗漏" 的个人和团体也能获得卫生服务。然而将学术团体的伦理准则与社区的伦理准则进行比较是十分困难的，但它却能够告诉我们为什么学术界的一些行动方针有时会和社区产

注 1：Sandy 认为 Hans-Georg Gadamer 的实践哲学方法描述了我们每个人在为自己谋划的同时，也承担着社会共同利益赋予的责任。而进一步引申开来，这种方法有助于理解和引导服务性学习和社区参与度。

生冲突。此外,我们通过比较这些准则,能够更好地找到伙伴关系中不同道德观点的平衡,同时确保在提供专业服务时也能恪守职业伦理。

CBPR 课程中提出的大多数概念都相当直白(CBPR;Israel et al. 2005)。然而,CBPR 关于伦理的阐述并不明确,特别是涉及以促进健康为目标的社区 - 学术团体合作关系时(Buchanan et al. 2007;Flicker et al. 2007;Whittle et al. 2010)。在某种程度上,双方对于基本伦理框架的选择分歧致使合作过程中产生伦理困境。医生这一方通常践行的是由专业组织提出的伦理准则(例如 AMA 2001;APA 2003)。这些准则试图平衡"义务论"和"结果论"的伦理责任。即临床医生一方面从制度规则的角度看待伦理,另一方面从职业责任的角度来防止不良后果(例如报告责任等)。而相反的是,社区居民倾向于依赖一种非常不同的伦理框架,即"美德伦理"[2]——弱化对制度规则以及后果的关注,强调以公共利益和人类繁荣作为目标,因此在某些时候必然要舍弃义务论或结果论在意的事项。他们利用这些共同的理解来制定标准,用以评判他们自己和医生的所作所为。因此在某些情况下,医院可能认为理所应当的事情在社区居民看来却是难以接受的(例如社区居民认为入院时需要填写的个人情况表巨细靡遗,像是在审查一般。此时如果社区居民表现出不耐烦,医院会呼叫保安过来处理,而社区居民却认为医院应当寻求心理健康方面的专业人士来耐心地指导)。所以社区的代表们可能认为这些规则是为了解决体制问题而不惜以人类繁荣为代价。

即便是对于经验丰富的医疗和心理健康专业人员来说,这一情况都是相当棘手的,更不用说那些刚刚结束实习生涯的新手们了。职业培训的一个重要方面是学习认识和适应"不连续性"。这种不连续性指的是不同社区、卫生保健系统和参与协作活动的监管机构之间的伦理标准是有差异的。学员必须对每一方的伦理标准都予以尊重,同时在做决策时又要考虑到实际产生的风险。我们对 CBPR 的讨论考虑了早期职业临床医生的视角,也考虑了有经验的专业人员如何在社区工作环境中监督和指导新手。我们还说明了学者们对社区规则和服务期望的理解。最后,我们希望开辟一条途径能够让院校更有成效地与"他者"(Olson 1998)沟通,让学术团体能够更敏锐地感知社区伙伴们的伦理准则和他们最在意的事项。

为了实现上述目标并将理论成果付诸实践,我们研究了社区 - 学术健康合作团体从发展之初的艰难和其逐步演变的过程,该合作团体由社区一方的 Dryhootch of America(基于社区的退伍军人外展服务团体),以及学术团体一

注 2:亚里士多德说过,"常识"伦理能指引人类,无论是个人还是集体,通往美好的生活。本章的概念引自尼各马可伦理中的第六卷。

方的 Zablocki 退伍军人医疗中心（ZVAMC）和威斯康星医学院（MCW）组成，它们均位于威斯康星州的密尔沃基。双方所探讨的重点是社区 - 学术合作团体中出现的伦理困境。本章资深作者（senior author）Zeno Franco（MCW 的博士后）和 Dryhootch 社区代表 Mark Flower（退伍军人朋辈辅导员）有长期的私交，我们将从这一角度来讲述这个故事。我们证明，在社区 - 学术合作团体的发展中，有效的语言沟通能力是职业精神的一个基本方面（Mezirow 2003）。我们（学术团体一方）基于实践哲学这一理论，与社区伙伴们开展了有关伦理冲突的深入对话，探讨了美德伦理中的三个要素：友谊、实用之美和坚毅（Sandy 2011；Franco et al. 2011）。在双方的探讨中，社区伙伴们不认可 MCW 和 ZVAMC 的义务论观点，而他们的驳论点大多集中在这三个要素上。双方代表就伦理决策如何影响共同利益的讨论，逐渐改变了双方的伦理观点。这一过程对培训刚入职的专业人员、对增设临床督导人员的考虑，以及制定未来的 CBPR 课程都具有现实意义，使这些课程能更深入地解决双方合作中将遇到的各种伦理问题。

个案分析：卫生服务的社区合作关系

尽管人们在美国内战以后就已经确认了退伍军人存在战后的身体和心理的健康问题，但这些问题对从阿富汗和伊拉克战争归来的退伍军人的影响尤为显著。人们逐渐认识到通过基于社区的全民保健来解决这些问题的重要性，因为退伍军人医院并不总是他们寻求治疗的首选场所（Hinojosa et al. 2010；Kudler et al. 2011），与其在医院待着，他们往往更愿意待在社区。

Dryhootch 在密尔沃基，地处威斯康星州繁华的东部商业区。该机构为退伍军人提供朋辈辅导、康复计划和非官方的社会支持。"Hootch"一词指的是美军在越南战场上暂居的小屋或其他休憩的场所，也有着"酒精"（alcohol）的双关含义，而酗酒是各个时代退伍军人面临的主要问题之一。"Dry"一词则表示该组织的使命是提供一个不饮酒的社交聚会场所。因此，"Dryhootch"成立的初衷是希望建立一个咖啡馆或类似的环境，致力于"帮助从战争中幸存下来的退伍军人在和平年代中活下去"。虽然 Dryhootch 是一个小组织，在 2007 年它还只是一群退伍军人的设想，在短短的三年后，也就是 2010 年，它便发展为拥有自己的办公大楼，能为退伍军人提供社会援助的组织，并于 2012—2013 年间在全州开辟了多个分支机构。自成立以来，Dryhootch 一直与 ZVAMC 和 MCW 保持合作。

合作关系面临的挑战

所有社区 - 学术合作团体在工作过程中都会遇到各种困难,因为双方在文化理念、工作目标和行事风格方面均有差异(Minkler and Wallerstein 2010)。Dryhootch 和 VA/MCW 之间的合作也不例外,但因为涉及退伍军人的特殊性以及主要着眼于精神健康方面,所以某些常见的困难在双方的合作中会被放大。这些被放大的问题可分为三个相互关联的类别:①一些退伍军人与当地和国家的 VA 之间存在沟通不畅和不信任的历史;②对于基于社区的非营利组织应该为退伍军人提供什么样的精神健康服务,以及应该承担什么样的风险,合作伙伴之间的观点存在极大的分歧;③确定和推进互惠互利的研究议程存在困难。关于合作双方所付出的努力和后来获得的成功详见 Dr. Franco 的文章(Franco et al. 2014),本文重点关注合作双方的工作目标和风险承受方面的讨论,以及这些因素与培养年轻的社区卫生工作者的职业精神之间的关系。

工作目标和风险管控

在合作之初双方共同商定,Dryhootch 的主要工作目标是为退伍军人的身体和心理健康问题提供朋辈主导(peer-led)的支持,基本基于“老兵一对一”的模式(Resnick et al. 2004;Resnick and Rosenheck 2008)。但随后 Dryhootch 接受了一名外来的临床医生的志愿服务,该医生有兴趣在 Dryhootch 的场地供一对一的心理咨询、疗养和实习医学生带教的服务。这引起了合作伙伴的不满,因为 Dryhootch 没有开办精神卫生诊所所需的基本条件。表 13.1 列出了合作方的卫生服务人员在 Dryhootch 发现的一些临床和伦理问题。此外,合作方的学术团队发现在那位医生工作期间,他在 Dryhootch 对某些情况的处理(至少从临床角度来看)是值得商榷的。在几个月的时间里,学术团体反复向 Dryhootch 的高层谏言,内容包括 Dryhootch 可能面临的法律和财务风险,可能对所有合作伙伴产生不利影响的负面新闻,以及可能对得不到充分照顾的退伍军人造成的潜在伤害。而 Dryhootch 的员工却不以为然,认为这是学术团体将 VA 的期望和观点强加于他们,影响了 Dryhootch 的日常运作。

双方就该问题发生分歧时,正值一笔重大经费申请的关键时期。一些学术团体的成员认为,社区合作方这么做大概率会造成撰写标书的努力付诸流水,因为这相当于改变了当初合作时定下的任务目标。而当他们将这种担忧向 Dryhootch 反映时却被认为是一种威胁手段,而不是真的关心经费申请的问题。

表 13.1　在社区合作伙伴所在地观察到的临床和伦理问题

夸大资格认证水平	被监督者与客户的双重关系(临床实习生与治疗中的患者存在个人交往)
对心理健康硕士实习生的监管措施不够安全	缺乏诊所应具备的基础设施
下级医生无法联络上级医生	临床操作记录不详细
塔拉索夫法则(心理医生在得知自己的患者有危害他人生命安全的意图时,有将实情告知警方和被威胁者的义务)执行不当	社区合作伙伴的重大责任问题
在没有诊所基础设施的情况下提供个人咨询(如记录保存等)	媒体在宣传报道个人咨询服务之前未与学术团体和卫生服务人员沟通,导致某些描述不恰当
未观察到隐私保护制度	
基于网络的干预无身份确认机制,无隐私保护限制	
朋辈辅导员与辅导对象在 VA 的危机处理部门(社区中对存在精神问题的人提供服务的场所)会面时未表明身份	

　　根据美国心理学协会(American Psychological Association,APA)的伦理规章,学术团体一方的心理健康服务人员发现了一些亟待纠正的问题。这些问题包括:退伍军人对志愿提供心理健康服务的临床医生的资格认证水平存在误解,却没有得到及时的解答;在 Dryhootch 实习的心理健康学员缺乏现场监督,也无法在紧急情况下与上级医生取得联系,而这两者对于实习生来说是必须的。在发现这些问题的时候,学术团体一方的心理健康服务人员想要立即采取行动予以纠正。

　　但是他们的冲动却被 CBPR 的工作原则压了下来。CBPR 的原则和 APA 的规章在表 13.2 中并排展示了出来。仔细研究 CBPR 的原则就会发现,它们敦促专业人士要有更长远的眼光,强调在满足每一位服务对象需求的同时维护与合作伙伴的关系。考虑到社区一方把他们的行为视为"干涉内政"并表达了强烈的不满,学术团体一方认为尽管 APA 的规章支持他们立刻采取行动,但这可能造成双方合作关系的破裂,从而削弱双方在 Dryhootch 的合作中产出重要研究成果的能力。出于上述考虑,他们求助于第三方的心理学顾问,此人在社区心理学方面很有造诣,为解决双方的矛盾带来了新的思路。顾问提出,与其将 Dryhootch 中寻求帮助的退伍军人看作心理健康医生的个体"客户",学术团体一方更应该从组织心理学的角度将 Dryhootch 看作一个整体"客户"。

表 13.2 APA 职业规范和 CBPR 原则之间的比较

APA 伦理规章节选（APA 2003）	CBPR 工作原则（Israel et al. 2005）
心理医生与其他专业人士合作并进行咨询，为客户服务提供最优服务	原则 2——CBPR 建立在社区的力量和资源之上
关注同事在科学和专业行为上的伦理合规情况	原则 3——CBPR 促进了研究计划各阶段中平等合作的伙伴关系
不对他们的培训、经验或能力作出虚假、迷惑性或欺骗性的陈述	原则 4——CBPR 促进所有合作伙伴之间的合作学习和能力建设
在培训标准尚未出台的新领域，心理学家仍应采取合理的方法以确保他们的工作能力，并保护客户 / 患者、学生、监督人员、研究参与者、组织客户和其他人免受伤害	原则 7——CBPR 通过循环和迭代过程促进制度完善
	原则 9——CBPR 是一个长期的过程和承诺

　　从这一角度出发，学术团体将他们的身份重新定义为 Dryhootch 的顾问，旨在提高社区一方的整体能力，从而更安全有效地提供服务，而不是细化到每一位对象的具体服务过程。从这个立场出发，他们只要直接向 Dryhootch 的执行董事和 Mark Flower 明确表达他们关切的问题，就已经履行了自己的职责。所以在这个问题上，唯一合理的选择似乎是暂时停止在临床上采取一对一的朋辈辅导，而其余保持不变。这种妥协使学术团体能够基于 APA 伦理规章发现目前工作中的问题从而减少制度上的风险，并且向 Dryhootch 强调目前的薄弱环节在哪里，需要怎么做才能提供合适的服务，同时，这也为未来的合作留有余地。几个月后，自愿为 Dryhootch 服务的那位医生离开了，部分原因是 Dryhootch 的管理层逐渐发现这一做法偏离了他们自己宣称的服务性质，即"专业辅助性的"社会支持，而不是"纯专业的"的临床服务。随后 Dryhootch 做出了改变，回归了为退伍军人提供非临床的一对一朋辈辅导的初心，社区 - 学术团体的合作关系也回到了正轨。

　　在这一阶段的合作中，Zeno Franco 和 Mark Flower 经常在距离 Dryhootch 几个街区的一家咖啡馆碰头，讨论观点上的分歧，并试图达成共识，双方遇到的许多问题都是通过这种密集的"穿梭外交"（shuttle diplomacy）逐渐解决的。他们讨论的话题非常广泛，包括基本的道德前提、对风险的看法、隐私、临床和朋辈辅导员的行为边界，甚至包括"机构遗弃"（institutional abandonment）等话题。这段时期双方的对话和发生的事件令人难忘，而它们的意义在这段合作关系中也一直存在争议。例如，在学术团体一方看来，这是"以退为进"和对合作关系的重新定位，而 Dryhootch 的领导层却认为这是一种美国政府惯用的伎俩，即一开始对某个想法表现得很积极（例如，由退伍军人主持的社会支持项目),却又最容易"知难而退"。虽然这些担忧在一定程度上有所缓解,但它们仍然影响着几年后双方的沟通。学术团体一方的临床心理健康服务提供者认为他们的行为不够直接,可能有"过于软弱"的风险。而与此同时,Dryhootch 的社区伙伴表示,学者们担心 Dryhootch 无法提供正规临床护理,从而可能导致合作关系的解除,这让社区一方感到非常不舒服,仿佛"当头一棒"。在 Dryhootch 看来,为了表明观点,学者们宁愿放弃多年的合作,试图"教导他们"什么对退伍军人是最好的,但是却不愿意从社区的角度来了解什么类型的服务对那些被边缘化和最需要帮助的退伍军人是最好的。

健康与职业伦理意义的不同观点探讨

直到有一次出差的途中,两位合作伙伴(学术团体一方的 Franco 和社区一方的 Flowers)共乘一辆车去另一个城市,向另一个组织介绍双方合作的过程,双方就职业伦理和社区伦理侧重点的基本哲学差异进行了开诚布公的探讨。在某种程度上,正是因为在一个小时的车程中,他们放下了"专家"的身份,并共同经历了一些生活琐事(比如一起吃早餐、一同在路上、受困于风雪中等等),最终成就了一次更深入、更开放的会晤。

在这次长途旅行的谈话中,Zeno Franco 向 Mark Flower 提出了一个颇具挑战的问题,他发现 Dryhootch 所采用的干预模型存在一些问题,尤其是在隐私保护和如何确定朋辈辅导员行为边界的方面。Franco 意识到,在朋辈辅导员和退伍军人之间模糊的社交行为边界和心理纠缠可能会导致正在戒毒或戒酒康复过程中的朋辈辅导员重染恶习。Mark Flower 坚持认为,朋辈辅导员的存在是不可替代的,尤其是对那些无法用其他方式进行干预的高风险个体,需要在一定程度上用这方式消除不必要的界限或"规则",因为这些"规则"可能会引起某些吸毒成瘾的退伍军人的抗拒,继而使干预无法进行下去。而这些根本问题在传统的心理治疗中看起来是难以解决的。心理疗法对那些愿意接受治疗的人非常有效,但许多最需要照顾的人的态度往往是消极的,无论是对心理医生的身份和权威、治疗的安排,甚至仅仅是踏入诊所这一行为,对他们来说都是无法认同的,于是他们干脆放弃治疗(Baekeland and Lundwall 1975;Beutler et al. 2005;Brorson et al. 2013)。此外,Mark Flower 还认为"怜悯"能够帮助那些"积重难返"的患者,那些常规医疗服务和专业护理范围之外的人重返社会并参与专业的医疗保健和康复计划。

尽管 Zeno Franco 对这些基本理念产生了共鸣,但这是他在经过近十年的传统训练,并接纳了临床心理学协会制定的职业责任(例如 APA 伦理规章,心理健康专业人员相关的法律法规等)后第一次深刻地接触到另一套伦理准则,它不是基于外部后果（对他的职业地位或上级医生造成的影响）或义务论（规则／原则），而是一种以人类繁荣理想为指导的道德规范。

　　这就需要 Franco 作为一名精神健康服务人员在两者之间作出权衡：一方面是职业责任规定的具体行为准则；另一方面则是向边缘化的人群提供合乎伦理的健康服务的理想。从多个方面看来，这一过程还需要对 Franco 作为服务提供者的角色进行重塑——从考虑治疗个体的患者转变为通过他与 Dryhootch 整个组织机构的互动影响对整个群体的服务。这一转变包括更深入地理解社区伙伴围绕美德伦理的立场，并认真审视这一立场与临床心理学认为理所当然的工作框架之间的差异。此外，随着对 Dryhootch 领导人所持有的伦理观点和优先原则的了解不断深入，Franco 不得不注意到 CBPR 中一些细节处的深意。

伙伴关系中的美德伦理与职业行为

　　美德伦理的概念是一种在社区 - 学术团体合作中创建共享理论框架的方法，我们在与 Dryhootch 的合作中应用了这种方法，即从友谊、实用之美和坚毅这三个美德实然的角度来解读社区合作伙伴的伦理世界观。亚里士多德的美德伦理学受到如何过上美好生活这一问题的启发，它们平等地适用于社会中的每个人，无论是个人还是集体。从这个角度来看，生活的艺术涵盖我们的个人和集体或公共生活。将亚里士多德的美德伦理用于指导社区 - 学术团体合作是一个有吸引力的想法，它强调了我们用于决策和如何与他人协作的生活知识，这种形式的知识有别于传统的科学理论知识，因为后者需要依赖专家或专业人士。正如 Hans-Georg Gadamer 所描述的那样，亚里士多德的实践智慧提供了一个认识论框架，这一框架强调在为大众谋利中学习（learning by doing for the common good）。Gadamer 在他后期的大部分作品中特别强调了实用智慧，即 Sandy（Sandy 2011）所描述的实用之美，并突出了通过友谊和对"他人"敞开心扉在实现这一目标的过程中的意义。在 Gadamer 的观点中，坚毅的美德，即在伙伴关系中"持之以恒"的美德，给了我们反思的机会，尤其是在事情不顺利的时候，想想我们可能出错的地方，接受伙伴或逆境给我们的考验。

　　学术团体和社区伙伴之间关于美德实然的持续讨论，使社区伙伴们将他们描述的伦理职责总结为正式的观点，从而与学术团体的"结果论"和"义务论"的职业伦理进行比较和考量，并且将它们分别和 CBPR 的工作原则联系起来。

友谊

　　发展人际关系是增强社区参与度的原则之一。然而，"人际关系"一词可能无法准确地反映出这段关系的性质和程度,尤其是当合作不断推进,双方关系不断加深的时候。而事实是,想要真正实现社区参与,合作双方可能需要从普通的"人际关系"升华为某种形式的友谊[3]才行。Sandy(Sandy 2011,p. 271)在讨论社区合作伙伴关系中的友谊时提到:

> 要想使社会变革所需的条件发生变化,我们需要在 Gadamer 式的传统中采取一些不同的方式,其中之一就是与我们乐于"服务"的对象建立更紧密的联系。他写到,当人人都秉持着"不做无用功"(Gadamer 1960/1975,p. 278)这一信念时,那么除非是朋友有难或利益相关,否则人们只会袖手旁观而不会伸出援手或是与他人共谋出路。而友谊则需要关注这段关系的许多方面,包括对朋友的关心、包容以及信任(Sandy 2011,p. 271)。

从这个意义上说,此次旅程让 Mark Flower 和 Zeno Franco 有机会更好地认识彼此,更全面地了解对方的立场。到此时为止,双方合作已经有一段时间了,尽管培训工作定期开展,CBPR 过程公开透明,与其他作者就社区参与的细节也进行过密集的讨论,但是 Franco 还是有一种微妙的感觉,那就是"我们(医疗机构、心理学家等)懂得更多"。但在某种程度上,由于 Flower 和 Franco 都关注如何给最需要帮助的退伍军人提供服务,他们开始一起思考什么类型的服务或服务组合能够更好地促进退伍军人康复。

在这个过程中,Franco 和 Flower 都承认无论是经验丰富的朋辈辅导过程或是传统的医疗/心理健康治疗模式都存在着相对的优缺点。他们还在非常具体的情境中,审视了这两种类型的服务提供者的角色身份和行为边界的差异。通过更好地理解每个人所处的职业环境,我们第一次感觉到可以共同构想一个更好的服务体系并朝着这个愿景推进。

Sandy(2013)接着指出:

> Gadamer(Gadamer 1979)强调,"参与"可以构建人文和社会科学学科认识论的核心,因为它们是基于我们对其所处传统的亲身体会,而不是以局外人的身份作出的所谓客观描述……他写到:
> > 我们对知识、科学和真理的概念是由客观知识的实然决定的,而这需要分担某物和参与某事的实然进行补充……这种可能的参与是衡量我们在人文和社会科学领域所创造的东西是精华还是糟粕的真正标准(Gadamer 2001:41)。

注3:这里的"友谊"需要用亚里士多德的德性伦理学来理解,而不仅仅是现在所指的令人愉悦的友好关系。

友谊在合作过程中的作用可以被理解为美德伦理的一部分,由于其与双方的共同利益之间关系密切,所以友谊是提高社区参与度的前提和基础。例如 Doyle 和 Smith(2002)借鉴了 Bellah 等(1996)对于亚里士多德的解读后提出,经典的友谊实然包含三个要素:

> 朋友必须享受彼此的陪伴,他们必须对彼此有用,他们必须共同致力于"善"。在当代西方社会,我们倾向于采用第一个要素来定义友谊,而不愿意使其带上功利主义的色彩(第二要素)。
>
> 我们最不理解的是第三要素,即对善的共同承诺,在我们看来,这与友谊的概念是不相干的。在一个以表现型和功利型个人主义为主导的文化中,我们很容易理解第一和第二要素,但却很难体会为什么要从共同的道德承诺这个角度来看待友谊。

此外,亚里士多德指出:

> 因为这样的人几乎没有,所以这种友谊自然也很罕见。此外,发展友谊需要投入时间和亲密的行为,正如谚语所说——路遥知马力,日久见人心。除非对方证明他是值得被爱的,并因此赢得对方的信任,否则双方不会互相接受,也不能成为朋友。那些急于向对方表示友好的人都渴望发展一段友谊,但除非他们值得被爱并知道这一点,否则他们也不会成为朋友。人们都希望很快就能交到朋友,但是友谊却总是姗姗来迟(亚里士多德,Ross 和 Brown 译,2009)。

而且,Mark Flower 认为退伍军人朋辈辅导之所以有效,关键在于这种一帮一的过程使双方建立了友谊,从而能够让需要帮助的退伍军人渐渐敞开心扉。他拒绝接受在他看来过于临床化、专业化的朋辈辅导模式,因为他认为这种模式对规则的关注往往会阻碍而不是促进心理问题的康复。而在这个问题上 Franco 却觉得双方的心理界限有些过于模糊了(例如 Mark 和一位退伍军人存在双重关系——一方面对其提供匿名戒酒帮助,同时还雇佣他做一些零工)[4],Flower 认为,双方心理上的深入交往能让他更深入地了解辅导对象在康复过程中面临的问题,从而在真实的生活场景中找到工作的重点。同时,通过

注 4:尤其是在最近与 Mark Flower 关于如何界定这类心理界限的讨论中,Flower 说到,作为 Dryhootch 的资深朋辈辅导员,他在双重关系方面越来越谨慎,除了有意识地鉴别,还有会主动避免双重关系的发生。而其中一部分原因是 Dryhootch 需要使其内的雇员达到国家朋辈辅导员认证标准。但是在其他情况下他仍旧觉得可变的心理界限是有意义的,比如他作为匿名戒酒支持者的时候。这种变化可能在一定程度上反映了合作关系的相互性,Mark 也逐渐认识到合作关系中学术团队成员所持的观点和职业规则的价值。

雇佣辅导对象并给予其经济上的激励(在与辅导对象发生金钱往来的时候能够更深入地了解他们的情况)对于度过康复早期的困难阶段至关重要。Mark Flower 坚持认为,他在工作中唯一服从的规则就是当辅导对象可能对自己或他人造成直接伤害的时候进行报告。除此之外,他认为规则的存在有利有弊,朋辈辅导员应当从自身条件出发,"采取有效的方法"接触每个辅导对象。

尽管专业的心理健康服务提供者遵循的职业规则和专业职能必然更加正规,但 Flower 的观点迫使学术团体一方的临床医生不得不反思临床心理学的各个方面,而这些方面对于应对那些反应最强烈、依从性最差的患者至关重要。虽然关系产生的影响(无条件的积极关注,真诚,治疗框架等)一直以来都是临床心理学的支撑理论,并且越来越多的实践证据揭示了处理人际关系相关技能的重要性,而不仅仅是专业操作相关的技能(Norcross 2002)。然而作为专业人士,我们的视线似乎越来越多地集中在具体的以及往往模式化了的干预措施上。此外,虽然学术团体的临床医生往往强调治疗的个体性和严格的患者隐私保护,但是其他行之有效的模式,比如基于环境和就业的干预模式,则需要治疗人员稍微采取相对宽松一些的工作准则,包括自我表露(self-disclosure)、患者隐私以及双重关系等方面(Ridley and Hartley 2013)。随着与Mark 的友谊不断加深,Zeno 也更加认真地思考 Mark 的观点,即友谊是康复治疗的道德实然。

实用之美

我们很少把美学或者"什么是美好的"作为职业责任的组成部分。尽管如此,Sandy(Sandy 2011)写到:

> Gadamer 对实践智慧的诠释强调了开放的对话,持续的合作和共同的利益。在他看来,这些都是审美的才能,因为它们有着"美丽思维的艺术"(the art of thinking beautifully)(Gadamer 1977/1986, p. 17)并且不能仅从概念上去理解。这些才能涉及某种"巧思",包括:游戏性、反应性和即兴创作的能力——即 MacIntyre Latta(2000)定义的"延迟的意向性"。这些才能还涉及自我理解或自我认知,包括利用我们个人和集体的记忆以及幽默感来质疑我们的历史意识。审美的才能还涉及共同参与节日活动,在那里我们可以一起体验社区生活……或者为合作关系本身举办庆祝活动(Sandy 2011, p. 275)。

经典的美学概念包括对称和比例,这在某种程度上为讨论社区 - 学术团体合作中的人际关系和友谊提供了重要的方式。随着 Mark 和 Zeno 成为朋友,双方工作和个人生活之间的壁垒变得模糊,进而加深了相互的积极关注

(positive regard)。而更重要的是,Zeno 开始把 Mark 当作一名专业的同事来看待并逐渐接纳他的观点。Mark 花了大量的时间辅导那些深受毒瘾和心理健康问题影响的退伍军人,他的观点在 Zeno 看来,已经不是一个粗鲁的老兵和曾经的瘾君子的随口评论,而是来自一位经验丰富的康复专家的深刻见解。从这个意义上说,这种友谊有助于开发合作关系中双方的专业职能,使双方在专业角色上变得更加"对称",地位更平等。在这一过程中,合作伙伴们养成了"美丽思维"的习惯,他们共同设想了一个未来的医疗系统,到那时每一位退伍军人都能更容易地得到更公平的服务。

其中一个场景 Mark 是这样设想的:这是一个更全面的退伍军人医疗模式,能够实现社区机构与 VA 医疗健康系统之间紧密的合作,他称之为"转诊无忧"(warm and fuzzy hand-offs)。从执行层面来说,这种紧密的合作催生了人们多方面的考量,包括保障患者隐私,核实社区机构所提供的服务的合理性和有效性,VA 对社区机构评价的客观性,以及确保非官方的朋辈辅导员能够恪守自己的行为边界,尤其是当辅导对象正在 VA 医疗中心接受治疗的时候。但即使是专业机构之间的转诊也是一个复杂的过程,涉及多层监管和多重规则。正如 Mark 经常提到的那样,对那些最边缘化的退伍军人来说,寻找和获取所需服务、应得福利以及相关文书往往是一项艰巨的任务。他认为,提高非营利组织、法院系统、大学、VA 和民间医疗健康服务提供者即时共享信息的能力是十分有意义的,这使得各个机构所处的立场更对等且都能获得应有的尊重,而不是让大型的专业机构优先获取这些信息。在他看来,规模较小的组织也能获取全面的理论知识和实践技巧,并且知道如何有效地利用这些信息,从而确保每一位退伍军人都得到妥善的照护。

坚毅

临危不乱、举重若轻的能力,我们称之为"勇气",但是关于这类品质的探讨并未纳入传统的医疗卫生专业的公共课程中。然而,在医疗系统与社区接触并互相合作的过程中必然会遇到困难。双方有时会产生激烈的争论,这不但会影响双方的合作关系,甚至会导致尖锐的矛盾。亚里士多德认为,人们必须具备过量的美德,才能达到最人道的境界,从而促进人类繁荣。他指出,"与野蛮恰恰相反,超越人性的美德是一种英勇而神圣的美德"(Aristotle, Trans. Ross and Brown 2009)。亚里士多德进一步提到:

> 虽然人们在感到自信和恐惧时都可能具备勇气,但这两种情况下的勇气却又不太一样。勇气与引起恐惧的事物更加相关,因为面对恐惧而泰然自若的人,比面对那些激发信心的事物时处变不惊的人,更接近勇气的真

谛。正如前面所说的,只有面对痛苦的时候,人们才被称为勇敢。因此,勇气也包括痛苦,且理应受到推崇,因为面对痛苦比克制快乐要困难得多。

从根本上来说,社区合作伙伴的伦理准则要求其内部工作的实习医生在做决策时需要体现(或至少考虑到)人类繁荣(用亚里士多德的话说,即因理性而积极生活所带来的幸福)的理念。对于实习医生们来说,这种美德的伦理原则与传统的义务论和结果主义伦理学是矛盾的。CBPR 的工作原则中尽管没有明说,但的的确确是以加强人类繁荣为目标的,例如其中写到"……促进了研究计划各阶段中平等合作的伙伴关系,包括致力于社会不平等现象的授权与分权过程"(Israel et al. 2005, p. 7)。

社区中的执业医生承担着平衡各方权力的职能,他们需要在不同立场的群体间斡旋,从而实现大家共同的愿景,然而他们付出的努力却往往得不到组织的鼓励和支持。事实上,至少在合作的早期阶段,大家共同的愿景通常会与各组织内部的规则和预想相悖,而直到各方发现合作进展顺利时,才会逐渐投入到共同的工作中来,并且将工作的流程制度化。即使对经验丰富的从业人员来说,牵头做这样的工作往往也不容易。但是随着我们向社区驱动的健康研究和服务提供模式迈进,更多的职场新人将要承担这一职能。

Sandy(Sandy 2011)提出,这种社区参与需要一个类似外交官一样的角色来进行跨机构间的沟通和交流。更进一步说,这位跨机构的联络员由于承担着引进新观念、新方法的职能,将会常常让自己陷入尴尬甚至是危险的境地:

> 这样一名"外交官"的工作本身可能并不比"流利使用多国语言"更加棘手,但是却要求他们具有一定的创造力,能够助力高等教育基本规则的重构,以及对什么才是严谨的教学、学习和研究的重新定义。如果我们真的想要为了更大的利益而进行"教育范式的转变"(Liu 1999, p. 11),那么有时的确需要打破校园的现状或规则,而这往往伴随着风险。有些人甚至会极端排斥"外交官"的所作所为(Liu 1999, pp. 265-266)。

社区参与的合作是一个曲折往复的长期过程,需要各方为了共同的目标一起努力,而各方在一起交流沟通的时候难免会遇到许多困难。因此,联络员们对于"勇气"这一美德必须要有更加深刻的理解,才能更好地克服这些困难。坚毅,亦称为"被动的勇气",是一种能够打败时间的能力,从这个意义上说,它介于鲁莽(无畏)和怯懦(不作为)之间(Franco et al. 2011)。坚毅还暗含了克己慎行的美德和相时而动的实践智慧。

因为"坚毅"相较于"无畏"而言更加朴实和平和,所以更平易近人。这意味着联络员需要与所有合作伙伴建立非常私人的联系,无论是与社区合作伙伴,还是与医疗卫生系统的管理人员。如果这段合作将切实促进人类的繁荣与发展,那么对合作各方保持开放和包容的立场就显得尤为重要。合作关系中各方的从业人员都在履行各自的伦理责任(ethical duties),而联络员则呼吁大家要尊重彼此的伦理义务(ethical obligations)。这就需要合作各方对伦理观点的差异、风险的评估和有损健康的主要因素进行权衡,并且愿意在相当长的一段时期内容忍这一过程带来的麻烦。例如在与 Dryhootch 的合作过程中,学术团体渐渐接受了工作的不确定性,愿意以非正式的、个人化的方式处理合作关系中的困难,并且主动接纳社区伙伴的伦理世界观(即使这一过程对他们而言十分不易),最终让双方的合作开花结果。

讨论

　　在整个合作关系中,从 Mark Flower 和 Zeno Franco 的个人交往看来,他们意识到双方从根本上其实都是致力于同一个目标的,即改善退伍军人的健康和生活质量(换而言之,为了退伍军人社区的繁荣),这使他们不仅认可了合作的功利性,而且也认识到了共同的“道德承诺”。经过了 4 年坎坷的合作之后,双方的关系终于步入正轨,他们开始明白,伙伴关系中的障碍并不像最初想象的那么严重,并且双方的合作关系能够经得起未来时间的考验(双方都将秉持坚毅的品质来迎接未来的挑战),自此,双方一体同心,再无一拍两散之虞。只有这样,他们才有可能从根本上将这段合作保持下去。在个人层面上,Mark 和 Zeno 开始以朋友的身份交往,而不仅仅是作为合作关系中的伙伴,因为他们的关系满足了友谊实然的三个要素,即亲密性、功利性(共同的工作),以及共同的愿景(这一愿景符合实用之美,“实用”体现在双方都是为了切实改善退伍军人的现状;而“美”体现在这一愿景是基于退伍军人社区能够繁荣发展的理念)。尽管他们个人或所在的机构在行事风格上的存在差异,但正是因为“友谊”的存在,双方的合作避免了许多问题。

　　虽然本章主要在理论层面围绕着社区 - 学术团体医疗合作关系中的伦理问题进行了讨论,并且对社区合作伙伴们的伦理世界观进行了梳理和总结,但是我们的经验表明,可以通过几个具体步骤来加强专业学位学生的培养,以提高他们应对社区参与的医疗服务的能力。

　　第一,改进 CBPR 整体课程体系,用来培训即将进入社区工作的从业人员,重点使他们能够了解社区合作伙伴遵循的伦理准则和最在意的事情,以及合作中容易产生冲突的工作环节。第二,为学员们提供一个工作框架,提高他们在组织内部独立进行协调工作时的政治智慧,从而有效应对不同利益团体之间就伦理或伦理相关的事项所产生的矛盾。第三,社区参与的医疗合作很重视博士后以及刚参加工作的临床医生,部分原因在于他们不需要上级医生的监督,能够相对独立地开展工作,但关键是要培养他们在合作中的咨询意识,以及学会主动寻求第三方人士的咨询,从而能够了解各方的观点以便进行临床决策。第四,对于负责带教的上级医生来说,关键要让他们认识到临床带教工作的复杂性,以及学员可能会陷入的伦理"困境",这是他们在传统一对一的患者治疗中没有经历过的。例如,在我们与 Dryhootch 合作的早期阶段,一部分伦理相关的问题围绕着同一个问题——谁是服务对象? 这在组织心理学咨询工作中是一个复杂的命题,甚至对于经验丰富的专业人士也是如此,值得在博士和博士后教育中重点关注 (Fisher 2009)。最后,当进入社区工作的专业人士渐渐站稳脚跟,巩固了自己的专业身份和专家角色的时候,社区参与却又要求他们"脱下"专业的外衣,开始学会重视和采纳社区合作伙伴们的非专业观点。虽然 CBPR 的教材中本身包含了社区参与的重要理念,但如果没有现实世界的经验,人们很难学会这些理念。因此,优化 CBPR 课程,融入直接的、沉浸式的参与式教学对临床工作者的职业培养就显得尤其关键了。

(陈翔,常实,欧阳洋,李亚平,袁勇翔　译)

参考文献

Ahmed, S., & Palermo, A. (2010). Community engagement in research: Frameworks for education and peer review. *American Journal of Public Health, 100*(8), 1380–1387.

Ahmed, S., Beck, B., Maurana, C., & Newton, G. (2004). Overcoming barriers to effective community-based participatory research in US medical schools. *Education for Health, 17*(2), 141–151.

AMA. (2001). *American Medical Association Code of Medical Ethics*. Retrieved from http://www.ama-assn.org/ama/pub/physician-resources/medical-ethics/code-medical-ethics.page?

APA. (2003). *Ethical principles of psychologists and code of conduct*. Retrieved from http://www.apa.org/ethics/code/index.aspx

Baekeland, F., & Lundwall, L. (1975). Dropping out of treatment: A critical review. *Psychological Bulletin, 82*(5), 738.

Beutler, L. E., Consoli, A. J., & Lane, G. (2005). Systematic treatment selection and prescriptive psychotherapy: An integrative eclectic approach. In J. Norcross & M. Goldfried (Eds.), *Handbook of Psychotherapy Integration* (2nd Ed) (pp. 121–143). New York: Oxford University Press.

Bellah, et al (1996). The reference for this is: Bellah, R. N., Madsen, R., Sullivan, W. M., Swidler, A. and Tipton, S. M. (1996). Habits of the Heart. Individualism and commitment in American life 2e, Berkeley: University of California Press.

Brorson, H. H., Ajo Arnevik, E., Rand-Hendriksen, K., & Duckert, F. (2013). Drop-out from addiction treatment: A systematic review of risk factors. *Clinical Psychology Review, 33*(8), 1010–1024.

Buchanan, D. R., Miller, F. G., & Wallerstein, N. (2007). Ethical issues in community-based participatory research: balancing rigorous research with community participation in community intervention studies. *Progress in Community Health Partnerships: Research, Education, and Action, 1*(2), 153–160.

Doyle, M. E. and Smith, M. K. (2002). 'Friendship: theory and experience', the encyclopaedia of informal education. Retrieved from http://infed.org/mobi/friendship-some-philosophical-and-sociological-themes/

Fisher, M. A. (2009). Replacing" who is the client?" with a different ethical question. *Professional Psychology: Research and Practice, 40*(1), 1.

Flicker, S., Travers, R., Guta, A., McDonald, S., & Meagher, A. (2007). Ethical dilemmas in community-based participatory research: Recommendations for institutional review boards. *Journal of Urban Health, 84*(4), 478–493.

Franco, Z., Blau, K., & Zimbardo, P. (2011). Heroism: A conceptual analysis and differentiation between heroic action and altruism. *Review of General Psychology, 15*(2), 99–113. doi:10.1037/a0022672.

Franco, Z., Flower, M., Curry, B., Whittle, J., & Berte, K. (2014). Surviving the peace: redefining community based veteran services through the DryHootch partnership. In H. Friedman, C. Johnson, J. Diaz, Z. Franco, & B. Nastasi (Eds.), *The Praeger handbook of social justice and psychology* (pp. 127–142). (Well-being and professional issues, Vol. 3). Santa Barbara: Praeger.

Gadamer, H.-G. (1975). *Truth and method* (Sheed and Ward, Ltd. Trans.) (2nd ed.). New York: The Crossroad Publishing Company. (Original work published 1960).

Gadamer, H.-G. (1979). Practical philosophy as a model of the human sciences. *Research in Phenomenology, 9*, 74–86.

Gadamer, H.-G. (2001). *Gadamer in conversation: Reflections and commentary* (R. Palmer, Trans.). New Haven, CT: Yale University Press.

Gadamer, H.-G. (1986). *The relevance of the beautiful and other essays*. R. Bernasconi (Ed.). Cambridge, UK: Cambridge University Press. (Original work published 1977).

Hinojosa, R., Hinojosa, M. S., Nelson, K., & Nelson, D. (2010). Veteran family reintegration, primary care needs, and the benefit of the patient-centered medical home model. *The Journal of the American Board of Family Medicine, 23*(6), 770–774. doi:10.3122/jabfm.2010.06.100094.

Israel, B. A., Eng, E., Schulz, A. J., & Parker, E. A. (2005). Introductions to methods in community-based participatory research for health. In B. A. Israel, E. Eng, A. J. Schulz, & E. A. Parker (Eds.), *Methods in community-based participatory research for health*. San Francisco: Jossey-Bass.

Kudler, H., Batres, A. R., Flora, C. M., Washam, T. C., Goby, M., & Lehmann, L. (2011). The continuum of care for new combat veterans and their families: A public health approach. In E.C. Ritchie, (Ed.), *Combat and Operational Behavioral Health*, (pp. 325–338). Office of The Surgeon General. Walter Reed Army Medical Center Borden Institute: Washington, DC.

MacIntyre Latta, M. (2000). In search of aesthetic space: Delaying intentionality in teaching/learning situations. *Interchange, 31*(4), 369–383.

Mezirow, J. (2003). Transformative learning as discourse. *Journal of Transformative Education, 1*(1), 58–63.

Minkler, M., & Wallerstein, N. (2010). *Community-based participatory research for health: From process to outcomes.* (2nd Ed). San Francisco: Jossey-Bass.

Norcross, J. C. (2002). *Psychotherapy relationships that work: Therapist contributions and responsiveness to patients*. New York: Oxford University Press.

Liu, G. (1999). Knowledge, foundations, and discourse: Philosophical support for service-learning. In C. Lisman & I. Harvey (Eds.), *Beyond the tower: Concepts and models for service-learning in philosophy* (pp. 11-33). Sterling, VA: Stylus.

Olson, G. A. (1998). Encountering the other: Postcolonial theory and composition scholarship. *JAC: A Journal of Composition Theory, 18*(1), 45–55.

Resnick, S. G., & Rosenheck, R. A. (2008). *Integrating peer-provided services : A quasi-experimental study of recovery orientation, confidence, and empowerment* (Vol. 59). Arlington: American Psychiatric Association.

Resnick, S. G., Armstrong, M., & Sperrazza, M. (2004). A model of consumer-provider partnership: Vet-to-Vet. *Psychiatric Rehabilitation Journal, 28*(2), 185–188.

Ridley, A., & Hartley, N. (2013). Working with inpatients. *End of Life Care: A Guide for Therapists Artists and Arts Therapists*, 95–116

Ross, D., & Brown, L. (2009). *The nicomachean ethics*. Oxford: Oxford University Press.

Sandy, M. (2011). Practical beauty and the legacy of pragmatism: generating theory for community-engaged scholarship. *Interchange, 42*(3), 261–285. doi:10.1007/s10780-012-9159-6.

Sandy, M. (2013). Tracing the liberal arts traditions in support of service-learning and public engaged scholarship in the humanities. *Humanity and Society, 37*(4), 306–326.

Simonds, V. W., Wallerstein, N., Duran, B., & Villegas, M. (2013). Community-based participatory research: Its role in future cancer research and public health practice. Preventing Chronic Disease, 10, E78. http://dx.doi.org/10.5888/pcd10.120205

Wallerstein, N. B., & Duran, B. (2006). Using community-based participatory research to address health disparities. *Health Promotion Practice, 7*(3), 312–323.

Whittle, J., Fletcher, K. E., Morzinski, J., Ertl, K., Patterson, L., Jensen, W., & Schapira, M. M. (2010). Ethical challenges in a randomized controlled trial of peer education among veterans service organizations. *Journal of Empirical Research on Human Research Ethics: An International Journal, 5*(4), 43–51.

第十四章
教育研究生院在培养自闭症专业人员与不同家庭合作方面的作用

引言

学龄儿童需要面对各种各样的发育和学习问题。虽然进一步了解这些问题的原因和结果不一定能为教育工作者提供解决它们的适当策略。但是,由此增加的知识体现出一个评价教育工作者的新维度——职业责任。在这一章节,我们将讨论一个新领域。在此领域中,社会资源和公众关注都集中在一个广泛存在的学习障碍上:自闭症。

自闭症是一个人人都可能罹患的疾病,无关党派、种族、文化背景和经济条件。来自美国疾病控制中心(Centers for Disease Control,CDC)的数据表明,每 88 人当中就有 1 人患有自闭症。由此可见,自闭症是一个真正的高患病率疾病,也是所有中小学教师和大多数高校教师在工作中都会遇到的情况。美国精神疾病协会在其最新公布的《精神疾病诊断与统计手册第五版》(*Diagnostic Statistical Manual of the American Psychological Association*,DSM-5)中倾向于将其定义为孤独症谱系障碍(autism spectrum disorder,ASD),而不再使用"自闭症"来进行描述。因此在本章节中,这两个表述可替换使用。

自闭症不仅是一个需要识别、治疗和教育干预的问题,它同样也是一次机遇。教育研究生院的学生将被培训成为未来的中小学教师或高校教师,他们或有机会了解这类复杂多变的疾病及其发生和发展的文化背景。同样,关于自闭症的更高水平的研究则融合了教育学和医学相关领域,也为遗传学、心理学和神经科学领域的合作研究提供了机会。

职业学校负责培训学生,教育他们如何将高质量的服务平等地提供给每一个不同的家庭。这一章节将介绍教育专业人士在满足不同自闭症患儿家庭要求方面的作用,和与之相关的培养过程。我们首先介绍了自闭症师资培养的背景,本章节中一篇相关综述表明,在南加州伴随着拉丁裔人口的增长,自闭症患儿数量剧增而相关专业教师却极度缺乏。除此之外,成年患者的数量也在不断增长,尤其是在校的大学生群体。本章节也解释了高校教师需要了解自闭症相关知识的原因。

最后,我们以加州大学河滨分校的自闭症家庭资源中心(Family Autism Resource Center at UCR,SEARCH)为例来展示博士研究培养联合社区服务是如何确保向自闭症患儿及其家庭提供更公平和更高质量的援助的。本章节重点关注师生关系及其在孤独症谱系障碍儿童接受早期教育方面的重要作用。本章也将展示自闭症相关工作对特殊教育和医学教育交叉学科的新兴专业人才的影响。

孤独症谱系障碍概述

自闭症是一种与遗传风险相关的神经发育障碍(Dawson et al. 2009)。自闭症广为人知的三大特点是:①社会交往障碍,无法发展社交关系;②语言和沟通障碍;③限制性、刻板化或重复性行为。在 2000 年至 2013 年之间,自闭症一词包括自闭症障碍、阿斯伯格综合征(AS)和广泛性发育障碍(以及其余未另行说明的亚型)(美国精神病学协会,2000 年)。阿斯伯格综合征和高功能自闭症的患者很少出现或不出现认知障碍。目前,DSM-5(2013)统称此类个体患有孤独症谱系障碍(ASD),而不常使用自闭症一词,以反映此群体的个体异质性。

CDC 报告显示,在美国平均每 88 个儿童中就有 1 个患有自闭症(疾病控制和预防中心,2012 年)。根据目前的患病率,已经可以将自闭症归为一种常见的疾病。在 DSM-5 中,ASD 是以社会交往障碍、语言沟通障碍、受限行为和/或重复行为为特征的一类发育障碍。虽然阿斯伯格综合征以前是特指高功能自闭症或孤独症谱系中具有正常智力的个体,但 DSM-5 的最新临床定义不再做出这样的区分(美国精神病学协会,2013 年)。就笔者所知,自闭症不是由单一病因引起的,可以将其视为多种决定因素和多重影响导致的一类相同行为(Cicchetti and Rogosch 1996)。

在加州这一地区,ASD 的发病率增长了 12 倍,而不同文化背景的儿童中发病率的增长更为显著(加州发展服务部,2008 年)。与其他拉丁裔移民比例较高的州(如得克萨斯州、波多黎各、内华达州和佛罗里达州)相比,即使我们不考虑少数族裔人口数量被低估的现实情况,加州的拉丁裔儿童被诊断为自闭症的比率仍是各州中最高的。2011 年,加州 71 595 名 3~21 岁的自闭症儿童中有 37.3% 是拉丁裔,36.6% 是白种人(IDEA 数据,2011 年)。

但是,负责为 ASD 儿童和青少年提供护理的机构在诊断自闭症和进行教育干预方面存在明显差距,而这些差距对不同家庭产生了极大的负面影响。例如,许多研究表明,拉丁裔和黑种人儿童确诊自闭症的年龄明显较白种人儿童更晚。如果研究结果是正确的,那么此类情况将阻碍患儿在患病早期有效地改善认知和社交能力。对拉丁裔儿童而言,诊断不足和低质量的治疗同样阻碍了他们获得适当的教育干预、心理健康服务和医疗干预(Begeer et al. 2009;Kreps et al. 2006;Mandell et al. 2002;Mandell and Novak et al. 2005)。此外,有证据表明,拉丁裔自闭症儿童的家庭不同程度地使用了没有循证医学证据的自闭症治疗方法(Mandell and Novak 2005;Levy et al. 2003;Liptak et al. 2008)。就像在美国的其他地方一样,自闭症在加州并不属于低发病率的残障(Ludlow et al. 2005;Smith et al. 2008),所以我们面临的问题不再是老师是否会在课堂上遇到自闭症儿童,而是什么时候遇到,多久遇到一次。

此外,越来越多的高功能自闭症患者(智商在正常范围甚至更高)高中顺利毕业并考入大学或进入职场,与同龄人的生活轨迹相似,如独立生活、上大学、就业以及找到伴侣(Atwood 2007;Howlin and Charman 2011)。然而,尽管越来越多的孤独症谱系障碍(ASD)患者有资格并且最终能够进入加州大学和其他学院的校园,但教师们并没有做好充足的准备来迎接他们。

满足对 ASD 特殊教育教师领导力的需求

当患有 ASD 的儿童越来越多,社会对于 ASD 领域合格教职人员的需求也会越来越大。这类教师经过了循证研究和其他研究方法的训练后,他们既是当前研究的参与者,同时也接受资深师训人员和研究者的指导。因此,教育研究生院需要培养更多 ASD 领域的资深师训人员和学术研究员,使他们能够满足来自不同文化、不同种族的自闭症儿童的个性化需求,从而进一步提高ASD 儿童的治疗效果。

优质教育专家严重短缺的情况在全美范围内普遍存在(Smith et al. 2010)。自 1992 年以来,从事特殊教育领域的博士研究生比例不断下降(Pion et al. 2003)。不久前,《今日美国》的一篇文章报道称:"尽管社会对特殊教育教师的需求仍然很高,但现在这类博士生的数量却在不断减少。"2011 年特殊教育教师需求评估(SEFNA)结果也证实了特殊教育教师供需失衡的情况(Robb et al. 2012)。另外,有统计数据表明,预计在 2012 年至 2017 年间,特殊教育项目的教师退休人数将以每年 21% 的速度增长(Montrosse and Young 2012),因此特殊教育项目可能在未来几年面临更大的人员短缺危机(Smith and Montrosse 2012)。

循证教学方法使用频率偏低

一项全国性调查报告显示,特殊教育教师采用有循证研究证据支持和无循证研究证据支持的教育策略的频率基本相等(Burns and Ysseldyke 2009)。在另一项专门针对从事 ASD 儿童教育工作的教师的调查中,来自弗吉尼亚州的教师承认他们缺乏有效的实践知识来处理 ASD 儿童交流能力、社交技能和感知运动方面的问题。而实际上是因为教师们缺乏相关培训,因此难以实施这些有效的循证教学策略(Hendricks 2011)。在佐治亚州,特殊教育教师使用的教育策略中仅不到 10% 有循证研究证据支持(Hess et al. 2008)。在南加州,一项研究对实验组里的儿童早期特殊教育教师进行了 6 种教育策略的培训(Stahmer et al. 2005)。虽然这其中只有部分策略得到了循证研究证据的支持(National Research Council 2001;Simpson 2005),但受试者却坚信他们所接受的所有教育策略都是有循证研究证据基础的。上述研究证明,我们应该要求特殊教育教师,尤其是从事自闭症教育的教师,要接受更多的培训并做好更充分的准备后才能开展工作。另外,教育研究生院的博士研究项目应该招收、指导更多的博士研究生,并为研究自闭症领域的学生提供严谨的课程和更多的科研、教学机会。而博士研究生应该具备指导他人合理评估和开展循证研究实践活动的能力,进行学术研究并推动与不同文化、不同种族背景的 ASD 儿童相关的自闭症教育领域研究发展(Reichow and Volkmar 2010;Doehring and Winterling 2011)。

在过去的十年里,自闭症研究人员在针对 ASD 儿童的综合评估和可靠治疗方面取得了重大进展。然而,自闭症相关教师数量的严重不足,一定程度阻碍了这些先进经验与方法在课堂中得到有效实施(Odom et al. 2013;Yell et al. 2003;Wong et al. 2013)。事实上,美国国家研究委员会(National Research Council)认为,"在以 ASD 儿童及其家庭为对象的项目规划中,教师储备仍然是最薄弱的环节之一"(NRC 2001,p. 225)。所以,这些综合评估和治疗方法没有被广泛采用,也没有在不同文化和经济背景的 ASD 儿童身上进行测试(Begeer et al. 2009;Levy et al. 2003;Valicenti-McDermott et al. 2012)。虽然教育部(OSEP 2013)要求高级特殊教育教师应达到国家特殊教育认证标准,但普通的特殊教育教师认证要求中却通常不包含关于 ASD 儿童教育知识的课程或实践经验。

目前,针对自闭症学生的师资储备情况,还缺乏官方评估数据。根据美国国家研究委员会的资料,尚未有数据显示每年接受培训的自闭症专家人数、现行自闭症项目数量、自闭症培训所涉专业学科,以及自闭症教育教师准备项目的标准要求(Scheuermann et al. 2003)。在 IDEA 数据中心的最新数据文件中,仍然没有数据具体说明每个州"高级"自闭症教育教师的数量。从国家层面来看,我们尚且不了解教授一位美国 ASD 儿童需要哪些独特的专业知识,更何况是面对来自拉美的 ASD 儿童。

不过加州的政府机构和官员已经承认,社会确实需要训练有素的自闭症教育教师来为具有不同文化、不同种族背景的 ASD 儿童实施可靠的干预措施。加州教师资格认证委员会最近还制定了一项自闭症教育授权要求,即大学可以提供与自闭症儿童有效教学相关的评估和教育实践类课程(California Commission on Teacher Credentialing 2010)。此外,2012 年 4 月,加利福尼亚州参议院自闭症及相关疾病特别委员会主席、参议员 Darrell Steinberg 举行了一场主题为"确保孤独症谱系障碍区域中心服务的公平性与平等性"的立法听证会,阐明了少数群体和贫困家庭在接受 ASD 教育干预方面存在的系统差异,并确定了消除这些差异的方法。

满足自闭症教育需求的建议与方案

为了满足对高质量自闭症教育教师需求的增长,大学可以尝试通过以下方法来培养博士级别的自闭症教育教师。

1. 招募、预培训和聘用高水平博士学历的自闭症教育教师。他们接受过高等教育机构工作训练,能面对拥有不同文化和经济背景的自闭症儿童。

2. 培养师训人员,使他们能继续去培训已获得教师资格的学员,指导学员直接与来自不同文化和经济背景的自闭症儿童相处。

3. 培养博士水平的自闭症教育领导者,在高需求的社区环境中进行学术研究,有助于进行有效的自闭症经验性干预措施,并推动教育政策、教育实践的改革。

4. 培养博士水平的自闭症教育领导者,他们将通过积极融入社区,创建并运营专业组织等方式支持自闭症患者及其家庭,在自闭症教育领域做出贡献。

我们需要高素质的自闭症教育领导者来带领博士研究生对新知识进行评估和整合,运用良好的理解能力吸收新知识。面对 ASD,领导者还应能够合理评估知识库中快速增长的内容,传播新知识并推进领域发展,掌握并运用有效的干预措施来处理拥有不同文化和经济背景的 ASD 儿童及其家庭中存在的问题(Cook et al. 2013)。接受培训的对象当然还包括那些即将进入社区,为社区服务的医学生。

自闭症如何影响社区?

上升的趋势

虽然发展服务部门提供的统计数据里未包括在公立学校中接受治疗(或不接受治疗)的病情较轻的自闭症儿童,但资料显示加州的儿童自闭症发病率仍增长了 12 倍(DDS 2008)。随之而来的是社会对自闭症相关服务需求的激增,同时也是对教育学院的一种挑战。美国教育部门报告显示,全国范围内公立学校自闭症儿童特殊教育项目的入学率从 2004—2005 年的 4% 上升到了 2009—2010 年的 8%。这项数据还不包括参与普通教育项目的高功能型自闭症患儿(U. S. Department of Education 2012)。因此,我们将面对的问题不是公立学校的教师是否会遇到患有自闭症的孩子,而是当这种情况不可避免地发生时,教师们该怎么办?

诉讼与学校服务的缺乏

在 1993 年至 2005 年期间,在关于教育方面的诉讼中,涉及自闭症儿童的案件比例比自闭症儿童占全国特殊教育人口的比例要高出 10 倍以上(U. S. Department of Education 2012)。自闭症儿童与其相关诉讼不成比例地增长,究其原因,可能是学校在解决这一复杂问题上提供的有效服务有限。这也说明教师需要更加用心地为自闭症儿童提供有效的、以循证研究为基础的教育策略。应该说,目前特殊教育教师团体面临的主要挑战是如何为教师们准备好合适的,有针对性的循证实践研究项目和科学的教学策略。

为了能更好地解决公立学校中 ASD 孩童数量激增的问题,我们仍需持续关注教师的培训与准备工作。

ASD 相关知识对于自闭症教育专家和未来教师的重要性

不融洽的师生关系

对于美国的儿童来说,进入小学学习几乎是一种普遍的经历。它反映了儿童发展环境质的变化,并且带来了包括学术、社会、情感和行为等方面的一系列新的挑战和需求(Rimm-Kaufman and Pianta 2000; Pianta et al. 1999)。ASD 儿童在入学时面临着更大的挑战,可能无法适应学校环境,包括学习成绩不佳(Basil and Reyes 2003; McConnell 2002)、破坏性行为、情绪失调和社会排斥(Chamberlain et al. 2007)等。尽管有许多因素会影响儿童初入校园时的适应能力,但早期师生关系的质量是重要预测因素之一,用于判断儿童能否尽早并长期适应学校生活（Howell et al. 2013）。

　　但现实是，我们缺少训练有素的教师来应对自闭症儿童带来的挑战，而讨厌自己班级里这些孩子的教师却比比皆是。与发育正常的儿童相比，ASD 儿童可能在与老师建立积极的人际关系方面不太成功（Blacher et al. 2014）。但是，这种积极的师生关系对于 ASD 儿童可能特别重要，或许可以帮助 ASD 儿童更快更好地适应学校环境（Meehan et al. 2003）。

教师对儿童行为问题缺乏教学效能感和信心

　　此外，大多数教师认为，与其他类型的残障儿童相比，有行为问题的儿童更难相处（Gebbie et al. 2011）。与发育正常的同龄儿童相比，伴有智力障碍的儿童，其行为问题发生率是前者的三倍多（Baker et al. 2002，2003；Hemmeter et al. 2006）。这一比例在自闭症儿童中相似。因此，没有接受过相关培训的教师可能会缺乏相应的个人教学效能感，因而不相信即使在具有挑战性的环境中，他们也能对学生的改变造成一定影响（Allinder 1994）。另外，个人教学效能感高的教师会倾向于采用更为积极且不令人反感的干预措施来应对学生行为问题的挑战（Gebbie et al. 2011）。显然，对所有教师进行适当的培训是很有必要的，这有助于：①提高他们对自闭症儿童的个人教学效能感；②增加他们对这些儿童的积极感受，这可以从他们的师生关系中得到证明；③提高他们在课堂上的教学效能。

　　作为进一步证明师生关系重要性的证据，弗吉尼亚大学 Curry 教育学院的院长 Bob Pianta 最近在《纽约客》上发表了一篇文章，对发育正常的学龄儿童进行了师生关系方面的研究。他开发了一个系统来评估与师生互动相关的各种能力，包括"尊重学生的观点"等在内共有 11 个维度来评价教师在情感和教学方面的课堂表现。在自闭症学生的基础教育阶段，相关师资培训对确保建立积极的师生关系是极为必要的（我们可以使用类似 Pianta 等系统来评估培训效果）。而这需要自闭症研究博士级别的专家和（普通和特殊教育）教师的共同努力。

ASD 相关知识对大学教师的重要性

　　现实情况是，许多患有 ASD 的年轻人智力正常，而且他们当中越来越多的人希望接受高等教育，为自己的职业生涯做准备，从而过上与正常同龄人相似的生活（Attwood 2007；Howlin and Charman 2011）。这就引出了另一个问题：谁来担任他们的大学教师？大学教师需要进一步意识到患有 ASD 的大学生数量越来越多，并了解他们的特点。这种"自闭症教育"也应该归入教育研究生院的研究范畴。

　　如何平稳过渡到成年期,对于这些高功能型自闭症的学生来说是一种挑战,并且大学生活也会给他们带来一系列其他的问题。我们在此呼吁,要重视对这些高功能型自闭症学生的环境支持,令这些年轻人和他们的老师获益[1]。

相关研究:为 ASD 年轻患者接受高等教育作准备

　　2012 年,Shattuck 和他的同事利用大量来自国家纵向过渡研究 -2(the National Longitudinal Transition Study-2,NLTS-2)的数据,描述了 ASD 患者接受高等教育的效果。数据显示:12% 的人上过四年制大学,28% 的人上过两年制大学,9.3% 的人上过职业 / 技术学校。同样是依据来自 NLTS-2 的数据,Chiang 等(2012)识别出接受高等教育的重要预测因素,包括:①高中的类型(即上普通高中比上特殊学校更有可能接受高等教育);②高中学业表现(即更好的学业表现可能意味着更高的大学入学率);③家庭收入(越高收入的家庭,孩子越有可能接受高等教育);④父母对孩子接受高等教育的期望值。与其他残障类型的人群相比,大学阶段 ASD 学生主修 STEM 专业的比例更高(Wei et al. 2012)[2]。Wei 等(2012)的研究结果与样本的结果一致:在某一所科技大学就读的 667 名本科生中,高功能型自闭症的患病率在 0.7% 至 1.9% 之间(White et al. 2011)。显然,接受高等教育对于智力正常的自闭症患者来说是一个可以实现的目标,尤其是 STEM 专业的学生。

成功所需的技巧与帮助

　　患有自闭症的年轻人需要帮助才能在大学中“幸存”下来(MacLeod and Green 2009)。然而,必要生活自理能力的培训仅在基础教育阶段提供,一旦自闭症学生进入高等教育阶段,即使他们未能掌握这些能力,也无法得到相应的培训(Graetz and Spampinato 2008;Hewitt 2011;Hendricks and Wehman 2009;VanBergeijk et al. 2008)。这些自闭症学生在大学期间如果住在家里可以缓解过渡期的困难(Adreon and Durocher 2007),但这可能会加重他们在其他方面的困难,比如与朋友交际和应对社会环境的必要技能。大学是一个理想的社交场所,但大多数患有 ASD 的年轻人几乎没有朋友,他们面临着社交方面的挑战(Geller and Greenberg 2010;Howlin 2000;Orsmond et al. 2004)。Zager 和

译者注 1:智力水平正常或接近正常者被称为高功能型自闭症,有明显智能损害者被称为低功能型自闭症。

译者注 2:STEM,即科学(science)、技术(technology)、工程(engineering)、数学(mathematics)四门学科英文首字母的缩写。

Alpern 在 2010 年为患有 ASD 的大学生开发了一个项目,为他们提供各种交流模板来应对各种各样可能的社会情境。患有 ASD 的学生在一些人文社科学科(如社会学、心理学)学习中也存在困难,他们无法将他人的观点融入写作或口语作业中(如政治科学;Davis 2011)。

大学住宿

许多学校的住宿条件给患有 ASD 的学生带来了额外的问题。美国残障人士法案(Americans with Disabilities Act 1990)为有残障证明的大学生提供支持与帮助。许多学校都设有残障学生服务中心来为这类学生提供支持并帮助他们应对挑战。事实上,残障学生服务中心通常比 ASD 患者本身更了解该如何帮助有身体障碍或学习障碍的学生(Geller and Greenberg 2010)。对 ASD 患者来说,社会支持、沟通支持、组织支持与学业支持一样重要(Graetz and Spampinato 2008)。这些学生可能受益于 ASD 学生互助小组(Smith 2007)和 /或校园朋辈辅导员(campus peer mentors,MacLeod and Green 2009)。例如,康涅狄格大学的残障学生服务中心专门为 ASD 学生开发了一门新生课,内容包括社交技能培训、协助学生适应大学环境,并帮助他们与其他学生建立联系(Wenzel and Rowley 2010)。该项目更侧重于对学生的教育干预,值得推广。而实际上在这一过程中,教授 ASD 学生的大学教师也从中获益。

大学教师的重要性

为什么要关注大学教师这个群体呢? 因为"大学教师的参与也很关键,不仅要教育他们如何以最好的方式与 ASD 学生相处,而且也要听取他们对与这些学生一起相处的反馈,看是否有任何需要改进的地方"(Wenzel and Rowley 2010,p. 49)。尽管有大量研究证明在基础教育阶段中师生关系的重要性,但是我们却没有发现关于大学阶段师生关系的相关研究。我们团队的研究主要关注大学早期阶段的师生关系。我们发现,与认知能力发育正常的学生相比,智力障碍学生的师生关系质量更差,冲突更多,亲密度更低(Blacher et al. 2009;Eisenhower et al. 2007);其他研究结果也表明,ASD 患者的师生关系甚至更差(Blacher et al. 2014)。研究人员发现,初高中生的学业参与度是学生成功的一个预测因素(Zyngier 2008)。尽管各个研究中对"学业参与度"的定义各不相同,但通常包括:积极的师生关系、对学校的积极感受、享受学习的过程(Aunola et al. 2000)、积极的课堂行为、家庭作业的积极参与(DeBaryshe et al. 1993)。学生的学业参与度与学术成就呈正相关关系(Furrer and Skinner 2003;DeBaryshe et al. 1993),与 ASD 患者特有的行为问题呈负相关(Aunola et al. 2000)。对于通常在社交方面不成熟或有障碍的这些人来说,能否得到了解自闭症知识的大学教师帮助，可能会决定其大学经历的成败。

我们预测，在 ASD 大学生患者群体中，紧张的师生关系将成为一种典型现象。因此我们提倡积极地为教师提供相关培训，或者至少要让教师拥有这样的意识。学生在大学阶段取得的成功，很大程度上取决于他们与个别教师的关系，这些教师可以帮助他们进行更主动的学习并获得成功（Freedman 2010）。然而，大多数美国大学教师往往缺乏相关知识和经验，甚至对美国残障人士法案（ADA）的相关原则都不了解（Dona and Edminster 2001；Cook et al. 2009；Wenzel and Rowley 2010）。此外，特别是对于患有自闭症的学生，教师们应对的知识和经验又如何呢？我们在加州大学河滨分校进行了一项全校范围的调查，向学生、教师和工作人员询问有关自闭症的常识问题。尽管参与者能正确地回答出自闭症的发病率正在上升（>70%），但大多数人都错误地将其归因于疫苗暴露理论，而该理论已被推翻。最重要的是，调查结果显示，许多接受调查的教师对自闭症的知识掌握很有限（Tipton and Blacher 2013）。

ASD 的大学研究和社区外延模式

美国加州大学河滨分校教育研究生院（GSOE）通过多方面举措来服务和帮助自闭症患者与他们的家庭。

首先，GSOE 成立了家庭自闭症资源中心（Support, Education, Advocacy, SEARCH），为研究生提供了一个研究和培训的平台，同时也为社区服务。该中心最初由当地郡县牵头成立，其中包含一个自闭症的筛查诊所，通过"金标准"工具进行筛查。为了保证临床诊断的准确性和研究的可靠性，我们需要对工作人员进行大量的专业培训。虽然我们的服务对象是所有家庭，但主要针对低收入和 / 或拉丁裔家庭。我们为他们提供西班牙语和英语的服务及后续随访咨询。GSOE 的研究人员并不是在寻找自闭症的病因和治愈方法，而是帮助教师和家庭应对这种疾病，并从中寻求最佳的实践方法。除了疾病筛查，SEARCH 的另一项任务是帮助学生的父母来区分哪些方法是经过实证检验有效的。SEARCH 研究人员和他们的工作已经显著提高了辖区内拉丁裔家庭对于自闭症的认识，并且向他们提供了自闭症筛查、疾病随访和家长互助群体服务。

其次，随着 SEARCH 中心的成立，我们不但扩大了自闭症领域的研究生人数，还与 UCR Extension 合作，专门为已经在该领域工作的普通和特殊教育教师增设了自闭症医学教育项目，帮助他们不断更新自己的技能，以更好地满足班级中自闭症学生的需求。

此外，事实证明，在社区宣教自闭症相关知识以及将教育作为一种治疗手段这两方面，将教育研究生院与加州大学河滨分校医学院的培训工作相结合是成功的。当然,还有更多的工作要完善,所以我们不能就此止步。引用 Will Rogers 的话:"就算你方向正确,若无行动,也终将一事无成(Even if you're on the right track,you'll get run over if you just sit there)。"

(陈翔,常实,欧阳洋,李亚平,袁勇翔　译)

参考文献

Adreon, D., & Durocher, J. S. (2007). Evaluating the college transition needs of individuals with high-functioning autism spectrum disorders. *Intervention in School and Clinic, 42*(5), 271–279.

Allinder, R. M. (1994). The relationship between efficacy and the instructional practices of special education teachers and consultants. *Teacher Education and Special Education, 17*(2), 86–95.

American Psychiatric Association. (2000). *Diagnostic and statistical manual of mental disorders* (4th ed.). Washington, DC: American Psychiatric Association.

American Psychiatric Association. (2013). *Diagnostic and statistical manual of mental disorders* (5th ed.). Washington, DC: American Psychiatric Association.

Americans with Disabilities Act of 1990, 35.104, 42 U.S.C. 12101.

Attwood, T. (2007). *The complete guide to Asperger's syndrome*. London: Jessica Kingsley.

Aunola, K., Stattin, H., & Nurmi, J. E. (2000). Adolescents' achievement strategies, school adjustment, and externalizing and internalizing problem behaviors. *Journal of Youth and Adolescence, 29*, 289–306.

Baker, B. L., Blacher, J., Crnic, K. A., & Edelbrock, C. (2002). Behavior problems and parenting stress in families of three year-old children with and without developmental delays. *American Journal on Mental Retardation, 107*, 433–444.

Baker, B. L., McIntyre, L. L., Blacher, J., Crnic, K., Edelbrock, C., & Low, C. (2003). Preschool children with and without developmental delay: Behaviour problems and parenting stress over time. *Journal of Intellectual Disability Research, 47*, 217–230.

Basil, C., & Reyes, S. (2003). Acquisition of literacy skills by children with severe disability. *Child Language Teaching and Therapy, 19*(1), 27–48.

Begeer, S., El Bouk, S., Boussaid, W., Terwogt, M. M., & Koot, H. M. (2009). Underdiagnosis and referral bias of autism in ethnic minorities. *Journal of Autism and Developmental Disorders, 39*, 142–148.

Blacher, J., Baker, B. L., & Eisenhower, A. S. (2009). Student-teacher relationship stability across early school years for children with intellectual disability or typical development. *American Journal on Intellectual and Developmental Disabilities, 114*, 322–339.

Blacher, J., Howell, E., Lauderdale-Littin, S., DiGennaro Reed, F. D., & Laugeson, E. A. (2014). Autism spectrum disorder and the student teacher relationship: A comparison study with peers with intellectual disability and typical development. *Research in Autism Spectrum Disorders, 8*, 324–333.

Burns, M. K., & Ysseldyke, J. E. (2009). Reported prevalence of evidence-based instructional practices in special education. *The Journal of Special Education, 43*, 3–11.

California Commission on Teacher Credentialing. (2010). *Autism authorization*. Retrieved from http://www.ctc.ca.gov/credentials/CREDS/special-ed-added-authorizations.pdf

California Department of Developmental Services Factbook. (2008). *Department of developmental services information services Division*. Retrieved from https://dds.ca.gov/FactsStats/docs/factbook_11th.pdf

Center for Disease Control and Prevention. (2012). *Prevalence of autism spectrum disorders. Autism and developmental disabilities monitoring network*. Retrieved from http://www.cdc.gov/mmwr/preview/mmwrhtml/ss6103a1.htm?s_cid=ss6103a1_w

Chamberlain, B., Kasari, C., & Rotheram-Fuller, E. (2007). Involvement or Isolation? The social networks of children with autism in regular classrooms. *Journal of Autism and Developmental Disorders, 37*, 230–242.

Chiang, H., Cheung, Y. K., Hickson, L., Xiang, R., & Tsai, L. Y. (2012). Predictive factors of participation in postsecondary education for high school leavers with autism. *Journal of Autism and Developmental Disabilities, 42*, 685–696.

Cicchetti, D., & Rogosch, F. A. (1996). Equifinality and multifinality in developmental psychopathology. *Development and Psychopathology, 8*, 597–600.

Cook, L., Rumrill, P. D., & Tankersley, M. (2009). Priorities and understanding of faculty members regarding college. *International Journal of Teaching and Learning in Higher Education, 21*, 84–96.

Cook, B. G., Cook, L., & Landrum, T. J. (2013). Moving research into practice: Can we make dissemination stick? *Exceptional Children, 79*, 163–180.

Davis, J. (2011). Students as institutional mirror: What campuses can learn for nontraditional populations. *About Campus, 16*(4), 2–10.

Dawson, G., Rogers, S., Munson, J., Smith, M., Winter, J., Greenson, J., Donaldson, A., & Varley, J. (2009). Randomized, controlled trial of an intervention for toddlers with autism: The early start denver model. *Pediatrics, 125*, e17–e23.

DeBaryshe, B. D., Patterson, G. R., & Capaldi, D. M. (1993). A performance model for academic achievement in early adolescent boys. *Developmental Psychology, 29*(5), 795–804.

Doehring, P., & Winterling, V. (2011). The implementation of evidence-based practices in public schools. In *Evidence-based practices and treatments for children with autism* (pp. 343–363). New York: Springer.

Dona, J., & Edminster, J. H. (2001). An examination of community college faculty members' knowledge of the Americans with Disabilities Act of 1990 at the fifteen community colleges in Mississippi. *Journal of Postsecondary Education and Disability, 14*(2), 91–103.

Eisenhower, A. S., Baker, B. L., & Blacher, J. (2007). Early student-teacher relationships of children with and without intellectual disability: Contributions of behavioral, social, and self-regulatory competence. *Journal of School Psychology, 45*(4), 363–383.

Freedman, S. (2010). *Developing college skills in students with autism and Asperger's syndrome.* London: Jessica Kingley.

Furrer, C., & Skinner, E. (2003). Sense of relatedness as a factor in children's academic engagement and performance. *Journal of Educational Psychology, 95*, 148–162.

Gebbie, D. H., Ceglowski, D., Taylor, L. K., & Miels, J. (2011). The role of teacher efficacy in strengthening classroom support for preschool children with disabilities who exhibit challenging behaviors. *Journal of Early Childhood Education, 40*, 35–46.

Geller, L. L., & Greenberg, M. (2010). Managing the transition process from high school to college and beyond: Challenges for individuals, families, and society. *Social Work in Mental Health, 8*(1), 92–116.

Graetz, J. E., & Spampinato, K. (2008). Asperger's syndrome and the voyage through high school: Not the final frontier. *Journal of College Admission, 198*, 19–24.

Hemmeter, M. L., Ostrosky, M., & Fox, L. (2006). Social and emotional foundations for early learning: A conceptual model for intervention. *School Psychology Review, 35*(4), 583–601.

Hendricks, D. (2011). Special education teachers serving students with autism: A descriptive study of the characteristics and self-reported knowledge and practices employed. *Journal of Vocational Rehabilitation, 35*, 37–50.

Hendricks, D. R., & Wehman, P. (2009). Transition from school to adulthood for youth with autism spectrum disorders: Review and recommendations. *Focus on Autism and Other Developmental Disabilities, 24*(2), 77–88.

Hess, K. L., Morrier, M. J., Heflin, L. J., & Ivey, M. L. (2008). Autism treatment survey: Services received by children with autism spectrum disorders in public school classrooms. *Journal of Autism and Developmental Disorders, 38*, 961–971.

Hewitt, L. E. (2011). Perspectives on support needs of individuals with autism spectrum disorders: Transition to college. *Topics in Language Disorders, 31*(3), 273–285.

Howell, E., Lauderdale-Littin, S., & Blacher, J. (2013). Educational placement for children with autism spectrum disorders in public and non public school settings: The impact of social skills and behavior problems. *Education and Training in Autism and Developmental Disabilities, 48*, 469–478.

Howlin, P. (2000). Outcome in adult life for more able individuals with autism or Asperger syndrome. *Autism, 4*, 63–83.

Howlin, P., & Charman, T. (2011). Autism spectrum disorders: Interventions and outcome. In P. A. Howlin, T. Charman, & M. Ghaziuddin (Eds.), *The SAGE handbook of developmental disorders* (pp. 307–328). Los Angeles: SAGE.

Individuals with Disabilities Education Act (IDEA) Data. (2011). *Data accountability center. Child counts.* Retrieved from https://www.ideadata.org/PartBChildCount.asp

Kreps, G. L. (2006). Communication and racial inequalities in health care. *American Behavioral Scientist, 49*, 760–774.

Levy, S. E., Mandell, D. S., Merhar, S., Ittenbach, R. F., & Pinto-Martin, J. A. (2003). Use of complementary and alternative medicine among children recently diagnosed with autistic spectrum disorder. *Journal of Developmental and Behavioral Pediatrics, 24*, 418–423.

Liptak, G. S., Benzoni, L. B., Mruzek, D. W., Nolan, K. W., Thingvoll, M. A., Wade, C. M., & Fryer, G. E. (2008). Disparities in diagnosis and access to health services for children with ASD: From National Survey of Children's Health. *Journal of Developmental and Behavioral Pediatrics, 29*, 152–160.

Ludlow, B., Conner, D., & Schechter, J. (2005). Low incidence disabilities and personnel preparation for rural areas: Current status and future trends. *Rural Special Education Quarterly, 24*(3), 15–24.

MacLeod, A., & Green, S. (2009). Beyond the books: Case study of a collaborative and holistic support model for university students with Asperger's syndrome. *Studies in Higher Education, 34*(6), 631–646.

Mandell, D. S., & Novak, M. (2005). The role of culture in families' treatment decisions for children with autism spectrum disorders. *Mental Retardation and Developmental Disabilities Research Reviews, 11*, 110–115.

Mandell, D. S., Listerud, J., Levy, S., & Pinto-Martin, J. A. (2002). Race differences in the age at diagnosis among Medicaid-eligible children with autism. *Journal of the American Academy of Child and Adolescent Psychiatry, 41*(12), 1447–1453.

McConnell, S. R. (2002). Interventions to facilitate social interactions for young children with autism: Review of available research and recommendations for educational intervention and future research. *Journal of Autism and Developmental Disorders, 32*(5), 351–372.

Meehan, B. T., Hughes, J. N., & Cavell, T. A. (2003). Teacher-student relationships as compensatory resources for aggressive children. *Child Development, 74*, 1145–1157.

Montrosse, E. B., & Young, C. J. (2012). Market demand for special education faculty. *Teacher Education and Special Education, 35*(2), 140–153.

National Research Council. (2001). *Educating children with autism.* Washington, DC: National Academy Press.

Odom, S. L., Cox, A. W., & Brock, M. E. (2013). Implementation science, professional development, and autism spectrum disorders. *Exceptional Children, 79*, 233–251.

Orsmond, G. I., Krauss, M. W., & Selzer, M. M. (2004). Peer relationships and social and recreational activities among adolescents and adults with autism. *Journal of Autism and Developmental Disorders, 34*, 245–256.

OSEP Ideas That Work. (2013). *Scholar initiative.* Retrieved from https://www.osepideasthatwork.org/scholars/

Pianta, R. C., Cox, M. J., Taylor, L., & Early, D. (1999). Kindergarten teachers' practices related to the transition to school: Results of a national survey. *Elementary School Journal, 100*, 71–86.

Pion, G., Smith, S., & Tyler, N. (2003). Career choices of recent doctorates in special education: Their implications for addressing faculty shortages. *Teacher Education and Special Education, 26*, 182–193.

Reichow, B., & Volkmar, F. R. (2010). Social skills interventions for individuals with autism: Evaluation for evidence-based practices within a best evidence synthesis framework. *Journal of Autism and Developmental Disorders, 40*, 149–166.

Rimm-Kaufman, S. E., & Pianta, R. C. (2000). An ecological perspective on the transition to kindergarten: A theoretical framework to guide empirical research. *Journal of Applied Developmental Psychology, 21*, 491–511.

Robb, S. M., Smith, D. D., & Montrosse, B. E. (2012). The context of the demand for special education faculty: A study of special education teacher preparation programs. *Teacher Education and Special Education, 35*(2), 128–139.

Scheuermann, B., Webber, J., Boutot, E. A., & Goodwin, M. (2003). Problems with personnel preparation in autism spectrum disorders. *Focus on Autism and Other Developmental Disabilities, 18*(3), 197–206.

Shattuck, P. T., Narendorf, S. C., Cooper, B., Sterzing, P. R., Wagner, M., & Taylor, J. L. (2012). Postsecondary education and employment among youth with an autism spectrum disorder. *Pediatrics, 129*(6), 1042–1049.

Simpson, R. L. (2005). Evidence-based practices and students with autism spectrum disorders. *Focus on Autism and other Related Disorders, 20*, 140–149.

Smith, C. P. (2007). Support services for students with Asperger's syndrome in higher education. *College Student Journal, 41*(3), 515–521.

Smith, D. D., & Montrosse, B. E. (2012). Special education doctoral programs: A 10-year comparison of the suppliers of leadership personnel. *Teacher Education and Special Education, 35*(2), 101–113.

Smith, T., Polloway, E., Patton, J., & Dowdy, C. (2008). *Teaching students in inclusive settings* (5th ed.). Needham Heights: Allyn & Bacon.

Smith, D. D., Robb, S., West, J., & Tyler, N. (2010). The changing education landscape: How special education leadership preparation can make a difference for teachers and their students with disabilities. *Teacher Education and Special Education, 33*, 25–43.

Stahmer, A. C., Collings, N. M., & Palinkas, L. A. (2005). Early intervention practices for children with autism: Descriptions from community providers. *Focus on Autism and Other Developmental Disabilities, 20*, 66–79.

Tipton, L. A., & Blacher, J. (2013). Autism awareness: Views from a campus community. *Journal of Autism and Developmental Disorders*. doi:10.1007/s10803-013-1893-9. Advance online publication.

U. S. Department of Education, National Center for Education Statistics. (2012). Digest of Education Statistics, 2011 (NCES, 2012–001), Chapter 2.

USA Today. (2011). *Roundup: More Ph.D.s in special education needed*. Retrieved from http://www.usatoday.com/newsopinion/letters/2011-04-28-roundup

Valicenti-McDermott, M., Hottinger, K., Seijo, R., & Shulman, L. (2012). Age at diagnosis of autism spectrum disorders. *Journal of Pediatrics, 161*, 554–556.

VanBergeijk, E., Klin, A., & Volkmar, F. (2008). Supporting more able students on the autism spectrum: College and beyond. *Journal of Autism and Developmental Disorders, 38*, 1359–1370.

Wei, X., Yu, J. W., Shattuck, P., McCracken, M., & Blackorby, J. (2012). Science, technology, engineering, and mathematics (STEM) participation among college students with an autism spectrum disorder. *Journal of Autism and Developmental Disorders*. doi:10.1007/s10803-012-1700-z. Advance online publication.

Wenzel, C., & Rowley, C. (2010). Teaching social skills and academic strategies to college students with Asperger's syndrome. *Teaching Exceptional Children, 42*(5), 44–50.

White, S. W., Ollendick, T. H., & Bray, B. C. (2011). College students on the autism spectrum: Prevalence and associated problems. *Autism, 15*(6), 683–701.

Wong, C., Odom, S. L., Hume, K. Cox, A. W., Fettig, A., Kucharczyk, S., Brock, M. E., Plavnick, J. B., Fleury, V. P., & Schultz, T. R. (2013). *Evidence-based practices for children, youth, and young adults with autism spectrum disorder*. Chapel Hill: The University of North Carolina, Frank Porter Graham Child Development Institute, Autism Evidence-Based Practice Review

Group. This report is available online at http://autismpdc.fpg.unc.edu/sites/autismpdc.fpg.unc.edu/files/2014-EBP-Report.pdf

Yell, M. L., Katsiyannis, A., Drasgow, E., & Herbst, M. (2003). Developing legally correct and educationally appropriate programs for students with autism spectrum disorders. *Focus on Autism and Other Developmental Disorders, 18*, 182–191.

Zager, D., & Alpern, C. S. (2010). College-based inclusion programming for transition-age students with autism. *Focus of Autism and Other Developmental Disabilities, 25*(3), 151–157.

Zirkel, P. A. (2011). Autism litigation under the IDEA: A new meaning of "disproportionality"? *Journal of Special Education Leadership, 24*(2), 92–103.

Zyngier, D. (2008). (Re)conceptualizing student engagement: Doing education not doing time. *Teaching and Teacher Education, 24*, 1765–1776.

第十五章
公立中小学与大学在双语教育中的职业责任

引言

美国建立公立义务教育体系已经有一个世纪,事实证明,在美国公立学校的教学中使用非英语系外语,对于教学政策和专业实践来说是非常困难的。美国作为一个由多国移民所组成的新兴国家,一直以来都不得不与两个基本的语言学问题作困难的斗争:①如何处理国家对于整合外来语言和文化的需求与人民对于保留各自民族语言特色的民主政治权利两者之间的矛盾? ②多语言的学校教育能否推进最终经济成就和社会成就? 而这两个成就本身来源于民众在接受了多语言学校教育后所获得的应用学术能力和社交能力。

第一个问题主要来源于政治。政治本身倾向于通过利益集团、政治行动、立法、法规和正式裁决来处理问题。国家各级政府部门机关,以及地方、州县都对这些冲突感到困扰。在解决问题的过程中每一方都声称自己虽然取得了胜利,但是也为此承担了代价。

第二个问题主要是涉及专业性。其答案取决于科学证据和专业判断的融合统一性。比如在问题一中,各方政治力量斗争,在最终胜出方制定出语言和学业目标后,我们将如何帮助学生取得好的成绩。

当然了,在教学过程中使用什么语言授课这个专业问题,很迅速的就从专业角度判断转换成了政治力量斗争的闹剧。负责国家学校儿童语言及学术能力培养策略的专业人士,迫不得已只能通过自己的经验来决定,什么样的公共政策才是最有效的学习方式。因此他们的专业判断就顺理成章地成为了非英语系母语儿童能够选择的最有效学习方式。正因为如此,为了履行必须的教学职业责任,那么,教育专业人士们必须首先对核心政治问题形成一个合理的观点。

本章的主要目标是阐述学术教学中恰当使用语言的专业问题,可是我们必须先描述政治背景的演变,以及在这样的背景下是约束了还是促进了语言、学术和社会教育的进步。

双语教育的社会和政治背景简史

19世纪受工业革命的影响,很多国家的社会政治经济发生了巨大的变化,此变化导致大量人口离开出生国,移居美国实现所谓的"美国梦"。当移民刚到美国时,每个家庭通常会选择语言和文化背景一致的聚集点定居,而定居点的一些建筑,比如当地的学校、教堂、商店,都会使用移民原来的语言作为日常使用语言。而且新移民的归属感,也在新国家社会认同群体的构建中不断地增强(Lessow-Hurley 2013)。

但是随着时间的推移,仇外心理(对外国事物的恐惧)在当时美国境内广泛蔓延,以至于政府需要通过立法来限制民众对原本母语的使用。由于限制性政策的出台,大规模移民活动逐渐开始放缓。强制使用英语作为官方语言,削弱了移民所新获得的自由度。在第一次世界大战期间,政府立法强制关闭了移民者聚集处的母语授课学校。与一战不同的是在第二次世界大战爆发期间,由于美国需要与其他同盟国进行良好沟通,政府对于双语教学的态度有了大幅度的改善(Lessow-Hurley 2013)。

到了1965年,美国政府出台了《美国移民和国籍法》,规定了新的移民政策,取消了原国籍配给控制制度的限制,鼓励来自不同国家的人民移民美国。时间来到20世纪80年代,美国政府的移民法案法规重心开始偏移,转向如何给没有登记户口的移民一条可以转正的途径并且严格防控偷渡情况的发生。新的举措的实施,使很多的新移民成为美国的合法公民(Lessow-Hurley 2013)。

作为"反贫困战争"的其中一部分,1965年出台的《中小学生教育法案》(ESEA)中的第七章和1968年颁布的《双语教育法案》共同协助当时美国当地的教育机构,规定其向贫困家庭(家庭年收入不足3000美元)中的儿童(Lessow-Hurley 2013)以及因为不会讲英语而受到歧视的弱势人群(Faltis and Arias 1993,pp. 1929)提供帮助。《中小学生教育法案》(ESEA)第七章明确规定,向教育机构提供资金补助以达到下面的三个目标:①为低收入、不会讲英语的学生开发并提供双语教育课程;②创造条件吸引和留住双语教师;③建立家庭与学校之间顺畅沟通的渠道(Faltis and Arias 1993)。学校没有被强制要求使用学生的母语或者特定教学方式授课,而政府为开发研究教学理论和授课方法提供了资金。1974年,美国政府通过修改法案取消了对于家庭年收入上限的规定,并重新司法解释《双语教育法案》的涵盖范围,以便照顾更多的英语学习者(Lessow-Hurley 2013)。

　　1974 年,对于 1968 年颁布的《双语教育法案》重新进行了司法解释,从而为双语教育支持者们提供了重要的助力。Lau v. Nichols 的判决(1974 年)对《双语教育法案》的重新司法解释产生了深远的影响。当时美国最高法院在判决该案中,根据 1964 年制定的《民权法案》第六章法条,裁定在加利福尼亚州旧金山的华裔美国学生 Lau v. Nichols 被剥夺了获得和原住民平等的教育机会的权利。具体而言,美国最高法院裁定这些学生是因为种族因素被剥夺了民事权利。此判决对于双语教育的支持者而言更重要的是,种族歧视和语言歧视本来就是互相关联的,语言和个人的原本国籍有着千丝万缕的联系。由于该案件的判决以及 1964 年对《民权法案》的部分内容所进行的重新司法解释,学校现在被迫"为不会英语的孩子提供平等受教育的机会"(Lessow-Hurley 2013,p. 141)。这一司法解释的主要内容包括如何解决少数民族语言(LM)学生需求的指导方针,并且为此设置了进度时间表。这些补救措施拯救了仅使用英语作为第二语言(ESL)授课,本身英语水平又有限的学生(LEP),这意味着在许多情况下双语教育计划更为可取。随着 Lau v. Nichols 案件的判决出台,民权办公室"展开了一场积极执法运动"(Crawford 1989,p. 37)。虽然在成文法(由国家依据立法程序制定,并用文字公布施行的法律)中没有给予教育机构具体指示,来处理平权法院根据 Lau v.Nichols 裁决所下达的命令。但是联邦政府的卫生、教育和福利部以及民权办公室牵头设计了一份指导方案,为各个区域提供指导,以便实施符合法律规定的方案,这份指导方案规定了以下标准:①识别出英语能力有限的学生;②评估学生语言流利程度;以及③制定出满足需求的方法。这些标准是推动州政府启动合规审查程序的动力,也使合规审查能持续获得联邦政府的资助。该指导方针虽然没有强制要求双语教学,但是包含加利福尼亚在内的几个州的学区都开始意识到双语教学更有助于满足政府的强制规定,所以开始优先双语课程。

　　因为选举决定了哪一方政治势力控制决策制定的过程,所以保持政策的一致性是非常困难的事情(Cuban 1990;Fuhrman 1993;Tyack and Cuban 1995)。在加利尼亚州,公立学校新的课程框架是在 1987—1994 年这个时间段内制定的。这些课程框架以两种方式反映了政策的转变。首先,课程框架敦促课程内容进行实质性改变。其次,课程框架也重视有争议的学术成果问题,在如何实现学术成果转换方面,尽量避免提出规范性的指导意见。Fuhrman(1993)认为这些框架为系统性改革提供了必要的基础。框架提出了一种全新的教学理念及方法。如果颁布,那么将改变学校以及课堂中的师生教学基本关系,从"以教师为中心"变成"以学生为中心"。框架开发者试图鼓励以下理念:以教师为中心转换为以学生为中心的课堂学习的授课理念;从个别学科的单一学习转向让学生通过动手、合作和主动学习的跨学科学习(Lucas et al.,1990)。

1980 年,卡特政府试图实施更具体的规范性指导方案,强制要求在校生源中,英语能力有限的学生(LEP)达到一定人数的学校进行双语教育。然而,1981 年到了里根政府时代,这些指导方案被抛弃了,政策重新强调只能使用英语的教学方法。随着 1984 年中小学教育法案的重新司法解释,特殊替代教学计划(SAIPs)获得了部分国家经费的支持(Crawford 1989,p. 36)。特殊替代教学计划提供英语教学,并且更加强调学生在学术应用和学术研究领域的准备,并减少了中小学教育法案(ESEA)第七章规定的补偿性内容。虽然大多数中小学教育法案(ESEA)第七章规定的资金本应用于母语教学的课程,但是特殊替代教学计划的加入,使得各个学区不再继续强调双语教学,转而支持纯英语教学。特殊替代教学计划的基本原理是:①如果本地区拥有多种不同语言背景的学生,则双语课程不具备可行性。②没有足够多的合格双语认证教师来进行教师工作(Lucas 和 Katz 1994)。

1995 年,加州立法机构委托第三方对测试数据、重新分类率和项目退出率进行了分析研究,比较不同语言在研发项目中的有效性(Lopez and McEneaney,2012)。加州商人 Ronald Unz 使用这项研究报告论证了加州教育部允许的双语课程并不成功。1998 年他发起了 227 提案———一份目的在于严格限制使用学生的母语进行教学的全民公投意见书(Gandara 2000)。尽管遭到了从事语言教育的研究人员反对,但该提议还是通过了。随着该法案的颁布,227 法案要求加州公立学校的所有教学,都要由已经接受了英语语言发展(ELD)培训的老师来授课。如果父母或者其监护人可以证明学生已经学会了英语,或者学生能通过其他方法更快的学习英语,那么 227 法案允许此类学生的家长或其监护人跳过短期培训班。227 法案还规定,学校可以为英语不流利的儿童提供为期不超过一年的较为简单的初期密集英语沉浸式课程(Garner 2012,女选民联盟 1998)。

立法机构还制定了对州政府的指导方针,要求学校提供确定需要学习初阶课程的英语学习者的信息。英语语言发展(ELD)主要服务于以下三种教学环境:

1. 结构化英语沉浸式教学(SET)　在这样的课堂教学环境中,几乎所有的授课语言均为英语,但课程教材和教授方式都是为正在学习英语的儿童专门设计的。

2. 主体英语语言教育(ELM)　是一种提供给已经掌握一定程度的流利英语学习能力的学生继续接受的额外教育,它可以查漏补缺学生因为语言障碍而产生的学业缺陷。

3. 替代课程(Alt)　这是一种经过父母或监护人同意后可进行的语言学

习过程。在此过程中,英语学习者采用英语语言发展(ELD)模式学习英语,同时使用母语学习其他学科。

227 法案还制定了法律制裁措施来处罚未能达到要求的教育工作者和学校领导层(Mora 2002)。学区负责统计豁免替代计划中各个年级的人数。如果因为对孩子实施不当的教育方案产生了不必要的费用和损害,那么教师、行政人员以及学校董事会成员必须为此承担个人责任,227 法案的条款叠加起来就构成了美国最为严格的方案(García and Curry-Rodríguez,线上:2010 年 11 月 22 日)。

法案对当时的双语教师产生了直接影响,许多教师被迫放弃双语授课模式,接受了使用纯英语(EO)授课模式。行政人员将未曾使用的西班牙语双语教学材料原封不动的退回给了出版公司。由于 227 法案,许多学校董事会滞留或扣除了教师的双语津贴费用,以致老师们的年薪减少。于是教师工会召开了紧急会议,制定了没有明确指向意义的方案,试图以此协助同事们。校方也召开了家长会,以解释清楚根据 227 法案所建立新的教育环境是什么。针对 Alt 课程,父母的权利通过另一个方式得到了伸张。当地双语倡导者和教师鼓励家长选择语言豁免以便在课堂内重新建立双语教学模式。但在这个问题上,与普通选民一样,教育界也是有分歧的。其中很多人支持 227 法案带来的改变。然而,教育界部分人士对 227 法案的支持,对推广支持双语教育的团体产生了巨大的影响。尽管教师有能力在双语教育环境中继续教学,但是他们仍感觉到作为西班牙双语教育者的价值被贬低了(Alamillo 2000)。教师们感到困惑和被遗弃的现象很普遍,尤其是在英语学习者人数众多的社区。

加州的双语教育一直持续面临着政治的打压以及对监管的反复挑战。所以即使在 227 法案的执行监管所创造的限制性环境下,加州学校也未能找到足够数量的得到认证的双语教师。而单语授课的教师所面临的挑战则是如何寻找合适方法来教授非英语母语的学生。

高曝光度的围绕双语教学模式的政治争议,往往掩盖了此问题本身职业责任的相关议题。从专业性上分析,教育工作者应该对分配给他们照顾看管的儿童幸福负起责任。这需要教育工作者了解的内容不仅仅包括施加给学校的政治性结构刺激或制裁措施,还包括了保护儿童免受尖锐的政治分歧所带来的负面影响。职业责任不仅仅是响应政策和抵抗制约,还包括理解和管理语言的学习及其应用领域,比如学术、技术和社会层面。也就是说,教育工作者应从专业角度出发,了解儿童在学校和社区机构的生活中,语言学习、学科掌握以及认知、社会和智力发展之间的相互作用。因此,我们将在本章节的其他部分对职业责任的复杂程度进行分析,并特别关注大学教育学院,在培养和促进肩负这些职业责任的教育工作者未来发展层面的作用。

大学教育学院与双语教学人员的职业责任培养

227 提案通过以后,政府方面开始反对双语教育,沉重的政治压力大大限制了双语教育在公立学校的实施。这样的情况导致了本有望成为双语教师的人员,对获取双语教学教师认证兴趣缺乏。而教师取得认证的兴趣降低,又导致了大学教育学院开展双语培训项目的推广性减弱。

然而,政治压力和设立法案法规,并无法阻挡非英语母语的学生进入美国中小学,在加利福尼亚州这种情况尤为明显。这些压力并没有消除日益扩张的英语学习学生群体所带来的巨大教育挑战。2008 年美国在经历了经济大衰退后,由于政治因素和财政吃紧,政府削减了双语教学的预算资金,这样的情况对双语教学造成了重创,进而导致了双语教师和行政人员的严重不足。因此,高校教育学院担负起培养双语教学教师的责任是刻不容缓的。正如桑托斯等(2012)所言,担负起培养双语教师的责任不能仅仅依赖于少数学校才有非常少量的"精品"教学项目。公立学校必须设立更多的正规双语教师培训项目课程,为越来越多的双语教学职位提供后备力量。由于当时采用的共同核心国家标准(CCSS)要求职业实践必须要有重大改革变化,此标准对英语学习的学生群体有重大的影响(Quezada and Alfaro 2012),这迫使新课程开发变得更加紧迫。Quezada 和 Alfaro(2012)提出了一个令人信服的观点,使英语学习者达到共同核心国家标准(CCSS)的要求的最佳途径是培养单语或者双语的读写能力。他们认为,要学生达到新的标准得依赖能培养并帮助他们利用自身母语文化知识来加强学习的"精通文化的双语教师"(Quezada and Alfaro 2012;Crawford and Krashen 2007;Verplaetse and Migliacci 2008)。

招聘双语教师队伍

在过去的 5 年中,加州教师预备课程的注册人数一直在持续下降(加利福尼亚教师资格认证委员会,2012)。然而在某些地区,随着英语学习者人数的增加,一些母语非英语的预备役教师也加入了教学专业的考试中。然而,仅仅凭借这点对于扩大双语教师队伍的招聘并没有多大的帮助。招聘工作的重点——特别是针对中小学教师的候选人招聘工作——已经从传统的文科专业转移向了民族研究和西班牙语专业人员。这些人选择了利用其文化和语言知识投入教育相关行业。双语教师的文化知识储备量,对于实现与学生及其家属的有效沟通是必要的。他们必须能够掌握成熟的双语学术语言技能和双语内容的教学方法。

课程改革

　　教师教育课程改革不仅需要热情,也需要明确的方向。为了适应加州人口结构的变化以及响应加州双语教育协会(CABE)和加州双语教师教育协会(CABTE)等专业团体的积极行动,加州教师教育委员会(CTC)最近出台了一套全面的新标准用来培养双语教师。新的标准旨在为大学教育学院课程设计和岗前教师授课经验提出要求(加利福尼亚教师资格认证委员会,2009)。新标准一个重要的方面就是允许有经验的教师在继续授课的同时,可以通过学习额外的课程获得双语认证证书,而之前,教师只能取得岗前水平双语证书或者通过国家规定的考试。这一专业课程选项可以充实认证双语教师的人才库,他们既可以教学生,也可以指导新手双语教育者。

　　以新通过的《准备标准》为指南,加州教师教育委员会对高校双语教育课程的设置进行了审查和修订。在加利福尼亚大学河滨分校,他们修改了就职前体验里最主要的学生教学研讨课的内容,以便于囊括更多关于锻炼学生发展和与家长沟通以及文化相关的教学计划的双语技巧学习机会。整个项目的研讨会都以两种语言进行。在整个课程体系中学生均需具有双语听课能力,同时单独设有针对第二语言读写能力培养的特色课程。在加州大学河滨分校,数学和科学课程主要以西班牙语授课,西班牙语是该地区占主导地位的非英语语言。最后,在持有双语教学资格证,并具有丰富双语教学经验的教师的监督和指导下,这些未来的双语教师将在双语沉浸式(DI)教室里实习一年。

　　在美国全境内,各大学教育学院已经引入了类似的计划,并且重新关注了双语教师的培养。有证据表明,一种依靠公立学校系统来帮助发展多种语言社会的意识形态的趋势已经逐渐成型(Lara 2014)。当地教育领导人报告说,不管是在英语学习者或者纯英语(EO)人群中,对双语沉浸式课程的热情都在增加。这也导致了某些地区正在扩大双语课程,其他地区也在尝试启动该项目。因此,对获得认证的双语教师的需求正在扩张。随着教育界对双语价值的认可度提升,即使是纯英语教学的学校与班级对双语教师的需求也在增加。校领导报告说,即使是在目前小学师资缩编的大环境下,对双语教学资格教师的职位来说反而更有保障。这一切都说明大家认可了双语教师对于学生的价值是有所提升的。

学生成绩和双语：对教学效果的职业责任

作为双语教师，一旦经过培训和认证，就具有了职业责任。他们必须确保提供至少符合希波克拉底誓言的在学术或者社会影响上"不造成伤害"的教学计划给被分配来的学生。为了履行这一职责，双语教师必须清楚课程设计概念，并且始终如一的按照计划去实施。此外，至关重要的是：①替代计划可实施的充分性与必要性；②对学生智力和心理影响进行的称职与可靠的评估。

尽管存在各种局限性，但标准化的学业成绩测试方案，依然是大多数公立学校项目评估所使用的基本方法。因此，尽管现实需求不断督促大学教育学院、成绩测试认证方和教育政策制定者在可预见的未来能提出更合适的措施，可是所有的双语教师也必须对他们将使用的课程有足够深的了解，而且能够解读和规范使用那些衡量成果的测试程序。

从理论上讲，加州公立学校引入了五种不同的语言发展方法，并且取得了不同程度的成果。可是用数据表现时，则发现这些方法对学术教育的效果偏差很大。下面简单介绍一下双语教育的五种主要模式：

1. **早退双语教育**　该计划目的是帮助学生学习英语的同时继续以他们的母语学习学术知识，然而最终目的是让学生在三年级或者四年级结束的时候就过渡到全英语教学环境中。因此在这样的模式下，双语教育的发展是有限的，学生们仍然会放弃他们的母语，并进入只运用英语的环境中。

2. **晚退双语教育**　此计划目的是在六年级结束前，给学生教授英语的同时，也用学生的母语进行教学。Thomas 和 Collier（2000）已证实该方案对英语学习者的教育是非常有效的。

3. **沉浸式教育**　在沉浸式教育方案中，学生的在校教育都是以一种语言来进行授课。对于英语学习者，该教学模式与母语为英语的学生学习外语的教学模式相似。

4. **三语系统**　在该计划中，首先对学生用国家官方语言授课，大约两年后引入国家官方认可的第二种语言。若干年后再增加第三种语言（Queen，Robin，"美籍西班牙演讲者"）。

5. **双语沉浸**　双语沉浸式（DI）课程是一直被认为是适用于所有语言学习者的成功课程（Thomas and Collier 2003）。从语言学上讲，这是一个基于附加性而非干扰性视角的课程。学生不会被要求抛弃他/她的文化或语言；所有的语言和文化都会被接受和重视。双语沉浸式课程的学生和其他同年级的学生学习相同的学术内容，但是他们同时会成为能双语交流、写作，具有双重文化结合的学生。这种双语课程的另一个巨大优势在于为非英语母语学习者和英语母语学习者同时提供了双语学习的机会。

1997 年，Thomas 和 Collier 发表了一项意义深远的研究报告（Thomas and Collier 1997），比较了几种双语教育模式，包括上述的早退、晚退和双语沉浸模式，评估了学生在英语阅读方面的成绩。他们得出结论，双语沉浸课程和以英语作为第二语言的晚退双语课程，是仅有的两个能让学生的英语阅读能力达到 50% 百分位并且能保持水准到 12 年级的课程。其中双语沉浸式课程的测试成绩最高。他们的后续工作（Thomas and Collier 2003；Collier and Thomas 2004）持续证明了双语沉浸式双语教育计划的有效性。

这一证据以及后续其他人的工作（例如，Cummins 2005；Crawford and Krashen 2007），对那些为大量英语学习者提供服务的学区极具有说服力。目前在加利福尼亚州的 30 个县中，有 201 所学校提供了双语沉浸式课程。资助了某个学区内多个双语沉浸式课程的一位行政人员认为，这种教学模式的确是确保英语学习者在学业上取得成功的最佳方案。选择该计划也是因为该计划提供了一个机会，让单一语种的学生成为双语学生。该行政人员认为，这一包容性计划方案已经被证明对所有人有益，该地区的教育专业人士也愿意承担起为学生和社区提供尽可能最好的教育的责任。

双语认证对专业教育工作者的益处

教育专业人士也能从双语教学中获益。在 227 法案通过之前，双语教师是有津贴补助的，虽然现在津贴被取消了，但是教师们依然因为他们所掌握的双语技能而受益（Zehr 2008）。比如在某些学区，双语教师可以不受教师编制裁员的影响（即教师下岗）。例如在 Jurupa 联合学区，每年该学区都会与工会达成协议，对拥有双语认证，接受过专门培训并且有资质能在双语教学计划中任教的教师都可以免于裁员。

圣地亚哥、里弗赛德和圣贝纳迪诺县最近关于双语教育工作者劳动福利的调查结果，进一步证明了双语教师在福利中的优势。在 25 个做出回应的学区中，有 15 个学区表示，拥有双语技能或是双语认证的教师或多或少获得了某些福利。这些福利包括津贴、更好的工作保障，或两者兼而有之。这些回应表明，部分学区认识到了双语技能是不可或缺的。在这些学区中，获得认证的双语教师免于受到裁员的威胁，无论这些教师是否在双语班授课。作为回报，双语教师承诺无论是否开展了双语沉浸课程，他们都会教学习英语的学生。此外，即使在因为经济困难而很少招聘教师的时候，拥有特殊认证（BCLAD，证明他们的双语能力）的双语教师也比单语教师更有可能被聘用。该地区小学招聘的许多职位都指定了"必须获得 BCLAD 认证"。

学生成绩和双语读写能力：长期的益处

双语沉浸式课程为英语母语者和英语学习者都提供了多种益处。大多数双语沉浸课程反映了学习者所在社区的语言；例如在加利福尼亚，课程主要是英语和西班牙语。长期接触双语对于实现双语沉浸计划的三个目标是特别有帮助的：①培养高水准的第一语言和第二语言；②年级水平的学习成绩表现；③积极的跨文化态度（Howard 2002）。

参与双语沉浸课程的学生，随着时间的推移所获得的双语能力就是最明显的语言优势。学生在没有忘记母语（英语或者西班牙语）的情况下学习第二语言，并且他们能够在掌握第二语言的基础上同时保持第一语言。

Thonis（2005）支持该命题，即语言学习技能是通用的，掌握第一语言就能帮助学习第二语言。学习英语的西班牙母语者和学习西班牙语的英语母语者，最终都能成为双语者，并为美国的语言传承做出贡献。

区分口语双语和读写双语是很重要的。双语沉浸式（DI）课程的学生学习说两种语言（成为具有双语口语能力者），并且在课堂上学习如何用两种语言阅读和写作（成为具有双语读写能力者）。授课目标是教授英语母语者和英语学习者这两个群体使用目标语言写作的技能。现在常见的西班牙语 - 英语双语沉浸模式始于幼儿园 90/10 的教学时间分配法，即 90% 的教学是西班牙语，10% 是英语。重要的是，读写技能是用西班牙语进行教学的。英语母语者在学习说西班牙语的同时也在提升西班牙语的读写技能。随着年级的提升，时间分配比例每年都会增加 10%（即一年级时，西班牙语的教学时间占比为80%，英语教学时间占比为 20%），直到教学时间"五五"分配，此时学生会被认定为能流利使用双语。

August 和 Shanahan（2010）描述了英语作为第一语言或作为第二语言学习在英语阅读之间的重要区别。他们指出，强大的第一语言读写能力有助于习得第二语言的读写技能。接受第一语言的读写教学为"跨语言"影响奠定了基础（Lindholm-Leary and Genesee 2010）。这些跨语言的影响力是可以被观察到的，因为学生会依靠他们的第一语言读写技能，并且逐渐将其转到双语读写能力上。

Lindholm-Leary 的报告说，"成功的英语学习者（阅读者 / 书写者）将英语和自身母语的阅读和写作视为具有语言特定差异的类似活动"（Lindholm-Leary and Genesee 2010, p. 343）。

一些学者认为，让学生继续使用其母语有助于提高其英语水平（Collier and Thomas 2004；Cummins 2005；Crawford and Krashen 2007）。此外，有人

断言,发展和维持自己的母语不会干扰其学习发展第二语言。显然,许多人在学习另一种语言时不会受到母语的干扰并且成功成为了双语甚至多语人才(Baker 2011)。研究表明,一个人的母语专业程度是第二语言专业程度的有力预测指标。康明斯的语言相互依赖定理(2005)认为,这种现象源于共同的潜在语言能力,并可以实现认知/学术和读写相关技能的跨语言转移(Phillips and Crowell 1994)。

双语课程也能助力学术成功。在过去的 10 年里,Kathryn Lindholm-Leary (2001)、Thomas 和 Collier(2002) 以及 Lindholm-Leary 和 Block(2010) 研究了参加双语沉浸式课程学生的学业成绩。Lindholm-Leary(2001) 从 16 个双向学习项目中收集了数据,其中西班牙语和英语的儿童的课时分配为 90/10 和 50/50 模式各半。她记录了,说英语和西班牙语的学生在各自母语和口语学习技能方面的得分都很高。Lindholm-Leary 发现 90/10 授课模型中的学生在西班牙语技能方面表现很好,但是所有讲西班牙语的学生(无论何种模式)也同样精通英语。总的来说,她发现"在各个年级中,随着学生对两种语言的熟练程度提升,英语和西班牙语阅读成绩之间的相关性也在增加"(Crawford 2004a,b,p. 304)。

Collier 和 Thomas(2004) 比较了 1996—2000 年休斯顿独立学区三种双语课程的英语阅读成绩。以百分位排名的报告数据表明,双向双语课程的学生表现优于过渡性双语教育和发展性双语教育中的同龄人。

Lindholm-Leary 和 Block 还调查了 659 名西班牙裔学生在双语沉浸模式计划(90/10 模型)中的成绩水平。他们的研究报告表明,尽管这些学生来自低社会经济地位的家庭,但是学习成绩仍然优于只接受英语教学的同龄人。在双语沉浸课程中,英语母语学生在阅读和数学方面的得分也高于常规主流课程中的同龄人(Lindholm-Leary and Block 2010)。这些研究人员一致认为,与参与其他课程的学生相比,参与两种模式的双语沉浸课程的学生表现都非常好。

双语沉浸课程的学生,无论是英语学习者还是英语母语者,大多数都比过渡性双语和英语主流课堂中的同龄人取得了更优异的成绩。因此在英语之外增加一门外语是很受欢迎的,它的好处将在未来几年得到验证(Thomas and Collier 2003)。

Lindholm-Leary 断言,花在西班牙语教学上的时间对西班牙语成绩有积极影响,对英语成绩却没有负面影响。Lindholm-Leary 确认了 Thomas 和 Collier 发布的结果,并指出双语课程中的英语学习者"似乎比英语主流课程中的英语学习者更有可能在小学后期或中学时期缩小成绩差距"(Lindholm-Leary 2010,p. 352)。这些结果表明,在双语沉浸课程中学生取得了更好的成绩。在双语沉浸课程中,英语母语者在成绩方面也是同样受益的。与主流课堂中的同龄人相比,这些学生始终取得了更好的学习成绩。学习外语的好处可以持续多年(Thomas and Collier 2003)。

跨文化态度随着双语沉浸课程计划中的学术成就和双语语言技能的提升而提高。这种跨文化的能力是双语沉浸课程计划的第三个目标,双语课堂环境和多元性文化课程内容的融合会帮助学生在两种文化中都能如鱼得水。

对上述课程稍微修改并加入文化差异性课程就能使学生具备参与国际化社会生活所需要的技能。在这些教室中,学生与学生之间的互动有助于培养对不同文化的理解,教师和学生们渐渐开始重视这种课堂文化。这也培养了学生对于学校和大学的积极态度。

Lindholm-Leary 和 Borsato(2001)研究了这些问题,并得出了以下结论:曾参加过双语沉浸式课程的学生对学校和课程都表示高度满意。该研究包含142 名参加双语沉浸式课程的高中生,并且将他们分为三类,对照组由未参加双向双语课程的西班牙裔学生组成。所有的学生都完成了一份由 147 个问题组合而成的问卷调查。该问卷涵盖了身份和动机、对学校教育的态度、当前的学校教育前景和对大学的愿景、对双语和双向双语计划的态度、家长参与度和学校环境等问题。

结果表明,大多数学生获得了较高的成绩,也迸发出了在学校认真学习的动力。研究人员的分析数据还指出,在准备大学入学这方面,这些学生的态度积极,并且参加了一些能有助于在大学里获得学业成功的活动。在高中阶段,他们参加了更高水平的数学课程,取得了良好的成绩,并表示他们期待进入大学深造。

这份鼓舞人心的报告对中小学教育工作者具有深远的意义,并且传达了这样的一个信息:双语沉浸式课程计划的成功对高中产生了连锁反应,或能激励学生上大学。用 Lindholm-Leary 的话来说,双向计划对西班牙裔西班牙语人士的好处是令人印象深刻的:"这些学生中几乎有一半人认为该计划避免了他们辍学。"她相信这些学生会想在高中毕业后立即上大学,并在文中暗示这些学生在小学和中学获得的资讯可以帮助他们更明确的了解在高中应该选择什么课程来满足大学录取的条件。因此,除了培养高水平的学术能力和积极性之外,这些高中生还以具备双语能力为荣,变得更加自信,并认为自己在高中和大学是个成功的学生(Lindholm-Leary and Borsato 2001,pp. 19-21)。

参与双语沉浸课程计划可以为英语母语者和英语学习者提供更多的长期利益。研究表明接受了双语沉浸课程教育的学生在双语口语能力、双语读写能力和学业成绩方面都获得了额外的益处。此外,研究也表明,这些学生拥有了跨文化技能并一直保持着对学校的积极态度。这些积极的态度可能有助于缩小学生成绩差距并且降低高中辍学率。上述证据表明，增加学生参与双语沉浸课程的机会和培养一支高素质的双语教学队伍是教育行业的基本责任。

（陈翔，常实，欧阳洋，李亚平，袁勇翔　译）

参考文献

August, D., & Shanahan, T. (2010). Effective English literacy instruction for English learners. In *Improving education for English learners; Research-based approaches* (pp. 209–250). Sacramento: California Department of Education.

Baker, C. (2011). *Foundations of bilingual education and bilingualism* (5th ed., pp. 248–249). New York: Multilingual Matters.

California Commission on Teacher Credentialing. (2009). *Standards of quality and effectiveness for programs leading to bilingual authorization* (reports available at ctc.ca.gov).

California Commission on Teacher Credentialing. (2012). *Teacher supply in California: A report to the legislation* (reports available at ctc.ca.gov).

California Senate. (2014). *SB 1174, Lara. English language education*. Retrieved from http://leginfo.legislature.ca.gov/ at http://leginfo.legislature.ca.gov/faces/billNavClient.xhtml?bill_id=201320140SB1174

Collier, V. P., & Thomas, W. P. (2004). The astounding effectiveness of dual language education for all. *NABE, Journal of Research and Practice, 2*, 1.

Crawford, J. (1989). *Bilingual education: History, politics, theory, and practice*. Trenton: Crane.

Crawford, J. (2004a). Basic research on language acquisition. In *Educating English learners; Language diversity in the classroom* (5th ed., pp. 182–209). Los Angeles: Bilingual Educational Services.

Crawford, J. (2004b). *Educating English learners; Language diversity in the classroom* (5th ed., pp. 46–48). Los Angeles: Bilingual Educational Services.

Crawford, J., & Krashen, S. (2007). *English learners in American classrooms: 101 questions, 101 answers*. New York: Scholastic.

Cuban, L. (1990). Reforming again, again, and again. *Educational Researcher, 19*(1), 3–13. Washington, DC: Published American Educational Research Association.

Cummins, J. (2005). *Teaching the language of academic success: A framework for school-based language policies. Schooling and language minority students: A theoretico-practical framework* (3rd ed., pp. 3–28). Los Angeles: LBD Publishers.

Faltis, C. J., & Beatriz Arias, M. B. (1993). Trends in bilingual education at the secondary school level. *Peabody Journal of Education, 69*(1), 6–29.

Fuhrman, S. (1993). *Designing coherent education policy: Improving the system*. San Francisco: Jossey-Bass.

Gandara, P. (2000). In the aftermath of the storm: English learners in the post-227 era. *Bilingual Research Journal: The Journal of the National Association for Bilingual Education, 24*(1–2), 1–13.

Garner. (2012). *League of women voters of California, Smart Valley, Inc. 1998*. Retrieved from http://smartvoter.org

Howard, E. R. (2002). Two-way immersion: A key to global awareness. *Educational Leadership, 60*(2), 62–64.

Lau v. Nichols, 414 U.S. 563 (1974).

Lessow-Hurley, J. (2013). The foundations of dual language instruction. *Historical and International Perspectives on Language Education, 19*(2), 18–24.

Lindholm-Leary, Kathryn, J. (2001). Dual Language Education. Bilingual Education and Bilingualism. *Multilingual Matters 28*, 1–377.

Lindholm-Leary, K., & Block, N. (2010). Achievement in predominantly low SES/Hispanic dual language schools. *International Journal of Bilingual Education and Bilingualism, 13*(1), 43–60.

Lindholm-Leary, K., & Borsato, G. (2001, May). *Impact of two-immersion on students' attitudes toward school and college* (Research Rep. No. 10). Santa Cruz: University of California, Center for Research on Education, Diversity & Excellence.

Lindholm-Leary, K., & Genesee, F. (2010). Alternative educational programs for english learners. In *Improving education for english learners; Research-based approaches* (pp. 323–367). Sacramento: California Department of Education.

Lopez, F., & McEneaney, E. (2012). State implementation of language acquisition policies and reading achievement among hispanic students. *Educational Policy, 12*, 418.

Lucas, T, and A. Katz. (1994). Reframing the debate: The roles of native languages in English-only programs for language minority students. *TESOL Quarterly, 28*(3), 537–561.

Lucas, T., Henze, R., & Donato, R. (1990). Promoting the success of Latino language-minority students: An exploratory study of six high schools. *Harvard Educational Review, 60*(3), 315–340. Texas A & M University.

Mora, J. K. (2002). Caught in a policy web: The impact of education reform on latino education. *Journal of Latinos and Education, 1*(1), 29–44.

Quezada, L. R. & Alfaro, C. (2012). Moving pedagogic mountains: Cutting to the common core. *The Journal of Communication & Education.* (8), 19–22, http://languagemagazine.com/?page_id=4699.

Santos, M., Darling-Hammond, L., & Cheuk, T. (2012). *Teacher development to support English language learners in the context of common core state standards.* Stanford University Understanding Language, http://ell.stanford.edu/papers.

Phillips, D., & Crowell, N. A. (1994). Cultural Diversity and Early Education: Report of a Workshop.

Thomas, W. P., & Collier, V. (1997). *School effectiveness for language minority students.* Washington, DC: National Clearinghouse for Bilingual Education.

Thomas, W.P., & Collier, V.P. (2000). Accelerated schooling for all students: Research findings on education in multilingual communities. In S. Shaw (Ed;), *Intercultural education in European classrooms* (pp. 15–35). Stoke on Trent: Trentham Books.

Thomas, W.P., & Collier, V.P. (2002). *A national study of school effectiveness for language minority students' long-term academic achievement (CREDE Research Brief #10).* Santa Cruz: University of California, Santa Cruz, Center for Research on Education, Diversity, and Excellence.

Thomas, W. P., & Collier, V. (2003). The multiple benefits of dual language. *Educational Leadership, 61*(2), 61–64.

Thonis, E. (2005). Reading instruction for language minority students. In *Schooling and language minority students: A theoretico-practical framework* (3rd ed., pp. 186–192). Los Angeles: LBD Publishers.

Tyack, D. & Cuban, L. (1995). *Tinkering toward utopia: A century of public school reform.* Cambridge, MA: Harvard University Press.

Verplaetse, L. S., & Migliacci, N. (2008). Making mainstream content comprehensible through sheltered instruction. In L. S. Verplaetse & N. Migliacci (Eds.), *Inclusive pedagogy for English language learners.* New York: Lawrence Erlbaum Associates.

Zehr, M. A. (2008). *Bilingual teachers largely unaffected in Dallas layoffs.* [Web log]. Retrieved from http://blogs.edweek.org/edweek/learning-the-language/2008/10/bilingual_teachers_largely_una.html

第十六章
学校心理学最佳实践在政策、结构、角色以及知识方面存在的障碍

　　和其他很多行业一样,学校心理学(school psychology)在持续不断地发展,其发展前景与职业范畴也愈发清晰,与此相关的"职业精神"概念也由此而生。为学校心理学职业实践的具体内容制定指导方针的过程包括一系列与学校心理学相关方制定的职业标准,这些相关方包括全国学校心理学从业人员协会(National Association of School Psychologists,简称 NASP)、美国心理学会(American Psychological Association,简称 APA)十六分会(学校心理学分会),以及学校心理学项目主任委员会(Council of Directors of School Psychology Programs,简称 CDSPP);还有国家组织的政策发展计划,例如国家学习障碍委员会(National Council on Learning Disabilities,简称 NCLD);以及若干联邦政府资助的研究项目。在大多数职业中,由于对职业本身的积极考核与评估,当今对"职业精神/素养"或者"职业行为"的定义与二三十年前相去甚远。

　　然而,本章接下来将会详述,在过去二十年里,有关改变学校心理学执业的建议很少能在学校环境中得以充分实施。其原因相当复杂,不过人们已经尝试从历史和当代的环境背景这两种最有可能的原因中去解释为何"最佳实践"难以实现。本章的主要目的是找出阻碍改变的原因、为"解决问题"提出实用性建议,并根据研究结果与政策导向为学校心理学的职业实践提供支持。本章开篇简要描述了学校心理学这一职业的当下情况,以及学校心理学从业人员常规扮演的角色。随后,本章对学校心理学的当前执业标准做了概述。最后,本章分析了学校心理学应当达到的合适执业程度、妨碍执业改革的阻力因素,以及针对培训项目与执业者的一系列建议。

职业的起源

　　尽管心理学领域有许多学科(譬如工业与组织心理学、教育心理学等),但

学校心理学是美国心理学会指定的三大应用心理学科之一。虽然学校心理学与其他经过认证的应用心理学领域(譬如咨询心理学、临床心理学)有许多相似之处,但在教育环境下进行心理学实践有其独特性,因此学校心理学发展出了属于自身的职业标准和职业能力。目前学校心理学的标准源于一个世纪前在学校和诊所工作的心理学家们最初的执业过程(Fagan 1992)。

学校心理学的起源可追溯到 19 世纪晚期(Fagan and Wise 2007)。在一本名为《心理学实践工作的组织》的书中(1897),Lightner Witmer 曾写过一篇文章,表示应当调整心理学的使用方法,帮助"普通"的学校教师和心理学专员解决常规课堂方法无法解决的问题。这是最早有关学校心理学的论文。在此论文发表的前几年,第一家评估儿童学习差异与行为困难的心理诊所于 1892 年在宾夕法尼亚大学成立。随后,第一家学校心理学公立诊所于 1899 年在芝加哥成立(Fagan and Wise 2007)。

由于义务教育的实施,公立中小学的学生多样性发生了巨大变化,对能够识别哪些学生需要额外帮助,并为任课老师提供建议的专业人士的需求激增(Tharinger et al. 2008)。尽管"学校心理学从业人员"一词首现于 20 世纪初,但培训项目直到 20 世纪 20 年代中期才出现(Fagan 1999)。第一批学校心理学从业人员中有一些本是教师,上过一些有关心理测评的额外课程,但其执业情况是完全不规范的,而且描述该职业的术语五花八门。20 世纪 20—40 年代,若干学校心理学项目得以创建,包括首个学校心理学博士项目在宾夕法尼亚州立大学成立,还有关于该学科的首套认证标准创建于纽约和宾州(Fagan 1986)。有趣的是,虽然美国心理学会曾在一段短暂的时期内(比如 1921—1927 年)不太关注应用心理学,但仍为学会成员提供了一个学校心理学认证项目(Sokal 1982)。

学校心理学的早期工作内容主要是心理测试。此类心理测试采用"转诊 - 测试 - 报告"范式,主要由临床诊所(包括乡村地区的流动诊所)提供(Fagan and Wise 2007)。这段时期内,有两位相当有影响力的心理学家,Lightner Witmer 和 G.Stanley Hall。Witmer 的测评过程更加注重临床敏锐性与经验,而不是纸笔测试,他希望心理学作为一门科学能够应用到实际问题当中。他也呼吁在学校工作的心理工作者接受专门训练。Hall 以关注低龄学生闻名,包括特殊学生与普通学生。Hall 的儿童研究方法并不是针对特殊教育,而是尝试描述"正常"儿童,这与当时的主流思想更为一致。当代学校心理学生态行为研究方法收录了 Hall 关于学校生态学、家长、教师等问题的研究(Fagan 1992)。在解决学生问题的研究方法里,目前最广为接受的是偏特殊规律研究法,并且在很大程度上形成了学校心理学的"转诊 - 测试 - 应对"实践模式。

对学校心理学的需求已经确定了,但缺乏针对包括职业行为在内的评估工具和实践指南（Fagan 1992）。这段时期内，针对学校心理学的国家和州立组织尚未成立；然而，约 500 名学校心理学从业人员附属于美国应用心理学家协会（American Association of Applied Psychologists，简称 AAAP；Fagan 1993）。学校心理学以职业身份出现的首要标志之一是有关该职业的首本教材的出版：《学校问题心理服务》（Hildreth 1930）。

确定职业身份

二战以后，美国公立中小学的入学人数大幅增加，对于学校心理学从业人员的需求也水涨船高，从而催生了对于该行业相关组织以及标准制定的需求。支持学校心理学行业发展的首个国家组织是美国心理学会十六分会，该分会于 1945 年随着美国心理学会与美国应用心理学家协会的合并而成立。十六分会的成立具有里程碑意义，因为此举标志着人们意识到了学校心理学与教育心理学（十五分会）、临床心理学（十二分会）截然不同，同时也认可了学校心理学在建立全国通用的认证体系与培训标准方面所起到的作用（Fagan and Wise 2007）。

1954 年组织召开的塞耶会议（Thayer conference）是与学校心理学行业发展相关的最具影响力的事件之一。塞耶会议的召开，部分归功于 1949 年召开的博尔德会议（Boulder conference）。该会倡导科学家以执业医师的身份进驻临床心理学行业。塞耶会议召开之际，大约有 1 000 名学校心理学从业人员，采用大概 75 种不同的职业头衔。会议取得了若干成果，影响了后续几十年的学校心理学职业发展。其一，与会人员一致认为实证研究是实践型工具，学校心理学从业人员有利用实证研究指导其执业行为的道德义务。其二，会议达成共识，学校心理学应当制定职业伦理准则，供从业人员参考并指导其在学校背景下的工作实践。其三，会议一致认为学校应当降低学生与学校心理学从业人员的师生比例，让该职业发挥更多作用，成为一种特殊教育，而不仅限于心理测评与"守门人"的角色。塞耶会议做出的第四项主要贡献，是对学校心理学进行了职业定义，具体内容包括学校心理学从业人员的定义，即接受过教育学培训并有相关工作经验的人士，运用其在测评、学习、人际关系方面的知识帮助学校工作人员教育具有特殊需求的学生。该定义旨在鼓励学校拓宽学校心理学从业人员的工作领域，而不仅仅局限于心理评估（Cutts 1955）。

塞耶会议有一项提议并未得到广泛认同，即创建两种级别的认证体系：心理学博士认证体系与助理博士认证体系。会议建议学校心理学的助理博士从业者在博士从业者的监管下工作。该提议没有获得广泛采纳，目前大多数州针对学校心理学从业人员采取的都是亚博士认证体系。塞耶会议结束后不久,人们认为双级别认证体系会阻碍拓宽学校心理学从业领域这一最终目标的实现,并且暗示助理博士从业者只能进行心理测评的工作。该会议与认证有关的另一争议之处是学校心理学从业人员是否需要具备教学经验。当时大部分州都认为学校心理学从业人员的主要专业背景应该是心理学,并且一直保持这样的观点。不过也有部分州更加强调教育学的背景,就像学校心理学的部分第一批从业者那样(Fagan and Wise 2007)。

职业的成长

塞耶会议召开之后,尽管学校心理学持续平稳发展,包括 1969 年成立了美国全国学校心理学从业人员协会,但直到 1975 年《残障儿童教育法》(EAHCA)实施后,该职业才有了显著进步以及深入发展的需求,因为该法案要求学校识别有特殊需求的学生并为他们提供特殊教育项目。1970 年学校心理学从业人员大约有 5 000 名,到 1990 年已经超过 20 000 名,《残障儿童教育法》与《1973 康复法案》第 504 条对这段时期从业人员数量的激增起到了巨大的推动作用(Curtis et al. 2002)。

对学校心理学从业人员的需求也导致了高校项目与职业协会的激增。博士级别的认证项目从 1972 年的 3 个增加到了 1980 年的 20 个,到 1990 年超过了 40 个。非博士级别的项目数量则在 1970 年为 100 个,仅仅 15 年后便翻番,超过了 200 个。在标志性的特殊教育法于 1975 年通过后的 20 年里,作为该领域职业化的另一标志,一些新的组织,包括学校心理学从业人员导师会(Trainers of School Psychologists, 简称 TSP)、学校心理学项目主任委员会(Council of Directors of School Psychology Programs,简称 CDSPP)、学校心理学研究学会(Society for the Study of School Psychology,简称 SSSP),以及美国学校心理学委员会(American Board of School Psychology,简称 ABSP)相继成立。

随着该职业的发展,专门研究学校心理学的文献库得以成立,这也是学校心理学独立于心理学和教育学其他领域的一个身份标志。以上这些协会创建了各自的刊物,包括美国心理学会十六分会的《学校心理学从业人员时事通讯》《职业学校心理学期刊》(如今已改名为《学校心理学季刊》);还有全国学校心理学从业人员协会发行的若干有影响力的刊物,包括《学校心理学综述期刊》和一些基础文献(例如:《学校心理学最佳实践》《学术与行为问题干预》)。20 世纪 80 年代已经开始出现真正意义上的学校心理学教师,以支持业界对相关从业者的需求。与此同时,包括《心理教育评估》《学校特殊服务》《学校心理学国际》在内的其他期刊也得以创建(Fagan and Wise 2007)。以上刊物都专注于学校心理学的执业问题,与教育心理学、临床心理学,以及特殊教育类期刊的关注点迥然不同。

　　为了应对学校心理学在高校层面的发展情况,人们在制定国家认证与审核标准方面付出了大量努力,这也直接影响了州级认证体系的建设。全国学校心理学从业人员与全国教师教育认证委员会(National Council for the Accreditation of Teacher Education,简称 NCATE)为学校心理学项目的培训内容、实习计划,以及项目资源制定了认证流程与标准,其主要关注对象为非博士项目(Batsche et al. 1989)。学校心理学从业人员协会的项目认证标准自1980 年到 2010 年,共修订过五次,其考察对象包括学生和项目成效。例如,2010 年的标准要求一个项目至少配备三名教师,另外项目主任和项目内至少一名其他教师须具备学校心理学的博士学位(NASP 2010a)。美国心理学会为其三个应用领域(临床心理学、咨询心理学、学校心理学)制定了各自的认证标准,内容大同小异,用于认证博士项目。这些标准强调所有心理工作者须同时具备完备的普通心理学教育背景和心理学实践操作知识。与全国学校心理学从业人员协会的认证标准类似,美国心理学会要求心理教师以身作则,在学校心理学领域取得文凭或职称(APA 2007)。尽管美国心理学会和全国学校心理学从业人员协会对从业者的教育背景均有要求,但这些标准的大部分内容是在无数会议与委员会讨论中得出的,本意是为学校心理学从业人员变化不定的"理论"角色提供定义。

明确职业活动

　　1954 年塞耶会议达成的共识之一,是为学校心理学撰写职业指南,包括可用于教学和职业发展活动的职业伦理相关内容(Cutts 1955)。尽管其他组织也为如何定义在学校从事心理工作的人员出谋划策,但明尼苏达大学的全国学校心理学在职培训网络平台举办了两场主要会议,即 1980 年的春山会议(Spring Hill)和 1981 年的奥林匹亚会议(Olympia),对从业情况和相关文书进行了系统性的评估,旨在拓宽学校心理学的工作内容并提升其工作质量。上述会议的组织方之一出版了著作《学校心理学:培训与执业指南》三部曲(Ysseldyke et al. 2006;Ysseldyke et al. 1997;Ysseldyke et al. 1984),该书描述了学校心理学从业人员所需具备的胜任力。以上指南强调拓宽学校心理学从业人员的工作范围,纳入心理咨询和心理干预等活动。特别需要指出的是,随着每一本指南的发布,越来越多的关注点聚焦于学校心理学从业人员扮演的心理咨询师角色。例如,Ysseldyke 等人(2006)指出学校心理学从业人员应当"运用解决问题的科学方法为个体和系统创造、评估,以及实施有效的实证性干预"(p. 14)。他们还建议学校心理学从业人员应当作为心理学知识与技能的传播者,将现有研究成果应用到学校环境中(Ysseldyke et al. 2006)。

三部曲大纲和后续文件问世之后,心理学和教育学的广义领域也迅速发生了变化。例如,20世纪90年代,临床心理学开始强调按要求运用以经验为依据的治疗方案,以符合特定指南的规定,负责评估治疗效果的研究,其质量好坏取决于是否遵循了上述指南。学校心理学的学科带头人,尤其是美国心理学会十六分会的成员们,遵照这一指令,出于学术目的和对行为问题的关注,开始撰写适合学校环境的,基于经验的干预(EBIs)指南(Kratochwill and Shernoff 2004)。尽管这项工作对于心理学在学校的实践有多大影响不得而知,但国家立法反映了对基于经验的学校心理学执业形式和干预措施的迫切需求。例如,2001年颁布的《不让一个孩子掉队》(No Child Left Behind,简称NCLB)法案(20 U.S.C. 6368)为有科学根据的干预措施提供了定义,首次要求从业者使用严格的实证方法和数据分析。该法案还催生了一家组织的诞生,旨在提高教育研究(例如:教育科学机构)的整体质量,让教育工作者能够接触到有关教育干预措施和方法质量的严谨研究。学校心理学从业人员尤其需要接受心理干预相关培训,因此如何采用实证的方法评估干预效果这一内容必须加入到高校教育和在职培训的课程之中。

除了干预领域不断变化,1999年出台的《教育与心理测量标准》(APA/AERA/NCME)大幅改变了该行业对实地调研评估工具的观念。该文件对学校心理学从业人员意义重大,改变了评估工具的效度测评概念。比起关注针对相同概念的不同测试之间的关系,该测量标准更加倡导用测试来选择或设计干预措施,而测试过程应当为学生或服务对象带来正面结果(APA/AERA/NCME)。本章稍后将会讲到,一些学者就对学校心理学从业人员最常用的测试(例如:认知能力测试)在采用新标准评价下是否仍然有效提出了质疑(Braden and Niebling 2012)。

考虑到之前提到过的问题,全国学校心理学从业人员协会于2010年对该行业的标准进行了大幅修订。以上文提过的三部曲大纲为基础,该协会引入了四大领域的职业标准体系:学校心理学毕业准备标准、学校心理学从业人员认证标准、职业伦理原则,以及一站式学校心理服务体系(表16.1)。学校心理学作为一门职业,通过立足于科学与实践的系统性框架,首次形成了集培训、实践,以及伦理标准为一体的系列指南。

全国学校心理学从业人员协会2010版标准体系旨在通过循证实践,在学术、社交、情感以及行为方面提供整体服务(NASP 2010a,b,c)。尽管学校心理学还有其他重要的行业标准,但全国学校心理学从业人员协会2010版《学校心理学预备标准》所涉及的问题与本章的关注重点相关。该标准为学校心理学专员级别和博士级别的培养体系提供了明确指南,对于培养长期执业的职业心理工作人员至关重要(NASP 2010c)。上述指南要求学校心理学各项目具备"系统性的原理/使命、目的、目标、学制,以及监管体系"(p. 2),并且由"主要由学校心理学从业人员构成的高素质师资成员设计课程、参与教学和评估"(p. 3)。该要求也承认学生一开始接受培训时,尚不具备必要的专业素养,从而建议通过评估反馈,以循序渐进的方式为学生提供合适的意见和建议。该标准强调为学生提供持续性评估,针对具体行为给予反馈意见,以作为心理学从业者职业胜任力转型的主要方法(Roberts et al. 2005)。上述标准还强调学校心理学从业人员应当树立职业榜样,发挥他们在心理学教育生态概念化当中的作用(Forrest et al. 2008)。

表 16.1　NASP 一站式学校心理学服务体系

	服务领域	说明
所有服务领域	基于数据的决策制定和责任制	使用问题解决模型
		利用数据来理解问题、提供服务,并进行资格认定
	咨询与合作	针对所有心理咨询采取问题解决模型
直接服务和间接服务	学生服务	根据评估数据制定循证策略
	学术	解决干预措施的可接受性和真实性
	社交技巧和生活技巧	设计并提供有关学术和行为的有效课程
	系统服务	参与创建并维持多层次的支持系统,鼓励家庭、学校、社区通力合作
	在学校里督促学生学习	
	预防及响应服务	
	家庭 - 学校联合服务	
心理教师服务基础	多元化的发展与学习	提供具有文化胜任力的有效实践
		意识到自身的偏见
		鼓励社会公正
	研究与项目评估	在实践中评估并应用研究发现
	法律、道德,以及职业实践	符合道德、职业,以及法律标准

职业实践的现状与阻碍

如前节所提,学校心理学行业遵循了典型的发展历程,先后创建了行业组织、认证流程,以及执业标准来帮助完善对该行业的定义。学校心理学作为一门职业,在过去三十年里发展迅猛,现有大约 35 000 名从业人员和 200 多个教育项目(Fagan and Wise 2007)。然而,就像大多数职业一样,证据表明由于众多因素,学校心理学指南的实际应用范围并不均衡。例如,有数据显示大多数学校心理学从业人员并没有按照 NASP 指南拓宽其业务范畴,仍旧花费了大量时间进行心理测评工作,而这些工作并不能帮助解决学校里的问题。

如今学校心理学执业令人沮丧的方面之一,是没有应用由 NASP 标准和其他组织[如:美国教育部在 2014 年成立的有效教育策略研究中心(What Works Clearinghouse)]认可的经过实证检验的策略。在最近发表的一篇文章中,作者指出了在学校广为流传且正在应用的若干教学策略,并且认为这些策略在学校心理学学科的持续使用就是"伪科学"盛行的标志(Lilienfeld et al. 2011)。前文细说过,有关该职业的政策和执业标准要求严格实施以实证为基础的评估和干预策略。可惜在职的学校心理学从业人员仍旧普遍使用观念错误的评估与干预手段。例如,1990 年发表的一篇开创性论文题为"对分测验分析说不"(McDermott et al. 1990),作者据理力争,主张不要根据测试表上的认知能力指标得分(例如:分测验分析)来给予指导意见。然而,大量证据表明,由于缺乏对评估问题本质的理解,学校心理学从业人员依旧在常规使用分测验(Reschly 2008)。此外,尽管有大量证据表明有研究基础的评估工具对于学校心理学而言是必须的,但各州在采用更多循证方法以识别具有学习障碍的学生方面进展缓慢(Fletcher et al. 2005)。

使用分测验分析而不使用基于研究的测评步骤,也与学校心理学当前执业模式的另一问题相关。如前文提到的,纵观该行业的历史,大部分时期学校心理学从业人员都将他们的工作时间用于心理测评。然而,在过去二十年里,一些学者和行业组织呼吁"范式转型",从心理测评转为花更多时间用于心理咨询和其他支持性的干预活动(Reschly and Ysseldyke 1995)。Reschly(2008)认为学校心理学可朝以下几个方向进行范式转型:"①尝试攻克普通教育、补习教育,以及特殊教育中尚未解决的难题;②为教育结果的改进提供研究基础;③参考国家著名组织的政策建议;④在国家、州和地方层面进行法律改革"(p. 14)。该转型呼吁的依据是,有证据表明学校心理学从业人员在参与咨询活动时,可以对学生产生巨大影响(Sheridan et al. 1996)。虽然显而易见,心理咨询比心理评估对学生的表现影响更大,但是近期证据表明大部分学校心理学从业人员将一半以上的时间用于心理评估(Fagan and Wise 2007)。

如果没有案例表明范式转型对学生有积极影响,那么学校心理学从业人员继续把工作重心放在心理测评上也无可厚非。除了理论概念,还有别的证据表明为何学校心理学执业行为需要改变。最早讨论的"范式转型"已经阐述过此种改变的潜在影响（Reschly and Ysseldyke 1995），包括心理咨询和以预防为导向的学校心理学支持对学术和行为的正面影响。例如，当 Noell 及其同事（1997）和老师一起为学生提供心理咨询和表现反馈时，学生的作业正确率提高了。此外，学校心理学从业人员为学生持续提供支持，也能帮助保持心理干预实施的完整性，这也是学校心理项目普遍关注的问题。通过循证咨询，学校心理学从业人员能够满足更多学生的需求（Sheridan et al. 1996）。

考虑到有数据表明学校心理学从业人员的角色转换能够带来积极影响，也有数据指出该转换尚未实现，我们有必要进一步研究审查阻碍转变的因素。各阻碍因素对学校心理学从业人员从业的影响程度呈现明显的地域差异，包括家长和律师可能采取的法律诉讼手段对以下许多因素都有影响。

理论分歧

尽管学校需要提供心理咨询服务和心理预防措施得到了大部分人的认同，但关于学校最常见的功能障碍（即例如：特殊学习障碍，简称 SLD）的起源和本质存在争议，以至于有些心理学家主张反对放弃某些"传统"心理评估活动（Hale et al. 2007）。可以说，许多心理教师之所以拒绝本章前面介绍的"职业"行为，其主要原因很容易被认为是有关 SLD 的诊断存在理论争议。判断一名学生是否需要 SLD 心理辅导的主要方法是看其认知能力和学习成绩之间是否有显著差距。尽管许多研究发现该差距模型存在一定缺陷（Fletcher et al. 2005a，b；Kavale and Forness 2000）、缺乏与分测试分析相关的治疗用途（McDermott et al. 1990），而且过度强调数据处理（Kavale and Forness 2000；Vellutino et al. 1996），但根据心理测评来确认学生是否具有上述显著差异，仍是普遍做法。此外，许多心理学教师仍坚持认为通过肉眼观察即可判断学生是否存在学习障碍（Vellutino et al. 1997），但这一坚持只会让"伪科学"愈演愈烈。

2004 年联邦法律做了修订，允许用其他更加侧重心理咨询和心理干预的模型来诊断 SLD（例如：对心理干预的反应），下文还会对此进行更加完整的说明。然而，有些学者认为除了使用干预反应方法外，还应保留认知能力和认知加工处理过程的测评。但是，如果用 APA/AERA 的"测试标准"指南来衡量现行的认知评估方法，现有心理测试远远达不到心理测量标准（Braden and Niebling 2012）的要求。另外，干预反应方法尤为强调学校心理学从业人员使用的评估标准必须具备结果效度。例如，该方法在评估测试效度时，要求使用者考虑哪种类型的建议对帮助学生提升成绩是必要的（例如：阅读干预），并且只能使用有证据支持这些建议（例如：干预结果）的评估工具（Kane 2013）。

学习障碍是设置特殊教育(1995 年美国教育部)最常用的前提条件。然而,关于如何定义或识别学习障碍,却从未达成共识。因此,之所以开发早期问题解决模型和具备信效度的基于课程的评估工具,一部分原因是为了更好地跟踪调查学生的学习进展,但主要是为了更好地识别具有学习障碍的学生。联邦法规 P.L.94-142(1975)首次出现学习障碍一词时,关于其判断鉴定标准,文献中没有共识。因此折中的方案是差距模型。自那时起,有关学习障碍的标准和特征定义引起了许多争议。例如,1990 年,Hammill 总结了自学习障碍一词创立以来之初,被使用过的 11 个不同定义。值得注意的是,学习障碍的定义和标准通常是不一样的。

心理学从业者面临的挑战是应当遵从哪项规定。大多数州现在都允许采用多种方法来判断 SLD。然而,也有极少数州强制要求转用以干预为主的方法(Reschly 2008)。因为研究文献中没有统一定论,心理学教育项目和为当下心理教师从业者提供职业发展的平台在介绍任何识别学习障碍的方法时,都会持续受到其他模型的挑战。

政策障碍

正如本章前面提到的那样,1975 年的《残障儿童教育法》要求学区大量提供特殊教育项目,极大程度上刺激了学校心理学职业的发展(Fagan and Wise 2007)。尽管对于一个职业来说,发展一般都具有正面意义,但对学校心理学来说,学校心理学从业人员和特殊教育之间的正式固定关联可能缩减了该门职业的功能范畴。20 世纪七八十年代针对学校心理学从业人员的调研发现,他们对法律重点强调的转诊 - 测试 - 报告模型不满意,许多从业人员希望能在更大程度上参与咨询和精神健康支持工作(Fagan and Wise 2007)。近期数据显示学校心理学从业人员的主要精力仍旧用于为特殊教育系统提供支持,重点工作内容还是心理测评和结果报告(Castillo et al. 2012)。

人们尝试改变法律,拓宽学校心理学从业人员的功能范畴,这些努力结果喜忧参半。例如,2004 年,《残障人教育法》(Individuals with Disabilities Education Act,简称 IDEA)创建了识别 SLD 学生的新标准,为学校心理学从业人员提供了利用干预结果并将其整合到评估过程中的机会,而不是主要通过判断认知能力和学习成绩之间是否存在差距来确定 SLD。然而,该法规仍旧允许心理教师继续使用差距模型,尽管有研究反对这一模型的持续使用(Fletcher et al. 2002)。

结构性障碍

　　自学校心理学成立之后,该行业的从业人员一直短缺(Fagan and Wise 2007)。目前,根据 2009—2010 年的一项调研显示,目前学生和学校心理学从业人员的平均数量比为 1 383 : 1(Curtis et al. 2010),远远没有达到 NASP 推荐的标准,即(550~700) : 1(NASP 2010a,b,c)。1999 年 Thomas(2000)预计该数量比为 1 816 : 1,2004 年 Charvat(2005)预计该数量比为 1 621 : 1,相比之下,当前数量比已经有所改善。Sullivan and Long(2010)开展了另一项研究,发现超过 15% 的学校心理学从业人员所服务的学生数量超过 2 000 名。因为工作量巨大,学校心理学从业人员更加会把工作重心放在心理评估上(Graden 2004)。

　　因为学校之间会共用心理教师,因此心理教师一般都是为最需要心理辅导的学生服务,这些学生通常都在来自特殊教育系。由于特殊教育评估工具和职业发展的资助,学校心理学从业人员与特殊教育进一步捆绑在了一起。这一点不仅仅限制了这些老师和普通教育工作者的互动,也将他们的角色定位限制在了特殊教育管理人员熟悉的范畴内,无法拓宽工作领域,成为心理干预策略青睐的“多功能”学校心理学从业人员(Van Der Heyden et al. 2007)。

角色障碍

　　学校心理学从业人员通常服务的学生数量超过 1 000 名(Curtis et al. 2010),因此主要优先为接受特殊教育的学生提供必要的心理评估。目前,学校心理学从业人员通常被视为特殊教育的守门人。虽然三本指南方案都呼吁学校心理学从业人员拓宽工作范畴(Ysseldyke et al. 2009),但心理测评仍旧是心理教师们主要的业务工作内容。

　　此类“角色障碍”可被视为在学校里,心理评估优先于其他活动(例如:咨询、预防 / 干预活动)——这些活动可能更有系统影响力(Graden 2004)。学校心理学从业人员在防微杜渐方面能发挥的作用十分有限。一般来说,因为学校心理学从业人员不参与主流教育项目,比起特殊教育教师,普通教师对心理教师的服务需求相当少。这一点可以从普通教师的报告中看出,他们表示与心理教师相处的时间要少于特殊教育教师和心理教师的相处时间(Gilman and Medway 2007)。因为普通教师和心理教师的交集太少,因此在遇到普通教育问题或系统性改变变革时,人们不会想到要求助于心理教师。

　　还有一类角色障碍是心理教师通常能力有限,在心理咨询中无法进行自我评估并解决疑难杂症问题。NASP 和 APA 都把自我评估视为必备的职业胜任力。心理教师往往都会列举妨碍他们循证执业的障碍，却没有反思他们自己的行为可能也会阻碍工作的开展。心理教师如果想要实现有效转型，就需要和学校其他工作人员，尤其是管理人员沟通协商。坚持做自我评估，可能是确保协商成功的必要条件。

知识短板

出于各种原因，心理教师认为他们不具备必要的知识来全方位实现 NASP 整合模型的要求 (Stoiber and Vanderwood 2008)。此外，Riley-Tillman et al. (2005) 表示学校心理学的研究人员和从业人员之间存在的鸿沟，限制了科研成果转化。如果心理教师所在的学校单位不重视循证实践，并且/或者对学习障碍和干预措施持老旧观念，那么心理教师将鲜少有动力去追求与单位理念相悖的职业发展。有些学者认为许多心理教师都不具备利用科学模型解决学校问题的技能 (Kratochwill and Shernoff 2004)。而且学校心理学的研究生课程导师可能不熟悉循证执业当下的情况，这也限制了有效心理教师的发展 (Kratochwill 2007)。

NASP 新版标准 (2010) 重点强调教师要为有阅读障碍的学生提供支持；然而，逾 40% 的心理教师认为他们对阅读表现的早期指标和阅读评估工具知之甚少 (Nelson and Machek 2007)。显然有些心理教师并没有意识到为学生提供支持是其工作当中的重要内容。在近期的一项调研中，只有 10% 的心理教师将阅读监督/阅读补习排在职业发展的优先级 (Stoiber and Vanderwood 2008)。有报告显示，传统心理评估被视为反映了最突出的能力，但心理咨询和心理预防/干预则被视为比传统心理评估更具价值，这或许是一个正面信号 (Stoiber and Vanderwood 2008)。这两种模式之所以会拉开差距，有可能是因为之前提到过的结构障碍和角色障碍，但也有可能是因为心理教师尚不具备心理咨询和心理预防/干预的能力。

培训

学校心理学培训项目因其有多个监管部门而与众不同，包括 NASP、APA，以及州教育委员会。如前文所提，APA 承认学校心理学博士培养项目是职业心理学的一大专科。大部分学校心理学毕业生研究生项目都会提供专员级别的培训 (例如：30 小时的专员学位课程；Tharinger et al. 2008)。毕业生需通过此类培训，才能取得大部分州教育委员会颁发的心理教师资格证或执照。然而，州心理学委员会要求"执业心理教师"必须接受过博士级别的培训。

　　或许因为认证机构种类繁多,培训项目的质量也参差不齐。从最低标准来说,培训项目应当为学生提供获取州认证的机会;然而,由于各州的指南不同,一名学校心理学从业者如果搬迁到另一个州,即使已经有了数十年的从业经验,也可能达不到新州的最低标准。提供专员级别学位的项目可能会选择NASP认证,但国家没有规定培训项目必须申请NASP认证。博士项目的情况类似,可以自主申请APA认证。NASP和APA的认证流程都要求提交额外的纸质材料,而且经常要求项目做出重大改变,以满足认证要求。这些认证要求的设计是为了确保培训项目能够为学生提供指导和经验以帮助他们成功掌握学校心理学胜任力。鉴于培训是展现职业行为的前提,该行业或考虑通过要求培训项目获得合适机构的认证来提供更多高质量的培训机会。经过认证的项目有正式的评审流程和更多的终身教员。研究发现这些认证项目能够教出更好的学生(Gaubatz and Vera 2006)。

　　若要取得"学校心理学从业人员"的头衔,有人极力主张必须以接受过博士级别的培训作为敲门砖(Tharinger et al. 2008)。有些州,比如包括得克萨斯州的某些州,接受过专员级别培训的个人并不能获得"学校心理学从业人员"的头衔,而是被称为"学校心理学执业专员"(Tharinger et al. 2008)。Prus and Strein(2011)的研究表明,APA认证项目的增长速度已经放缓,总共只有65个项目获得了学校心理学认证或相似的联合培训项目认证。相较之下,NASP认证的专员项目有159个,占比所有学校心理学项目的70%有余(Prus and Strein 2011)。考虑到拓宽心理教师工作范畴的目标,比起非博士项目一般提供的培训内容,还有必要进行更多的培训。然而,一篇文献综述就该问题进行了回顾,并表示目前的研究无法回答这一问题。

　　博士培训项目和非博士培训项目面临的挑战之一是为学生提供机会,让他们拓宽技能范畴,而不仅仅局限于心理测评。实习旨在为学校心理学毕业生提供汲取职场经验的机会,让他们完成符合培训项目和国家标准要求的活动。根据一项调研,学校心理学专业的学生把大部分实习时间都花在了测评类工作上(Tarquin and Truscott 2006)。该调研还发现逾70%的学生进行咨询类活动的时间少于25%。学生在实习期间参与的活动类型反映了他们所跟随的实习导师主要从事的职业活动(Tarquin and Truscott 2006)。

　　实习期承诺会提供与实际执业相似的培训内容,但该行业正面临巨大挑战,即为学生提供合适的实习机会。近期研究表明学校心理学专业的学生鲜少有高质量的学校实习机会(Swerdlik and French 2000)。博士培训项目中,APA只认证了少数学校实习项目。大部分认证实习项目的据点都是诊所、州立医院,或者医疗中心(Swerdlik and French 2000)。专员培训项目中也只有十分有限的高质量实习机会。NASP认证的学校心理学项目对实习和监管导师都有明确要求。然而,许多实习单位仍旧侧重于传统的心理评估,为实习生提供的多层次心理服务机会和循证执业机会少之又少。学校心理学实习当下面临的挑战之一是通过评价导师胜任力来实现质量控制(Phelps and Swerdlik 2011)。实习生缺乏监管是学校心理学培训项目有待提高的一方面。

最后,和培训相关的阻力来自聘用能够全方位示范合理职业行为的心理教师。前文提过,NASP 修改了学校心理学从业人员的标准,要求每位教师必须获得该职业的学位,或在该领域有明确的工作经历(NASP 2010a,b,c)。对于注重博士培训的地方来说,如果关注点是实用技能和工作经验,则可能会和聘用从事高质量研究并获取外部经费支持的人员这一理念发生冲突。这一潜在阻力迄今仍未得到充分研究。

支持职业精神发展的建议

在这一点上,人们曾尝试说明一个崭新职业的发展历程,并强调该职业为其从业人员定制了功能定位和工作职责。行业愿景和现行执业情况之间的差异也得以强调,并列出了心理教师拓宽工作范围,从事除心理测评之外其他活动的阻力因素。本章接下来将讨论针对现存问题的系统性解决方案。上文提到的障碍被视为"待解决的问题",而不是职业精神受限的借口。尽管有些重叠,但相关解决方案的建议被粗略分成了适用于高校环境和适用于业界的两种建议类型。

给予高校的建议

高校教育可从以下五点着手,来克服阻碍心理教师拓宽除心理测评以外工作范畴的若干最大困难。

1. **榜样示范**　带教老师为学生树立合适的职业行为榜样是至关重要的。NASP 和 APA 都意识到了这一点,要求带教老师从事一定的学校心理学工作。尽管许多带教老师都在从事这些专业实践,但是他们的从业经历应当更加公开。简单来说,带教老师应将他们自己的职业行为视作导致学生胜任力出现问题的潜在因素(Forrest et al. 2008)。

2. **胜任力评估**　学校心理学目前正在转向用胜任力的方法来培训职业心理工作者(Bradley-Johnsonand Dean 2000;Elman et al. 2005;Rubin et al. 2007),注重循序渐进的培训模式、实习经历,以及有关胜任力的持续性评估。为了响应以上侧重点,培训项目都需要采用评估来确定学生的基本胜任力是否得以提高,并反馈与学生的常规交流进展情况。纳入评估的胜任力须能代表一位成功心理教师的职业行为。NASP 和 APA 都明确规定了必要胜任力和充分胜任力。评估内容应当囊括来自不同背景的多名评分人员给出的成绩。许多项目要求提供导师评分,包括带教老师评分和客户评分。该评分体系应当能够反映整个学习过程,并包含与核心胜任力直接相关的问题(Forrest et al. 2008;Rubin et al. 2007)。

3. 自我评估　除了创建基于胜任力的评估体系并提供来自多名评分人员的持续性反馈,学生的自我评估也很重要,包括设定个人目标(Rubin et al. 2007)。学生、带教老师,以及监管导师这三方的评分应当定期对比,分数有差异的地方应当充分讨论,并且确定必须执行的项目。NASP 和 APA 将自我评估视为宝贵的终生习惯。

有些学生会要求更多干预以提升职业行为。为了减少未来可能发生的问题,并创建一种目标清晰、标准严格的职业文化,可以定义理想职业行为(表 16.2)。定制清晰明确的高标准职业行为这一理念借鉴了研究积极行为支持(positive behavior support,PBS)的广泛文献,该理念认为通过定义和教导理想行为,个人更有可能表现出理想的职业行为(Peshak George et al. 2008),从而减少不恰当行为的数量,帮助预防问题发生。培训项目也可以根据理想职业行为标准为职业精神方面有问题的学生提供切实反馈。这些理想标准比起广义的胜任力更为具体,可以用来列举恰当行为和不恰当行为。

表 16.2　学校心理学项目——理想行为

	教室	基于业界的(见习 / 实习)	总体要求	一般要求(会议、辩护、社交)
有合作精神	倾听同学的讲话或发言	和所有的学校心理教师合作,即便学术观点相左	与同事合作	尊重教职员工 / 委员会成员
	使用恰当的肢体语言	欣赏多元化	尊重学校现行标准	与教职员工 / 委员会成员及时沟通
	欣赏多元化	珍惜你所在的岗位		
能解决问题	用问题解决模型处理学校问题	用问题解决模型评估学生	咨询时采用问题解决模型	采用问题解决模型解决人际冲突问题
		解决问题时采用生态行为学方法		
		用问题解决模型解决问题		
有专业素质	合理使用技术	做一名优秀的咨询师	严格保密	参加同事讨论会
	在上课过程中保持专业素养	着装得体	永远早到几分钟	征求发言指导意见

续表

	教室	基于业界的 （见习/实习）	总体要求	一般要求 （会议、辩护、社交）
有专业 素质	全勤上课	永远早到几分钟	着职业装	按时交稿
	提早或按时到课堂	合理使用技术	合理使用 技术	
	着职业装	严格保密	只计算实际 工作时间	
	与同事保持职业关系	遵守 NASP 和 APA 的道德指南	履行义务	
	完成并提交你个人的 作业	展现出符合 NASP 胜 任力要求的职业行为		
	上课前完成所有的阅 读任务、作业，以及其 他预习材料	尽力做到最好		
	为可能妨碍限时任务 完成的紧急情况做好 预备工作	提倡循证实践		

4. **见习**　为了培养学生的职业素质，学校需要提供实践机会和合适的职业榜样。最主要的榜样和实践渠道是见习。有时高校老师必须给见习基地提供培训和支持，从而学生能够观摩职业行为，同时也鼓励高校老师们执业。有些项目根据实践哲学和监管导师参与持续职业发展（例如：展现出职业行为）的意愿系统性地选取了见习基地。见习经验应被视为高校培训的直接延伸，见习质量也应持续改善。表 16.2 列出的理想职业行为可以作为监管教师学习如何将业界职业事件和教学目标联系起来的依据。

5. **实习**　应用心理学项目的最终课程是 1 500 个小时的实习，由博士级别的心理学家作为监管老师。整个应用心理学领域目前都在摸索最合适的方式以实现这一终极课程的理想教学效果。然而，每个领域遇到的挑战不同。对于临床心理学而言，学生必须加入 APA 认证的实习基地，这些基地对为学生提供的培训以及多元化的实习经历有严苛标准。但是目前认证基地的数量和需要完成实习的学生人数之间严重失衡。学校心理学的实习标准相对宽松，允许心理工作者在学校里完成实习任务（CDSPP 2012）。此种方法所带来的挑战是培训质量因实习单位的不同而呈现明显差异。许多实习基地无法提供符合当下标准的监管来帮助学生考取职业资格证。下一个十年学校心理学将面临的最大挑战之一是创建 APA 认证的学校心理学实习项目。

给予业界的建议

尽管高校培训项目可以帮助学校心理学从业人员在接受培训时拓宽业务范畴，但是在职心理教师也急需额外培训。许多心理教师似乎都意识到了更广阔的功能定位这一概念的价值，但并没有足够的能力来从事更多心理干预或心理咨询工作（Stoiber and Vanderwood 2008）。一篇文献综述列举了帮助当下心理教师拓宽业务范畴和执业水平的不同流程。最有前景的三种例子如下：

1. **高校/地方教育机构合作**　要帮助学校的心理学从业人员参与更多的心理咨询和心理干预活动，最为理所当然的方法之一是和得到国家认证的学校心理学项目合作。采取该方法的例子在学校心理学行业中比比皆是，譬如理海大学、明尼苏达大学、俄勒冈大学，以及匹兹堡大学（详情见 Shapiro et al. 2011）。这种模式建立了长久的合作关系，包括包含大量随访和有关执行情况即时反馈的现场职业发展计划。这些项目以联合解决问题作为共同流程，允许学校对难以察觉的解决方案进行深思熟虑。

2. **州级的领导**　帮助学区支持心理教师角色转变的另一方法是利用州教育机构或州级行业组织（例如：加利福尼亚学校心理学从业人员协会）支持的政策。这种州级政策的优势是能够集中资源来发展可以支持该角色转换的额外资源。对于贯穿整个体系的阻力，比如立法和理想执业模式，该方法也可额外提供必要的支持。

3. **基于胜任力的评估体系**　就像推动博士培训一样，创建能够帮助拓宽心理教师角色定位的，以胜任力为基础的雇员评估体系也是大势所趋。通过使用评估系统，心理学从业人员可以收到反馈意见，了解他们在拓宽自己工作范畴方面所取得的进展，按照最佳执业标准从事相关工作。除了评估体系，创建一个鼓励且奖励创新的环境也十分重要（Shapiro et al. 2011）。

（陈翔，常实，欧阳洋，李亚平，张勿扬，吴晓创，周星璨　译）

参考文献

American Psychological Association (APA). (2007). *Guidelines and principles for accreditation of programs in professional psychology*. Retrieved from http://www.apa.org/ed/accreditation/about/policies/guiding-principles.pdf

Batsche, G. M., Knoff, H. M., & Peterson, D. W. (1989). Trends in credentialing and practice standards. *School Psychology Review, 18*, 193–202.

Braden, J. P., & Niebling, B. C. (2012). Using the joint test standards to evaluate the validity evidence for intelligence tests. In D. P. Flanagan & P. L. Harrison (Eds.), *Contemporary intellectual assessment* (3rd ed.). New York: The Guilford Press.

Bradley-Johnson, S., & Dean, V. J. (2000). Role change for school psychology: The challenge continues in the new millennium. *Psychology in the Schools, 37*(1), 1–5.

Castillo, J. M., Curtis, M. J., & Gelley, C. (2012). Professional practice school psychology 2010-part 2: School psychologists' professional practices and implications for the field. *Communiqué, 40*, 4–6.

Council of Directors of School Psychology Programs (CDSPP). (2012). *Doctoral internship guidelines.* Retrieved from http://www.sites.google.com/site/cdspphome/2012guidelines

Charvat, J. L. (2005). NASP study: How many school psychologists are there? *NASP Communique, 33*(6). Retrieved from http://www.nasponline.org/publications/cq/cq336numsp.aspx.

Curtis, M. J., Castillo, J. M., & Gelley, C. (2010). School psychology 2010: Demographics, employment, and the context for professional practices. *NASP Communique, 40*(7), 1.

Curtis, M. J., Hunley, S. A., & Grier, J. E. C. (2002). Relationships among the professional practices and demographic characteristics of school psychologists. *School Psychology Review, 31*, 30–42.

Cutts, N. E. (Ed.). (1955). *School psychologists at mid-century.* Washington, DC: American Psychological Association.

Elman, N. S., Illfedlder-Kaye, J., & Robiner, W. N. (2005). Professional development: Training for professionalism as a foundation for competent practice in psychology. *Professional Psychology: Research and Practice, 36*, 367–375.

Fagan, T. K. (1986). The historical origins and growth of programs to prepare school psychologists in the United States. *Journal of School Psychology, 24*, 9–22.

Fagan, T. K. (1992). Compulsory schooling, child study, clinical psychology, and special education. *American Psychologist, 47*, 236–243.

Fagan, T. K. (1993). Separate but equal: School psychology's search for organizational identity. *Journal of School Psychology, 31*, 3–90.

Fagan, T. K. (1999). Training school psychologists before there were school psychologist training programs: A history 1890–1930. In C. R. Reynolds & T. B. Gutkin (Eds.), *The handbook of school psychology* (pp. 2–33). New York: John Wiley.

Fagan, T. K., & Wise, P. S. (2007). *School psychology: Past, present, and future* (3rd ed.). Bethesda: National Association of School Psychologists.

Fletcher, J. M., Denton, C., & Francis, D. J. (2005a). Validity of alternative approaches for the identification of learning disabilities: Operationalizing unexpected achievement. *Journal of Learning Disabilities, 38*, 545–552.

Fletcher, J. M., Francis, D. J., Morris, R. D., & Lyon, G. R. (2005b). Evidence-based assessment of learning disabilities in children and adolescents. *Journal of Clinical Child and Adolescent Psychology, 34*, 506–522.

Fletcher, J. M., Lyon, G. R., Barnes, M., Stuebing, K. K., Francis, D. J., Olson, R., et al. (2002). Classification of learning disabilities: An evidence-based evaluation. In R. Bradley, L. Danielson, & D. P. Hallahan (Eds.), *Identification of learning disabilities: Research to practice* (pp. 185–250). New Jersey: Erlbaum.

Forrest, L., Miller, D. S., & Elman, N. S. (2008). Psychology trainees with competence problems: From individual to ecological conceptualizations. *Training and Education in Professional Psychology, 2*, 183–192.

Gaubatz, M. D., & Vera, E. M. (2006). Trainee competence in masters-level counseling programs: A comparison of counselor educators' and students' views. *Counselor Education and Supervision, 46*, 32–43.

Graden, J. L. (2004). Arguments for change to consultation, prevention, and intervention: Will school psychology ever achieve this promise? *Journal of Educational and Psychological Consultation, 15*, 345–359.

Gilman, R., & Medway, F. J. (2007). Teachers' perceptions of school psychology: A comparison of regular and special education teacher ratings. *School Psychology Quarterly, 22*(2), 145–161.

Hale, J. B., Fiorello, C. A., Kavanagh, J. A., Holdnack, J. A., & Aloe, A. M. (2007). Is the demise of IQ interpretation justified? A response to special issue authors. *Applied Neuropsychology, 14*, 37–51.

Hammill, D. D. (1990). On defining learning disabilities: An emerging consensus. *Journal of Learning Disabilities, 23*, 74–84.

Harvey, V. S., & Pearrow, M. (2010). Identifying challenges in supervising school psychologists. *Psychology in the Schools, 47*, 567–581.

Hildreth, G. H. (1930). *Psychological service for school problems.* Yonkers-on-Hudson: World Book.

Kane, M. (2013). The argument-based approach to validation. *School Psychology Review, 42*, 448–457.

Kavale, K. A., & Forness, S. R. (2000). What definitions of learning disability say and don't say: A critical analysis. *Journal of Learning Disabilities, 33*, 239–256.

Kratochwill, T. R. (2007). Preparing psychologists for evidence-based school practice: Lessons learned and challenges ahead. *American Psychologist, 62*(8), 843–845.

Kratochwill, T. R., & Shernoff, E. S. (2004). Evidence-based practice: Promoting evidence-based interventions in school psychology. *School Psychology Review, 33*(1), 34–48.

Lilienfeld, S. O., Ammirati, R., & David, M. (2011). Distinguishing science from pseudoscience in school psychology: Science and scientific thinking as safeguards against human error. *Journal of School Psychology, 50*(1), 7–36.

McDermott, P. A., Fantuzzo, J. W., & Glutting, J. J. (1990). Just say no to subtest analysis: A critique on Wechsler theory and practice. *Journal of Psychoeducational Assessment, 8*, 290–302.

National Association of School Psychologists. (2010a). *NASP professional standards.* Bethesda, MD: National Association of School Psychologists. Retrieved January 6, 2014, from http://www.nasponline.org/standards/2010standards.aspx

National Association of School Psychologists. (2010b). National association of school psychologists model for comprehensive and integrated school psychological services. *School Psychology Review, 39*(2), 320–333.

National Association of School Psychologists. (2010c). *National association of school psychologists: Standards for graduate preparation of school psychologists.* Bethesda: National Association of School Psychologists. Retrieved January 7, 2014, from http://www.nasponline.org/standards/2010standards/1_Graduate_Preparation.pdf

Nelson, J. M., & Machek, G. R. (2007). A survey of training, practice and competence in reading assessment and intervention. *School Psychology Review, 36*(2), 311–327.

Noell, G. H., Witt, J. C., Gilbertson, D. N., Rainer, D. D., & Freeland, J. T. (1997). Increasing teacher intervention implementation in general education settings through consultation and performance feedback. *School Psychology Quarterly, 12*(1), 77–88.

Phelps, L., & Swerdlik, M. E. (2011). Evolving internship issues in school psychology preparation. *Psychology in the Schools, 48*(9), 911–921.

Prus, J. S., & Strein, W. (2011). Issues and trends in the accreditation of school psychology programs in the united states. *Psychology in the Schools, 48*(9), 887–900.

Reschly, D. J., & Ysseldyke, J. E. (1995). School psychology paradigm shift. In A. Thomas & J. Grimes (Eds.), *Best practices in school psychology III.* Washington, DC: National Association of School Psychologists.

Reschly, D. J. (2008). School psychology paradigm shift and beyond. In A. Thomas & J. Grimes (Eds.), *Best practices in school psychology V.* Bethesda: National Association of School Psychologists.

Riley-Tillman, T. C., Chafouleas, S. M., Eckert, T. L., & Kelleher, C. (2005). Bridging the gap between research and practice: A framework for building research agendas in school psychology. *Psychology in the Schools, 42*(5), 459–473.

Roberts, M. C., Borden, K. A., Christiansen, M. D., & Lopez, S. J. (2005). Fostering a culture shift: Assessment of competence in the education and careers of professional psychologists. *Professional Psychology: Research and Practice, 36*, 355–361.

Rubin, N. J., Bebeau, M., Leigh, I. W., Lichtenber, J. W., Nelson, P. D., Portnoy, S., Smith, I. L., & Kaslow, N. J. (2007). The competency movement within psychology: An (sic) historical perspective. *Professional Psychology: Research and Practice, 38*, 452–462.

Peshak George, H., Kincaid, D., & Pollard-Sage, J. (2008). Primary-tier interventions and supports. In W. Sailor, G. Dunlap, G. Sugai, & R. Horner (Eds.), *Handbook of positive behavior support*. New York: Springer.

Shapiro, E. S., Zigmond, N., Wallace, T., & Marston, D. B. (Eds.). (2011). *Models for implementing response to intervention: Tools, outcomes, and implications*. New York: Guilford.

Sheridan, S. M., Welch, M., & Orme, S. F. (1996). Is consultation effective? A review of outcome research. *Remedial and Special Education, 17*, 341–354.

Sokal, M. M. (1982). The Committee on the certification of consulting psychologists: A failure of applied psychology in the 1920's. In C. J. Adkins & B. A. Winstead (Eds.), *History of applied psychology: Department of Psychology Colloquium Series II* (pp. 71–90). Norfolk: Old Dominion University, Department of Psychology, Center for Applied Psychological Studies.

Stoiber, K. C., & Vanderwood, M. L. (2008). Traditional assessment, consultation, and intervention practices: Urban school psychologists' use, importance, and competence ratings. *Journal of Educational and Psychological Consultation, 18*, 264–292.

Sullivan, A. L., & Long, L. (2010). Examining the changing landscape of school psychology practice: A survey of school-based practitioners regarding response to intervention. *Psychology in the Schools, 47*(10), 1059–1070.

Swerdlik, M. E., & French, J. L. (2000). School psychology training for the 21st century: Challenges and opportunities. *School Psychology Review, 29*(4), 577–588.

Tarquin, K. M., & Truscott, S. D. (2006). School psychology students' perceptions of their practicum experiences. *Psychology in the Schools, 43*(6), 727–736.

Tharinger, D. J., Pryzwansky, W. B., & Miller, J. A. (2008). School psychology: A specialty of professional psychology with distinct competencies and complexities. *Professional Psychology: Research and Practice, 39*(5), 529–536.

Thomas, A. (2000). School psychology 2000. *NASP Communique, 28*(2). Retrieved from http://www.nasponline.org/publications/cq/cq288sp2000.aspx.

U.S. Department of Education (1995). *Seventeenth annual report to Congress on the implementation of the Individuals with Disabilities Education Act*. Washington, DC: U.S. Government Printing Office.

U.S. Department of Education, Institute of Education Sciences, National Center for Education Evaluation and Regional Assistance, What Works Clearinghouse (2014). Find what works. Washington, DC: National Center for Education Evaluation and Regional Assistance. Retrieved from http://ies.ed.gov/ncee/wwc/findwhatworks.aspx.

Van Der Heyden, A. M., Witt, J. C., & Gilbertson, D. (2007). A multi-year evaluation of the effects of a response to intervention (RTI) model on identification of children for special education. *Journal of School Psychology, 45*, 225–256.

Vellutino, F. R., Scanlon, D. M., Sipay, E. R., Small, S. G., Pratt, A., Chen, R., & Denckla, M. B. (1996). Cognitive profiles of difficult-to-remediate and readily remediated poor readers: Early intervention as a vehicle for distinguishing between cognitive and experiential deficits as basic causes of specific reading disability. *Journal of Educational Psychology, 88*, 601–638.

Vellutino, F. R., Steger, B. M., Moyer, S. C., Harding, C. J., & Niles, J. A. (1997). Has the perceptual deficit hypothesis led us astray? *Journal of Learning Disabilities, 10*(6), 375–385.

Ysseldyke, J. E., Burns, M., Dawson, P., Kelley, B., Morrison, D., Ortiz, S., Rosenfield, S., & Telzrow, C. (2006). *School psychology: A blueprint for training and practice III*. Bethesda: National Association of School Psychologists.

Ysseldyke, J., Burns, M., & Rosenfield, S. (2009). Blueprints on the future training and practice in school psychology: What do they say about educational and psychological consultation? *Journal of Educational and Psychological Consultation, 19*, 177–196.

Ysseldyke, J. E., Dawson, P., Lehr, C., Reschly, D., Reynolds, M., & Telzrow, C. (1997). *School psychology: A blueprint for training and practice II*. Bethesda: National Association of School Psychologists.

Ysseldyke, J. E., Reynolds, M., & Weinberg, R. A. (1984). *School psychology: A blueprint for training and practice*. Minneapolis: University of Minnesota National School Psychology Inservice Training Network.

第十七章
如何合作？整合职业服务——消除医疗和教育
领域的不平等

宇宙间没有任何一种东西是可以独立存在的。

——John Muir，《我在塞拉利昂的第一个夏天》

　　即便医疗和教育的不平等现象有密不可分的联系，我们该如何理解将医务工作者和教育工作者相互剥离的培训范围和工作职责划分呢？大量研究表明尽管所有孩子的学习都会因为生理健康和精神健康方面的原因受到影响，但贫困、受种族歧视，以及母语为小语种的孩子所承受的负担要重得多（Chap. 17 Aud et al. 2010；Deaton and Paxson 2001；Hernandez et al. 2010；Price et al. 2011）。因为移民和合法地位的问题，少数民族不仅仅在高涨的成本和森严的壁垒面前毫无保障，那些低收入少数民族还会遭受疾病的折磨和升学的困难，而这二者又会反过来影响他们一代代人的健康、生活质量，以及预期寿命（Cohen and Schuchter 2013；Marmot 2002；Miller 1995；Olshansky et al. 2005；Ross and Wu 1995）。

　　如果低收入少数民族的儿童及其家庭的健康问题无法保证，想要弥补长久以来分裂美国的教育鸿沟几乎没有希望（Currie 2005；Low et al. 2005；Rothstein 2004）。然而，许多管理人员、父母，以及热心公民仍不相信教育和医疗的跨界合作能够帮助改善教育和医疗的成效（Symons et al. 1997）。因此，尽管越来越多的证据表明医疗和教育两大体系和工作人员应当双向合作，共同解决问题，但这一现象并没有成为常态（Bradley-Klug et al. 2010；Clay et al. 2004；Cutler and Lleras-Muney 2006；Roussos and Fawcett 2000；Shaw et al. 2011）。

研究现状

本章对当下流行的怀疑主义提出了质疑,即与人类福祉相关的职业(例如:基础医疗、公共卫生、社会福利,以及教育)是否能够通过合作来有效改善所有儿童的福祉,从而重新唤醒以上职业成立之初为公民服务的目的。我们之所以愿意促进这种多方合作,是因为相信推动跨专业合作能够达到社会认可的价值观,同时缩小医疗和教育资源不平等的差距,提高医疗质量和教育质量。因此,我们的问题是医务工作者和教育工作者是否能够且如何能通过由高校支持的跨学科咨询服务制定和实施元职业文化和完整的职业服务体系,从而帮助消除医疗和教育行业长期存在的深度不平等现象,无差别对待少数民族或贫困学生,以及其他本应被社会公平待的孩子们。

有健康问题的儿童不但在学习上备受挑战,还不得不在互相依存但又各自为政的医疗和教育体系中挣扎成长,这也鞭策着我们的工作(Power et al. 2003;Rothstein 2004)。不断推进的改革并没有实现医疗和教育体系的卓越与公平,我们明确了改革背后的普遍市场价值观(Gawande 2012;Ravitch 2010)。然后我们为跨界合作制定了清晰明了的职业准则,提出了完整的概念框架,解释照护类职业之间相辅相成的工作设计和组织架构。

我们注意到,在高度专业化的医疗和教育系统中,分工越来越细化,想要找到两个体系的共同点并以有机合作的方式应对关键的社会挑战,是极其艰难的事情(Hessel and Morin 2012;Shaw 2003)。医务工作者和教育工作者的培训是截然分开的,他们各自从事各自的职业,并且被教导要遵守他们各自行业的法律标准和专业标准,因此跨专业合作变得进退两难,目前为止,只有部分问题在学术研究层面得以解决(Lechner and Stucky 2000;Nastasi 2000)。

相应而言,由于美国高校历来是大多数职业的孵化器和公共培训场地(Gray 2012;Kerr 2001;Stevens et al. 2008;Sullivan 2005),因此本章第二部分重点关注的内容是——高校支持并承诺招募、培养以及引导一批新的职业"改革代理人",这些人既有能力,也有意愿推动医疗、健康、社会服务以及教育各界的相互合作。既往研究指出了医疗和教育之间相互影响的不公平本质,我们首先来回顾一下。

医疗与教育不平等受限于生态环境且相互影响

贫穷和有限的医疗服务加深了儿童在健康、入学准备以及学习成绩方面来自种族、社会阶层和语言的不平等（Currie 2005；Duncan and Murnane 2011；Hernandez et al. 2010；Jencks and Phillips 1998）。相较于其他工业化国家，美国在健康状况和教育水平的多项指标方面仍旧表现不佳（Avendano et al. 2009；Fleischman et al. 2010）。

影响学习成绩的三个最主要的生理健康因素分别是视力、持续性哮喘，以及肥胖（Basch 2010；Hernandez et al. 2010；Rothstein 2004）。三个最主要的心理健康因素分别是注意力缺失过动症、抑郁症和焦虑症（Bhatia and Bhatia 2007；Fergusson and Woodward 2002；Loe and Feldman 2007）。上述六项因素的发病率在贫困城市地区的少数民族孩子群体中被低估了，目前六种疾病的发病率在该群体中都呈上升趋势。尽管 20% 的孩子都有视力问题，但住在城市的非裔和西班牙裔年轻人接受治疗的机会远远小于其他人种，因此他们的视力障碍发病率是其他人的两倍（Ethan and Basch 2008；Olfson et al. 2003）。精神问题也严重影响了低收入少数民族家庭的学生，他们能获取的相关服务非常有限（DeSocio and Hootman 2004；Hernandez et al. 2010）。

不同群体学生之间的学习成绩和入学率一直存在差距，如果单独来看，上述的每一项挑战对其影响都很小。然而，这些因素叠加在一起，低收入少数民族家庭的青少年面临多重劣势，并且助长了这种差距的代际传播（Freudenberg and Ruglis 2007；Marmot 2002；Rothstein 2004）。一篇最近发表的综述回顾了在入学准备过程中存在的医疗不平等问题，卫生经济学家 Janet Currie（2005）预估不同种族之间社会情感能力和认知能力的差距，有四分之一都可归咎于种族之间的医疗不平等问题。

孩子们的生态环境由原生家庭决定，这些孩子生活在割裂程度日益严重的街区，学校负责他们的正式教育，却不管学生是否能呼吸到新鲜空气、吃到健康食物，以及受到充足的医疗服务（Anyon 2005；Bronfenbrenner 1979，1992；Ream et al. 2012）。以上每一种情形都对学生的健康状况和教育情况产生了影响，而健康和教育之间本就有着千丝万缕的联系（图 17.1）。因此，我们认为医疗和教育体系中相互交织的贫困、种族和不平等问题亟需通过跨专业合作以及一种能够解开这团乱麻危机的生态方法来解决。

然而，我们在思考高校在医疗和教育体系中发挥协调作用可能面临的挑战之前，还要先停下来反思一下医疗和教育持续进行的平行改革背后隐藏的共同价值。要实现跨专业合作，需要从不同职业的核心价值观及工作实践入手，然而它们对合作的影响既有积极的一面，也有消极的一面，这就需要我们对改革背景与价值逻辑加以关注（Dimaggio 1988；Dacin et al. 2002）。

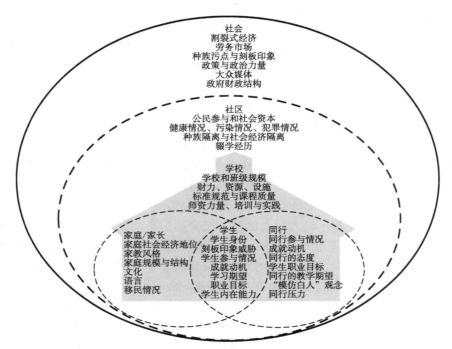

图 17.1　医疗和教育不公的原因多有重叠

来源：Ream et al. 2008。

资源分布不均通常被称为"市场效率低下"

在医生、公共卫生官员、患者、教师、家长，以及学生眼里，医疗和教育的不公就像毒瘤，损害了所有人的利益（Gardner 2007；Gawande 2011；Malina2013；Rothstein 2004；Solomon 2007；Sullivan 2005）。然而，关于医疗和教育所提供的不公且平庸的服务，当下的观点通常认为这不是一个跨专业合作的问题，而是一个针对个体顾客的服务业市场效率低下的问题（Cibulka 2001；Solomon 2007）。人们通常认为，促进相应职业发展的最有效手段包括提高医生和教师的胜任力、优化使用数据、培养从业人员更大的责任心，当然还包括通过筛选机制挑选出值得信任的从业人员。

然而普遍流行的效率论和附加的自由市场改革理论并非毫无争议。曾经成功调整规模从而提高效率的行业也曾想要将员工划分为不同种类和等级，并降低他们的价值（Gawande 2012；Solomon 2007）。最终为医疗和教育结果负责的人因高度专业化、个人化，以及碾压性的模糊化，使得市场经济在尝试解决问题的同时又加深了不平等的问题（Low et al. 2005；Ravitch 2010）。极端一点的说法是,以市场为导向的改革价值观甚至可能对医疗和教育行业的工作产生不良影响,破坏上述职业的完整性(Gardner 2007;Starr 1984;Sullivan 2005)。

因此,我们在下一节中对不同职业之间的跨界合作提出了清晰明确的规范。该规范源于一个观点,即专业人员的工作目标是消除社会难题,包括消除医疗和教育界相互影响的不平等现象,要解决这一问题,就必须实现功能合并,即整合各类技能和多方面的专长。为了与以问题为导向的工作重点保持一致,我们把消除上述差异重新定位为跨界合作的中心,从事人类福祉相关职业的人员通过有意义的合作来"做好工作"。

公民职业精神合作框架

我们需要更新对医疗和教育专业服务问题的表述方法,新版表述分为两部分。第一,"公民职业人员"取信于民,有责任以合作的方式来确保知识的创造与传播符合其客户的利益(Freidson 2001;Sullivan 2005)。第二,有必要以"合作团体"的新形式来有效整合专业工作职责,从而帮助人类消除相关不平等现象(Adler and Heckscher 2006;Adler et al. 2008)。

就第一点而言,公民职业精神的出发点是为了人类福祉,这不仅仅要依靠专业技术人员的辛苦工作和具有挑战的专业技能,也依靠为社会服务这一基本理念(Brint 1994;Tawney 1920)。实际上,公民职业精神是对职业精神的理想化升华,是公共价值对现代职业的人性化转型,一份好的工作不仅仅是因为薪水诱人,还因为该工作承载了社会责任(Gardner et al. 2001;Sullivan 2005)。

就第二点而言,合作团体源于公民职业精神,但在 21 世纪,由于市场和专业技术的发展,专业人员在面临压力的情况下,无法从社会整体的角度出发,而只能站在各自行业的立场发表"专家见解"(Adler et al. 2008)。在普遍流行的市场经济中,合作团体的特色在于集合了一批相互依赖的学院派专业人士,代表形形色色的客户发表有关个性化服务的专业意见(Freidson 2001;Montgomery and Schneller 2007;Parsons 1968)。

公民职业精神和合作团体的理念在若干新兴改革和极具前景的实践中尤为突出,上述改革与实践旨在与学校合作来提升学生的健康素质,比如基于学校的卫生中心(school-based health centers,简称 SBHCs)、全面服务社区学校,以及奥巴马政府的"承诺邻里"计划(Cohen and Schuchter 2013;Erbstein and Miller 2012;Kahne et al. 2001)。然而,有关跨界合作的学术研究是碎片化的,而且如何结合公民职业精神来实现医疗 - 教育合作,业界缺乏共识和一致的操作准则,因此要整合相关行业的知识,促使跨专业合作以消除医疗和教育的不平等是很困难的。这种碎片化更加凸显出统一合作大纲的必要性,只有在统一的工作指导下,医疗和教育行业才能采取更为一致的步调,设计出医疗 - 教育一条龙服务体系。

我们提出的合作大纲理论框架是基于两类经典政策研究的启发。第一类是兰德集团著名的"变革代理人"(change agent)研究,调研各级政府资助的公立中小学落实教育政策的相关问题(Berman and McLaughlin 1978; McLaughlin 2005)。第二类起源于组织理论,专注研究职业工作中的层次任务结构(Mitchell and Kerchner 1983; Rowan 1994)。通过关注变革代理人的职业责任中衍生出的任务定义,我们将第二类研究与第一类研究联系在一起。

对于第一类研究,变革代理人(change agent)研究表明从上级传达政策,要求职场中不同部门改变合作方式是非常困难的。政策分析师在研究大社会综合政府间初步行动(Pressman and Wildavsky 1973)时,发现了上述"执行问题",该问题表明跨系统合作改革的成功实施最终要依赖于产业链终端变革代理人的职业属性(McLaughlin 2005)。相应地,部门间改革一直被认为是个人技术能力以及代理人实施改革意愿的问题(Berman and McLaughlin 1978; McLaughlin 2005)。有能力且有意愿改革的个人是将不同系统联系在一起的黏合剂(Power et al. 2003; Shaw et al. 2011)。

至于第二类研究,专业工作的分层任务结构(Mitchell and Ream 第一章,本卷)将工作职责定义为四种相互关联的任务总和:①非技术劳动;②技术技能;③创造性艺术;④以人为本的工作。变革代理人可以满足前两项任务的需求,也就是勤奋的工作态度和技术技能能够克服医疗系统和教育系统各自为政的阻力,为跨专业合作人员满足技术职业人员的基本条件奠定基础(Brint 1994)。然而,除了具备精湛的专业技术,公民职业人员必须有促进医疗和教育更为平等且卓越的创造性意愿(Freidson 2001)。要为他人提供职业服务,变革代理人的综合素质中需要具备两个关键点:能够实现学科交叉、愿意参与跨部门合作。

接下来,我们基于上述结论提出了一系列观点,讨论高校支持的跨学科合作设计与组织,这些合作被视为"好的工作",因为其明确的目标就是实现不同职业间的合作,从而消除医疗和教育彼此影响的不平等现象。

作为职业孵化基地的高校

尽管社会分工越来越细化,但是致力于改善人类生活的人士一直都在呼吁医疗和教育领域的跨界合作(APA 1995; Bradley-Klug et al. 2010; Cubic and Gatewood 2008; Shaw 2003)。相应地,人们鼓励儿科医生和学校心理学从业人员合作解决儿童慢性病的问题(Bradley-Klug et al. 2010),鼓励心理教师和护士一起使用医生和教师的诊断系统来为学生服务（Guttu et al. 2004；Nastasi 2000；Shaw et al. 2009），鼓励老师和学校管理人员制定策略以识别可能造成教学问题的特定健康因素（Goldring and Sims 2005；Shaw et al. 2011）。然而，合作通常缺乏研究基础（Sulkowski et al. 2009），通常是学科内部自行想象合作模式，提出特定建议（Clay et al. 2004；Goldring and Sims 2005；Power et al. 2003），然后倾向于以特立独行的方式展现出来（Dunsmuir et al. 2006；Power and Blom-Hoffman 2004；Schwab and Gelfman 2005；Shaw et al. 2011；Wodrich 2004）。关于如何提出并坚持合作制改革以解决迫切问题，仍旧存在很大的疑问（DuPaul 2011；Erbstein and Miller 2012）。

因此，我们将视线转移至研究型大学，这些机构仍旧致力于追求具备科学效度的知识和职业人员的多学科发展（Conant 1963；Flexner 1910；Kerr 2001）。我们有信心，在高校的权威引导下，彼此独立的职业会实现跨界合作，从而消除差距，这不仅仅是因为大学扮演着大多数职业守门人的传统角色，也因为美国历来授权高校承担民主责任，代表美国公众为各类职业的诞生与成长进行培育工作（Gray 2012；Sullivan 2005）。尽管市场政策催生了职业阶级与日俱增的自治体系，高校的机构地位和相关职业的整体合法性都可以通过合作解决关键社会问题而得以提升。

不过有关改革者该如何做决策以鼓励大学和各职业在服务领域进行更为有效的合作，目前鲜有清晰明确的指南，也没有达成共识的见解。在缺乏共识的情况下，模范项目和示范计划通常相互交叉（Shaw and Brown 2011）。例如，日内瓦大学医学院资助了一系列多学科对话项目，终极目标是设计出一套完整的医学课程，通过社区卫生计划的实践训练实现以问题式学习为中心的教学模式（Chastonay et al. 1997；Chastonay et al. 2012）。美国医疗界和教育界目前正在进行的系统性改革也促使了高校拓宽针对社会福利从业人员和学校心理学从业人员的职业发展计划（APA 1995；Shaw 2003；见 Vanderwood et al.，第十六章，本卷）。《教育和心理咨询》期刊近期发表的特别专题讨论了医疗和教育合作的新培训方法，提倡培养新型"医疗联合"职业人员，促进多系统合作作为一种"医疗和教育服务系统的常规理想环节"实施（Shaw and Brown 2011, p. 82）。

拓展新型联合职业的呼声可能还没有立马得到结构保守的现代研究型大学的回应。然而，对于内部保守几乎不鼓励创新的大学而言，这一提议打破常规，鼓舞人心（Chastonay et al. 2012；Shaw 2003；Walker et al. 2008）。正如 Will Rogers 曾说："就算你方向正确，若无行动，也终将一事无成。"我们对大学能够为部门间联合工作提供养成支持的作用深感兴趣，并且相信大学的存在确保了相关职业及其客户的最高利益是与该目标一致的。下一节中，我们将讨论有关毕业生项目设计的若干观点,该项目可以增强变革代理人实施多系统合作的能力和意愿。

变革代理人在"职业孵化基地"大学中的形成

我们认为研究生是上述学术培训的适宜目标人群。我们将招募并培养"任务驱动型学生"(Allen et al.,第三章,本卷),这类学生有相关专业的本科学历,在各类社区有过实习经验,之后能够胜任高级别的政策制定和管理类职位,且/或可直接服务客户(Walker et al. 2008)。可以采取多种形式,以递进式的方法设置课程:①以研讨会的形式为多个相关专业的研究生开设课程(例如:医学专业、公共卫生专业、公共政策专业、社会福利专业,以及教育学专业);②颁发课程结业证书,证明研究生从相关学位项目中掌握了系统间合作技能;③设立成熟的研究生学位项目。上述方法或多或少在范围上会有重叠,但都会相应增加培训的深度。

上述项目旨在培训学生的劳动技能、技术技能,以及创造技能(例如:职业工作中前三个级别的任务),这些技能是多学科合作所要求的技能。此外,此类项目还会培养学生的思维习惯,教授有关职业工作的社会定位(例如:职业工作中的第四级别任务)用于解决诸如医疗和教育不平等同时出现的社会问题。我们相信从事有关人类福祉工作的人员一般都认为协商是件好事,但他们对更加有意义的跨专业合作准备不足,也不具备足够的动力。因此,我们认为旨在培训学员的知识、技能,以及委托处理能力从而满足跨系统合作需求的项目,因其能帮助元职业文化的养成,促进医疗和健康的跨界合作,因此具备正当性和效益性,值得期待。

参与上述活动后,学生能够判断在他们自己的工作中要进行跨界合作应当具备哪些可能的入门要素,能够讲述共同的语言——例如:能够识别医生根据 ICD-9(疾病编码系统国际分类)做出的残障诊断、教师根据 IDEA(残障人教育法,Individuals with Disabilities Education Act)做出的学习障碍诊断,并且能够在服务于人类的相关行业中实现有效的跨界合作。此类工作所衍生出的跨文化交流技能也具备即时应用性,因为各州都鼓励医院、街区,以及学校在合作管理中纳入社区成员,比如医院建立董事会和学校选址委员会(Erbstein and Miller 2012)。

大学是一个独一无二的地方,在进入等级森严、层级分明和官僚主义盛行的真实职场(本节和前文都提到过)之前,系统层面和个人层面的准职业人员可以在一起学习。我们希望研讨会、结业证书和学位项目能够创建一个同僚之间相互尊重、以班级为单位、具有集体荣誉感的平台,学生可以保持校友的关系,以在不同职业环境中从事高技能的工作作为目标,不仅仅能够与同行一起工作,还能进行跨界合作,努力达成相互认可的,符合其职业核心价值观的社会目的。

任何呼吁用普通的方法来实现变革代理人职业发展的呼声都可能和当下流行的效率追求与行业自治发生冲突。然而,我们也怀疑效率论限制了大学和各类职业的想象空间,分散了他们对本卷想要纠正的"低强度职业危机"概念(Sullivan 2005)的注意力。相应地,我们设想了大学在培养医疗教育合作改革必需的技能和态度方面所起到的作用,相信这些作用将体现在至少三种专长上:①学术科学、分析推理,以及技术技能;②政策/政治因素、组织机构,以及合作领导;③根植于部门间合作体系的人文技能以及公民职业人员共享的价值感与社会角色。

技术技能。政治大环境要求获得大量公众资助的大学承担更多国家所面临的医疗-教育危机的责任,我们所处的时代越来越依赖于大数据,因此将形形色色的研究模型应用于社区工作的能力是必不可少的(Gebbie et al. 2003)。我们列出了三种可能促进多学科科学性探究以及和当地社区展开合作的技术竞争力:①基于社区的参与式研究(community-based participatory research,简称 CBPR);②地理信息系统(geographic information systems,简称 GIS);③成本效益分析。在发展并回答有关社区合作的研究问题方面,CBPR 的受欢迎程度与日俱增(Minkler 2004;Minkler and Wallerstein 2008)。地理信息系统(GIS)和成本效益分析是两种相互关联的量化技术,在政策研究和社区研究中使用频率日渐增高,能够反应政策和社区体系的改进程度。然而,尽管研究方法中的技术专长对于部门间合作是至关重要的,要科学解决医疗-教育危机,还必须密切关注政策制定过程、政策动力学,以及领导力。

政策、政治,以及创造性领导力。创业公司若要进行改革,如果不了解相关政策、政治导向和领导风格,是不可能完全奏效的。理解多重生态环境所扮演的角色和医疗教育界无处不在的不平等现象,如图 17.1 所示,只会让这项技能变得更加突出。因此,我们提议教授政治史,教授主要州政策和联邦政策的实施与评估情况,这些政策与教育学、公共卫生和医疗、社会福利,还有住房与城市发展相关。此外,学生还会学习官僚主义及其运作机制,学习不同的政治利益团体如何策略性地制定议题,学习合作领导力的核心价值观(Cibulka 2001;Goldring and Greenfi eld 2002;Wilson 1989;Kirst and Wirt 2009)。组织社会学能够帮助学生系统性思考官僚体系里各个利益相关方的立场(Montgomery,第五章,本卷)并理解组织环境在照护机构、学校中心办公室,以及学校里是如何影响职场现实的(Fisher and Shortell 2010;Honig 2006)。虽然分析方法的专业知识和政策敏锐性很重要,但单有这些技能并不足以做好工作。

　　人文思想。在职业任务结构的第三级别,因为人际交往要求创意敏感度,变革代理人必须也具备读懂权威意图、识别自我思想,理解试图侵犯合作模式与社会资本的社会力量积累过程的技能(Erchul and Raven 1997)。我们鼓励学生接受正念减压、社交能力,以及共情能力方面的培训,从而帮助他们应对形形色色的客户,以及和来自不同培训项目、信息系统以及组织文化的人们合作(Lewis et al. 2012;Roeser et al. 2012;Tervalon and Murray-Garcia 1998)。我们也推荐学生学习多门语言,从而更好地为越来越多元化的语言群体服务。创建并维持医疗和教育界的跨系统合作不仅仅需要对不同执业准则持尊重态度的专业人士,也需要挑战围绕阶级、种族、文化,以及权力的社会动力学(Erbstein and Miller 2012;Roussos and Fawcett 2000)。

　　最后,为了让技术技能、政策知识,以及创造性社会直觉的混合体与职业责任社会标准达成统一战线,我们建议为学生讲述有关职业的历史和演变过程、解释大学在传授知识与专长方面所扮演的角色,并介绍将职业与更广阔的社会联系在一起的标准规则与公民身份(Freidson 2001;Sullivan 2005)。作为职业任务结构中的第四级别内容,上述能力为职业责任结构添加了独一无二的综合维度,对于有些人而言,这些职业人员意义特殊,因为他们从事的工作本质是受托于人,因此这一能力也是对这群人的特殊回应。也是通过这一学徒机制,职业代理人的身份才能得到最大程度的挖掘与发展。

　　无论有关系统变革代理人的想法多么傲慢,我们知道职业等级哪怕是在部分基于学校的环境中也能损害权威性(Goepel 2009)。代理人是否有能力克服这一本质所带来的阻力,一部分取决于筛选机制是否严格,一部分取决于相关职业培训项目的专业程度,还有一部分取决于不同职业之间是否能够就关键问题达成共识,让跨界合作贡献更多的价值。当然,雇主必须认同这些代理人的合作技能在现实职场里也会有极大用途。换句话说,代理人的可行性不仅仅依赖于能力塑造、技能培训,以及象征意义上的合法性,也依赖于现存市场和组织环境,后者既可以促进跨界合作,也可能妨碍跨界合作。对于毕业后去了不支持跨界合作的职场环境的代理人而言,大学时期为上述变革所做的准备其实用处不大。相应地,我们必须出台一系列政策支持跨界培训的开展,宣传与人类福祉相关的行业之间进行岗位合作的价值,说明工作任务中需要合作的部分,并且从表面形式和金钱形式两方面对跨界合作予以认可和嘉奖(Erbstein and Miller 2012)。"今天有关职业责任的问题,"诚如本卷中 William Sullivan 所写,"是如何将职业工作的不同情况重新结盟,从而使相关行业不会只保护各自从业者的利益,还会支持各个相关行业作为一个团体,为了长久以来共同的公众目标而努力。"

学科对话与组织调整的总结

本章针对一个迫切的问题提出了跨学科的解决方案,该问题是:如果不改善受各类不平等情况影响最大的孩子们的健康状况,那么弥补种族与社会阶级在教育方面的鸿沟则希望渺茫。教育不平等一直都在拉大人群之间的差距,将落后的群体驱逐出社会主流及其福利体系。然而,尽管官方一直都致力于消除不平等,过去三十年里我们尝试解决医疗和教育之间相互影响的不平等危机,也发现了各自为政的学科观点和方法没有效果,但我们针对职业所做的改革努力收效甚微(Jencks and Phillips 1998;Ream et al. 2012;Sternberg 2008)。无论我们的出发点如何伟大,对于以效率之名,以分隔知识主体作为价值观的体系来说,都有一个致命的弱点,那就是专业人员无法解决我们生活中错综复杂而又彼此关联的问题(Hessel and Morin 2012)。

因此,根据合作公民职业精神,我们推荐了一套具有竞争力的价值观,由此提到了兰德集团针对职业工作任务结构的"变革代理人"研究,设想有这么一批创业者具备能力与意愿来推行跨界改革,从而消除差距。我们对变革代理人持乐观态度,尤其是现在人们正呼吁成立新的医疗 - 教育联盟职业,与职业的扩张步调一致(Shaw and Brown 2011;Shaw et al. 2011)。然而,我们也意识到多系统合作面临着许多阻力,建议改革不要操之过急。正如 Tawney 所告诫的,"对于不确定要走哪条路的旅人而言,最实用的建议是切勿朝错误的方向一路急行,而是思考如何寻找到正确的方向"(Tawney 1920,p. 2)。

综上所述,我们推荐由大学组织召开论坛,仔细研讨相关理论模型(Borrell-Carrio et al. 2004;Bronfenbrenner 1979;Shaw et al. 2011);密切关注跨界合作的示例项目(Chastonay et al. 2012;Evans 1987);严格审查医疗和教育系统之间以及相关从业人员之间合作以及妨碍合作的实证记录(Adler et al. 2008;Dobbie and Fryer 2013;Shaw and Brown 2011)。

深度对话——我们要鼓励团队之间相互理解,进行改革讨论,根据研究证据以不同的思维模式来思考问题(Boyko et al. 2012)。由于资源不足,具有英雄情怀的改革志愿者不可能永远保持昂扬的斗志。我们希望以慈善为基础的社会支持方能够激活系列对话,帮助利益相关方思考并讨论以下问题:

- 最重要的问题是思考如何将不同行业联系起来,为消除医疗和教育的不平等现象而努力;
- 跨界合作消除差距这一提议包含若干关键矛盾,思考与之相关的价值观及概念背后的意义;
- 我们目前对系统间合作以及变革代理方的研究情况,包括我们已经掌

握的情况和我们不了解的情况,以及我们对相关情况的信心程度;

- 谁会雇佣接受了培训的变革代理人;

- 高校若要培训一批愿意且能够促进人类福祉相关职业间合作的创业人员,上述情况可能带来的启示。

要解决医疗和教育界相互交织的不平等问题,必须有机结合职业生涯中为公民服务的目的和交叉学科中有关人类福祉的知识,而这两点在专业人员的培养与实践过程中往往被分离开来了。

（陈翔,常实,欧阳洋,李亚平,张勿扬,吴晓创,周星璨　译）

参考文献

Adler, P. S., & Heckscher, C. (2006). Towards collaborative community. In C. Heckscher & P. Adler (Eds.), *The firm as a collaborative community: Reconstructing trust in the knowledge economy* (pp. 11–105). Oxford: Oxford University Press.

Adler, P., Kwon, S., & Heckscher, C. (2008). Professional work: The emergence of collaborative community. *Organization Science, 19*(2), 359–376.

Alexander, K. L., Entwisle, D. R., & Olson, L. S. (2007). Lasting consequences of the summer learning gap. *American Sociological Review, 72*, 167–180.

American Psychological Association. (1995). *Education and training beyond the doctoral degree.* Washington, DC: American Psychological Association.

Anyon, J. (2005). *Radical possibilities: Public policy, urban education, and a new social movement.* New York: Routledge.

Aud, S., Fox, M. A., & KewalRamani, A. (2010). *Status and trends in the education of racial and ethnic groups* (NCES 2010-015, p. 181). Washington, DC: National Center for Education Statistics.

Avendano, M., Glymour, M. M., Banks, J., & Mackenbach, J. P. (2009). Health disadvantage in US adults aged 50 to 74 years: A comparison of the health of rich and poor Americans with that of Europeans. *American Journal of Public Health, 99*(3), 540–548.

Basch, C. E. (2010). *Healthier students are better learners.* New York: Teachers College Columbia.

Berman, P., & McLaughlin, M. W. (1978). *Federal programs supporting educational change* (Implementing and sustaining innovations, Vol. VIII). Santa Monica: RAND Corporation.

Bhatia, S. K., & Bhatia, S. C. (2007). Childhood and adolescent depression. *American Family Physician, 75*(1), 73–80.

Borrell-Carrio, F., Suchman, A. L., & Epstein, R. M. (2004). The biopsychosocial model 25 years later: Principles, practice, and scientific inquiry. *Annals of Family Medicine, 2*, 576–582.

Boyko, J. A., Lavis, J. N., Abelson, J., Dobbins, M., & Carter, N. (2012). Deliberative dialogues as a mechanism for knowledge translation and exchange in health systems decision-making. *Social Science and Medicine, 75*(11), 1938–1945.

Bradley-Klug, K. L., Sundman, A. N., Nadeau, J., Cunningham, J., & Ogg, J. (2010). Communication and collaboration with schools: Pediatricians' perspectives. *Journal of Applied School Psychology, 26*(4), 263–281.

Brint, S. (1994). *In an age of experts: The changing roles of professionals in politics and public life.* Princeton: Princeton University Press.

Bronfenbrenner, U. (1979). *The ecology of human development: Experiments by nature and design.* Cambridge, MA: Harvard University Press.

Bronfenbrenner, U. (1992). *Ecological systems theory.* London: Jessica Kingsley.

Case, A., Fertig, A., & Paxson, C. (2005). The lasting impact of childhood health and circumstance. *Journal of Health Economics, 24*(2), 365–389. doi:10.1016/j.jhealeco.2004.09.008.

Chapman, C., Laird, J., & KewalRamani, A. (2013). *Trends in high school dropout and completion rates in the United States: 1972–2009.* BiblioGov. Washington, DC: National Center for Education Statistics.

Chastonay, P., Stalder, H., Mottu, F., Rougemont, A., Perneger, T., Morabia, A., Huber, P., & Vu, N. V. (1997). Community health issues of the new PBL undergraduate medical curriculum at the University of Geneva: a description. In *Advances in Medical Education* (pp. 46–48). Dordrecht: Springer.

Chastonay, P., Vu, N. V., Humair, J. P., Mpinga, E. K., & Bernheim, L. (2012). Design, implementation and evaluation of a community health training program in an integrated problem-based medical curriculum: a fifteen-year experience at the University of Geneva Faculty of Medicine. *Medical education online, 17.*

Cibulka, J. G. (2001). The changing role of interest groups in education: Nationalization and the new politics of education productivity. *Educational Policy, 15*, 12–40.

Clay, D., Cortina, S., Harper, D. C., Cocco, K. M., & Drotar, D. (2004). Schoolteachers' experiences with childhood chronic illness. *Children's HealthCare, 33*(3), 227–239.

Cohen, D. K. (2011). *Teaching and its predicaments.* Cambridge, MA: Harvard University Press.

Cohen, A., & Schuchter, J. (2013). Revitalizing communities together: The shared values, goals, and work of education, urban planning, and public health. *Journal of Urban Health: Bulletin of the New York Academy of Medicine, 90*(2), 187–196.

Cohen, A., & Syme, S. (2013). Education: A missed opportunity for public health intervention. *American Journal of Public Health, 103*(6), 997–1001. doi:10.2105/AJPH.2012.300993.

Conant, J. B. (1963). *The education of American teachers* (p. 207). New York: McGraw-Hill.

Cubic, B. A., & Gatewood, E. E. (2008). ACGME core competencies: Helpful information for psychologists. *Journal of Clinical Psychology in Medical Settings, 15*, 28–39.

Cummings, W. K., & Finkelstein, M. J. (2012). *Scholars in the changing American academy: New contexts, new rules and new roles* (Vol. 4). New York: Springer.

Currie, J. M. (2005). Health disparities and gaps in school readiness. *The Future of Children, 15*(1), 117–138.

Cutler, D. M., & Lleras-Muney, A. (2006). *Education and health: evaluating theories and evidence (No. w12352).* National Bureau of Economic Research.

Dacin, T., Goodstein, J., & Scott, R. (2002). Institutional theory and institutional change: Introduction to the special research forum. *Academy of Management Journal, 45*, 45–57.

Deaton, A. S., & Paxson, C. (2001). Mortality, education, income, and inequality among American cohorts. In *Themes in the economics of aging* (pp. 129–170). Chicago: University of Chicago Press.

DeSocio, J., & Hootman, J. (2004). Children's mental health and school success. *Journal of School Nursing, 20*(4), 189–196.

DiMaggio, P. J. (1988). Interest and agency in institutional theory. *Institutional patterns and organizations: Culture and environment, 1*, 3–22.

Dobbie, W., & Fryer, R. G., Jr. (2011). Are high-quality schools enough to increase achievement among the poor? Evidence from the Harlem Children's Zone. *American Economic Journal: Applied Economics, 3*(3), 158–187. doi:10.1257/app.3.3.158.

Dobbie, W., & Fryer, R. G., Jr. (2013). *The medium-term impacts of high-achieving charter schools on non-test score outcomes.* Princeton University working paper.

Duncan, G. J., & Murnane, R. (Eds.). (2011). *Whither opportunity? Rising inequality, schools, and children's life chances.* New York: Russell Sage Foundation.

Dunsmuir, S., Clifford, V., & Took, S. (2006). Collaboration between educational psychologists and speech and language therapists: Barriers and opportunities. *Educational Psychology in Practice, 22*(02), 125–140.

Dupaul, G. J. (2011). Collaboration between medical and educational professionals: Toward a proactive, integrated, and cost-efficient system of care. *Journal of Educational and Psychological*

Consultation, 21(2), 166–168.

Elmendorf. (2010). H.R. 4872, *Reconciliation act of 2010. Congressional budget office and staff of the joint committee on taxation.* Retrieved from http://www.cbo.gov//publication/21327

EPE Research Center. (2011). Chance for success. *Education Week, 30,* 44.

Erbstein, N., & Miller, E. (2012). Partnering with families and communities to address academic disparities. In T. Timar & J. Maxwell-Jolly (Eds.), *Narrowing the achievement gap: Perspectives and strategies for challenging times.* Cambridge, MA: Harvard Education Press.

Erchul, W. P., & Raven, B. H. (1997). Social power in school consultation: A contemporary view of French and Raven's bases of power model. *Journal of School Psychology, 35*(2), 137–171.

Ethan, D., & Basch, C. E. (2008). Promoting healthy vision in students: Progress and challenges in policy, programs, and research. *Journal of School Health, 78*(8), 411–416.

Evans, D. (1987). A school health education program for children with asthma aged 8-11 years. *Health Education Quarterly, 14,* 267–279.

Fergusson, D. M., & Woodward, L. J. (2002). Mental health, educational, and social role outcomes of adolescents with depression. *Archives of General Psychiatry, 59*(3), 225–231.

Fisher, E. S., & Shortell, S. M. (2010). Accountable care organizations. *The Journal of the American Medical Association, 304*(15), 1715–1716.

Fleischman, H. L., Hopstock, P. J., Pelczar, M. P., & Shelley, B. E. (2010). *Highlights from PISA 2009: Performance of US 15-year-old students in reading, mathematics, and science literacy in an international context. NCES 2011-004.* National Center for Education Statistics. Washington, DC.

Flexner, A. (1910). *The Flexner report on medical education in the United States and Canada 1910* (p. 58). New York: Carnegie Foundation.

Freidson, E. (1994). *Professionalism reborn: Theory, prophecy, and policy.* Chicago: University of Chicago Press.

Freidson, E. (2001). *Professionalism: The third logic.* Chicago: University of Chicago Press.

Freudenberg, N., & Ruglis, J. (2007). Peer reviewed: Reframing school dropout as a public health issue. *Preventing Chronic Disease, 4*(4), 1–11.

Fryer, R. G., Jr., & Levitt, S. D. (2004). Understanding the black-white test score gap in the first two years of school. *Review of Economics and Statistics, 86*(2), 447–464.

Gardner, H. E. (2007). *Responsibility at work: How leading professionals act (or don't act) responsibly.* San Francisco: Jossey-Bass.

Gardner, H. E., Csikszentmihalyi, M., & Damon, W. (2001). *Good work.* New York: Basic Books.

Gawande, A. (2011). *The checklist manifesto.* New Delhi: Penguin Books India.

Gawande, A. (2012). Big med: Restaurant chains have managed to combine quality control, cost control, and innovation. Can health care? *The New Yorker,* 52–63.

Gebbie, K., Rosenstock, L., & Hernandez, L. M. (2003). *Who will keep the public healthy. Educating public health professionals for the 21st century.* Washington: Institute of Medicine.

Goepel, J. (2009). *Crossing boundaries: Developing effective interprofessional relationships between teachers and paediatricians.* Paper presented at the Annual Conference of the Australian Teacher Education Association, Albury.

Goldring, E., & Greenfield, W. (2002). Understanding the evolving concept of leadership to education: Roles, expectations, and dilemmas. *Yearbook of the National Society for the Study of Education, 101*(1), 1–19.

Goldring, E., & Sims, P. (2005). Modeling creative and courageous school leadership through district-community-university partnerships. *Educational Policy, 19*(1), 223–249.

Gray, H. H. (2012). *Searching for Utopia: Universities and their histories* (Vol. 2). Berkeley: University of California Press.

Guttu, M., Engelke, M. K., & Swanson, M. (2004). Does the school nurse-to-student ratio make a difference? *Journal of School Health, 74*(1), 6–9.

Hanushek, E. A., & Rivkin, S. G. (2006). *School quality and the black-white achievementgap.* National Bureau of Economic Research. Working paper no. 12651.

Hernandez, V. R., Montana, S., & Clarke, K. (2010). Child health inequality: Framing a social work response. *Health & Social Work, 35*(4), 291–301.

Hessel, S., & Morin, E. (2012). *The path to hope.* New York: Other Press.

Hmelo-Silver, C. E. (2004). Problem-based learning: What and how do students learn? *Educational Psychology Review, 16*(3), 235–266.

Honig, M. I. (2006). Street-level bureaucracy revisited: Frontline district central-office administrators as boundary spanners in education policy implementation. *Educational Evaluation and Policy Analysis, 28*(4), 357–383.

Interprofessional Education Collaborative Expert Panel. (2011). *Core competencies for interprofessional collaborative practice: Report of an expert panel.* Washington, DC: Interprofessional Education Collaborative.

Jencks, C., & Phillips, M. (Eds.). (1998). *The black white test score gap.* Washington, DC: Brookings Institution Press.

Kahne, J., O'Brien, J., Brown, A., & Quinn, T. (2001). Leveraging social capital and school improvement: The case of a school network and a comprehensive community initiative in Chicago. *Educational Administration Quarterly, 37*(4), 429–461.

Kerr, C. (2001). *The uses of the university*, 1963. Cambridge, MA: Harvard University Press.

Kirp, D. L. (2009). *Shakespeare, Einstein, and the bottom line: The marketing of higher education.* Cambridge, MA: Harvard University Press.

Kirst, M. W., & Wirt, F. M. (2009). *The political dynamics of American education.* Richmond: McCutchan Publishing Corporation.

Ku, L., & Matani, S. (2001). Left out: Immigrants' access to health care and insurance. *Health Affairs, 20*(1), 247–256.

Lê, F., Roux, A. D., & Morgenstern, H. (2013). Effects of child and adolescent health on educational progress. *Social Science & Medicine, 76*(C), 57–66. doi:10.1016/j.socscimed.2012.10.005.

Le Fanu, J. (2002). *The rise and fall of modern medicine.* New York: Carroll and Graf Publishers.

Lechner, M. E., & Stucky, K. J. (2000). A hospital medical staff psychology department: The interface of medical education, postdoctoral psychology training, clinical practice, and medical staff membership. *Journal of Clinical Psychology in Medical Settings, 7*(2), 141–148.

Levin, H., Belfield, C., Muennig, P., & Rouse, C. (2007). *The costs and benefits of an excellent education for all of America's children* (Vol. 9). New York: Teachers College, Columbia University.

Lewis, J., Ream, R., Bocian, K., Fast, L., Cardullo, R., & Hammond, K. (2012). *Con Cariño*: Teacher caring, math self-efficacy and math achievement among Hispanic English learners. *Teachers College Record, 14*(7), 1–42.

Loe, I. M., & Feldman, H. M. (2007). Academic and educational outcomes of children with ADHD. *Ambulatory Pediatrics, 7*, 82–90.

Lopez, M. H., & Velasco, H. (2011). *The toll of the great recession: Childhood poverty among Hispanics sets record, leads nation.* Washington, DC: Pew Research Center.

Low, M. D., Low, B. J., Baumler, E. R., & Huynh, P. T. (2005). Can education policy be health policy? Implications of research on the social determinants of health. *Journal of Health Politics, Policy and Law, 30*(6), 1131–1162.

Malina, D. (2013). Performance anxiety—What can health care learn from K–12 education? *New England Journal of Medicine, 369*(13), 1268–1272.

Marmot, M. (2002). The influence of income on health: Views of an epidemiologist. *Health Affairs, 21*(2), 31–46.

McLaughlin, M. W. (2005). Listening and learning from the field: Tales of policy implementation and situated practice. In *The roots of educational change* (pp. 58–72). Springer Netherlands.

Miller, L. S. (1995). *An American imperative: Acceleration minority educational advancement.* Binghamton: Vail-Ballou Press.

Minkler, M. (2004). Ethical challenges for the "outside" researcher in community-based participatory research. *Health Education & Behavior, 31*(6), 684–697.

Minkler, M., & Wallerstein, N. (Eds.). (2008). *Community-based participatory research for health:*

From process to outcomes. San Francisco: Jossey-Bass.

Mitchell, D. E., & Kerchner, C. T. (1983). Labor relations and teacher policy. In L. Shulman & G. Sykes (Eds.), *Handbook of teaching and policy* (pp. 214–238). New York: Longman.

Montgomery, K., & Schneller, E. S. (2007). Hospitals' strategies for orchestrating selection of physician preference items. *The Milbank Quarterly, 85*, 307–335.

Nastasi, B. K. (2000). School psychologists as health-care providers in the 21st century: Conceptual framework, professional identity, and professional practice. *School Psychology Review, 29*, 540–554.

Nicholas, S. W., Jean-Louis, B., Ortiz, B., Northridge, M., Shoemaker, K., Vaughan, R., et al. (2005). Addressing the childhood asthma crisis in Harlem: The Harlem children's zone asthma initiative. *American Journal of Public Health, 95*(2), 245–249. doi:10.2105/AJPH.2004.042705.

Northridge, M., Jean-Louis, B., Shoemaker, K., & Nicholas, S. (2002). Advancing population health in the Harlem children's zone project. *Social and Preventive Medicine, 47*(4), 201–204.

Olfson, M., Gameroff, M. J., Marcus, S. C., & Jensen, P. S. (2003). National trends in the treatment of attention deficit hyperactivity disorder. *American Journal of Psychiatry, 160*(6), 1071–1077.

Olshansky, S. J., et al. (2005). A potential decline in life expectancy in the United States in the 21st century. *The New England Journal of Medicine, 352*(11), 1138–1145.

Parsons, R. (1968). Professions. In D. Shills (Ed.), *Encyclopedia of social sciences.* New York: Free Press.

Power, T. J., & Blom-Hoffman, J. (2004). The school as a venue for managing and preventing health problems: Opportunities and challenges. *Handbook of pediatric psychology in school settings* (pp. 37–48).

Power, T. J., Shapiro, E. S., & DuPaul, G. J. (2003). Preparing psychologists to link systems of care in managing and preventing children's health problems. *Journal of Pediatric Psychology, 28*(2), 147–155.

Pressman, J. L., & Wildavsky, A. (1973). *Implementation: How great expectations in Washington are dashed in Oakland; Or, why it's amazing that Federal programs work at all this being a saga of the economic development administration as told by two sympathetic observers who seek to build morals on a foundation.* Berkeley: University of California Press.

Price, J. H., McKinney, M. A., & Braun, R. E. (2011). Social determinants of racial/ethnic health disparities in children and adolescents. *Health Educator, 43*(1), 1–12.

RAND. (2012). A bitter pill, soaring health care spending, and the American family. *RAND Review, 35*(3), 16–17.

Ravitch, D. (2010). *The life and death of the great American school system.* New York: Basic Books.

Ream, R., Espinoza, J., & Ryan, S. (2008). The opportunity/achievement gap. In E. Anderman & L. Anderman (Eds.), *Psychology of classroom learning: An Encyclopedia*, 1E, (pp. 657–664). Gale is in Independence, KY.

Ream, R., Ryan, S., & Espinoza, J. (2012). Reframing the ecology of opportunity and achievement gaps: Why "no excuses" reforms have failed to narrow student group differences in educational outcomes. In T. Timar & J. Maxwell-Jolly (Eds.), *Narrowing the achievement gap: Perspectives and strategies for challenging times.* Cambridge, MA: Harvard Education Press.

Reuland, D. S., Frasier, P. Y., Slatt, L. M., & Alemán, M. A. (2008). A Longitudinal Medical Spanish Program at One US Medical School. *Journal of General Internal Medicine, 23*(7), 1033–1037. doi:10.1007/s11606-008-0598-9.

Roeser, R. W., Skinner, E., Beers, J., & Jennings, P. A. (2012). Mindfulness training and teachers' professional development: An emerging area of research and practice. *Child Development Perspectives, 6*(2), 167–173.

Ross, C. E., & Wu, C. (1995). The links between education and health. *American Sociological Review, 37*(1), 719–745.

Rothstein, R. (2004). *Class and schools: Using social, economic, and educational reform to close the achievement gap.* Washington, DC: Economic Policy Institute.

Roussos, S. T., & Fawcett, S. B. (2000). A review of collaborative partnerships as a strategy for improving community health. *Annual Review of Public Health, 21*(1), 369–402.

Rowan, B. (1994). Comparing teachers' work with work in other occupations: Notes on the professional status of teaching. *Educational Researcher, 23*(6), 4.

Rumberger, R. (2011). *Dropping out: Why students drop out of high school and what can be done about it.* Cambridge, MA: Harvard University Press.

Schwab, N., & Gelfman, M. H. (Eds.). (2005). *Legal issues in school health services: A resource for school administrators, school attorneys, and school nurses.* Bloomington: iUniverse.

Shaw, S. R. (2003). Professional preparation of pediatric school psychologists for school-based health centers. *Psychology in the Schools, 40*(3), 321–330.

Shaw, S. R., & Brown, M. B. (2011). Keeping pace with changes in health care: Expanding educational and medical collaboration. *Journal of Educational and Psychological Consultation, 21*(2), 79–87.

Shaw, S. R., Clayton, M., Dodd, J. L., & Rigby, B. (2009). Collaborating with physicians: A guide for educators. *NASP Communiqué, 37*, 1–4.

Shaw, S. R., Glaser, S. E., & Ouimet, T. (2011). Developing the medical liaison role in school settings. *Journal of Educational and Psychological Consultation, 21*(2), 106–117.

Solomon, J. (2007). A balancing act: How physicians and teachers manage time pressures and responsibilities. In H. Gardner (Ed.), *Responsibility at work* (pp. 107–132). San Francisco: Jossey-Bass.

Starr, P. (1984). *The social transformation of American medicine: The rise of a sovereign profession and the making of a vast industry.* New York: Basic Books.

Sternberg, R. J. (2008). Interdisciplinary problem-based learning: An alternative to traditional majors and minors. *Liberal Education-Washington DC, 94*(1), 12.

Stevens, M. L., Armstrong, E. A., & Arum, R. (2008). Sieve, incubator, temple, hub: Empirical and theoretical advances in the sociology of higher education. *Annual Review of Sociology, 34*, 127–151.

Sulkowski, M. L., Jordan, C., & Nguyen, M. L. (2009). Current practices and future directions in psychopharmacological training and collaboration in school psychology. *Canadian Journal of School Psychology, 24*(3), 237–244.

Sullivan, W. M. (2005). *Work and integrity* (2nd ed.). San Francisco: Jossey-Bass.

Symons, C. W., Cinelli, B., James, T. C., & Groff, P. (1997). Bridging student health risks and academic achievement through comprehensive school health programs. *Journal of School Health, 67*(6), 220–227.

Tawney, R. (1920). *The acquisitive society.* New York: Harcourt, Brace, and Company.

Tervalon, M., & Murray-Garcia, J. (1998). Cultural humility versus cultural competence: A critical distinction in defining physician training outcomes in multicultural education. *Journal of Health Care for the Poor and Underserved, 9*(2), 117–125.

Walker, G. E., Golde, C. M., Jones, L., Bueschel, A. C., & Hutchings, P. (2008). *The formation of scholars: Rethinking doctoral education for the twenty-first century.* Stanford: Jossey-Bass.

Wilson, J. Q. (1989). *Bureaucracy: What government agencies do and why they do it.* New York: Basic Books.

Wodrich, D. L. (2004). Professional beliefs related to the practice of pediatric medicineand school psychology. *Journal of School Psychology, 42*, 265–284.

第十八章
职业责任的合作团体转型

引言

众所周知，与人类福祉相关的职业来到了十字路口。至少在美国和英国，这些职业数百年来都一直避免或抗拒市场化与官僚化，有关人员声称他们从业不是为了一己私利，而是为了更崇高的社会责任，并以此为由要求行业自治。就前者价值观而言，上述行业崇尚马克思·韦伯所谓的"价值理性"导向（韦伯1978）；然而，对后者组织层面而言，这些从业者类似传统的手工业协会。理想与组织架构之间的鸿沟通常太过明显，以至于这些行业对效率与外部责任嗤之以鼻。

在过去半个世纪，工具理性思潮席卷了已经存在的各行各业和尝试成立专门职业的行业。工具理性的诞生有诸多原因，其中最主要的原因是理想与实际表现的落差。如今职业精神最后的堡垒也已沦陷：律师、医生、教师——这些最古老、最体制化的职业，为了适应官僚制度和市场竞争，顶着巨大压力试图重新定义他们的职业责任。在组织架构层面，许多专业人士都沦为了官僚体系下论资排辈的专家，或是小资本家。然而他们在工作效率和外部责任方面却乏善可陈。效率的提升往往以牺牲质量为代价，外部责任则受限于不合理且常常起到反面作用的官僚体制与经济政策。

我们的观点可以言简意赅地表述出来。无论是回归职业精神的行业形式，还是加深官僚化和市场化，都无法帮助职业人员应对我们大家当今面临的挑战。相关职业应该对这些压力说不。然而，要成功拒绝，相关职业需要重申他们所肩负的更高责任，而这需要一种新的组织形式，能够更加充分地支持相关职业的价值理性。该组织形式必须能够促进各职业间更为广泛的合作，并帮助职业圈之外的利益相关方进行更加深度的对话。

我们的研究表明最近数十年，已经出现了一系列组织创新架构，让我们能够更加清晰地窥见该新型组织形式的轮廓。我们称这一新兴形式为"合作团

275

体"(Heckscher and Adler 2006)。这些创新的形式支持相关价值观,助长彼此间的信任,从而帮助改善职业内部以及职业人员和其他服务提供者、客户,以及其他利益相关方的团队合作关系。这些创新的想法提供了一种能够支持职业人员承担公共责任的组织形式。接下来,我们会提供一些医疗行业的案例,用来自某学区的数据来说明该形式对于工作表现的影响。

职业的变迁:从行会到契约

专业化职业主要有三个特点:①根据抽象知识和实际学徒的情况,对专长有要求的非常规任务;②对该实践行为的职业性垄断,且实施个体自治;③对该实践行为负法律道德责任,主要体现在服务价值理念上。第三类特征突出了专业人员的"价值理性"导向:他们的日常工作以诸如公正、健康、教育这类终极价值观为指导思想(Satow 1975)。这种行动导向与传统的行动相反,后者依靠习惯或者庄严的传统得以实施;和情感行动也相反,后者的导向是情感目的;和工具理性行动也相反,后者旨在选择最有效率的方式达到理所当然的目的。

韦伯怀疑价值理性是否真的能够作为大型健全的目的性组织的理论基础,因为在他看来,价值理性缺乏被他视为必要条件的特征,也就是命令(Weber 1978:Vol.I,pp. 271-284;289-292)。当然,在价值理性的指导下,人们的行为是协调一致的,首先,他们对共同的终极价值许下同样的理性承诺,但在这种集体主义下,通过接受命令所达到的一致程度是非常有限的。因此,价值理性并非执行主人意志的理想工具。韦伯认为价值理性仅能在小型的"学院派"组织中起作用,这类组织只提供咨询意见,不承担决策责任。另外价值理性也适用于大型组织中的最高层领导群体(Noble and Pym 1970),但不适用于在压力之下要做出"精准、清晰,最重要的是,快速的决策"的大型组织(Weber 1978:Vol.I,p. 277)。

面临此等困境,这些职业又该如何自我组织? 当职业首度出现时,他们拥护价值理性和基于传统主义的组织架构,借用了行会的形式(Krause 1996;Light and Levine 1988)。因此职业长期模仿行会模式——非常传统的集体主义,依赖于固定的地位等级,具有极度排外的特色专长。这种模式下的信任基于共同公共传统的坚持和固定僵硬的地位结构。其职业责任的含义是忠诚——对同行、上级,以及传统的忠诚。

这种形式的职业精神有众所周知的局限性。传统行会与集体主义密切相关,建立在谋取私利的市场合同逻辑或官僚体制的基础上,从而发展缓慢,难以产生变革性的新技术;它们无法承担要求多个劳务部门合作的大型任务;它们也拒绝外行和异域思想的渗透。由于面临追求效率、质量，以及承担责任的压力，许多职业都脱离了行会形式，这并不令人惊讶。这些压力有外在的，来自客户、法院，还有管理者（Scott et al. 2000）；这些压力也有内在的，源于同行竞争（Gaynor and Haas-Wilson 1999）；这些压力也来自专业交叉，因为职业分类会有重叠和冲突（Bechky 2003；Halpern 1992；Zetka 2001）。

　　因此20世纪，已经成型的职业组织，最有名的包括医学、法律、教育，都在向市场和官僚体制的工具理性转型。随着新兴专家职业的出现，包括建筑家、科学家、工程师、会计师、社会工作者等，他们对职业地位的诉求遭到了强烈的拒绝（譬如 Layton 1971 追溯了工程师在企业等级制度的压迫之下追求职业地位的历程）。行会思潮尚未完全消失，但在市场竞争和官僚控制下，已经日渐式微。20世纪末，独立自主的"自由"职业仅代表了专家职业谱系里很小的一部分，其他职业纷纷采取了有组织的行会模式（例如：管理层、受雇于单位的工程师、技术人员，以及教师），以及成为雇佣类型的专家（例如咨询师、项目工程师、计算机分析师）（Brint 1994；Reed 1996）。在整个职业谱系里，职业责任日渐臣服于正式的官僚体系和谋取私利的市场制度。

处于关键节点的职业

　　转向工具理性和基于契约特质，以谋取私利为目的的组织形式，不符合职业人员对更崇高的社会目的所负有的责任。因此二者的冲突日趋紧张。当保险公司企图通过拒绝理赔控制医疗决策时，当医保限制了医生可以开的处方药时（Himmelstein et al. 2001；Warren et al. 1998），我们目睹了医生的反对和公众的反抗。医院转型寻求谋利的确带来了更高的利润，但也降低了员工配比和薪酬水平，还提高了死亡率（Picone et al. 2002），引起公愤。当教师屈从于美国政府在《不让一个孩子落后》法案里提出的规定以及其他改革措施时，教师和社区通常也会抗议。律师事务所因为发展相关的政策遭遇了越来越多的冲突，越来越个体化的根据绩效做出的财务奖励已经撕裂了行会关系；许多公司，哪怕是老牌名企，也已经分崩离析或者倒闭破产。

　　而且，工具理性并没有解决一个越来越严重的隐患，即职业不仅仅缺乏效率，对其利益相关方也未做出回应：无论是市场化还是官僚化都没有为行会克服"自私自利"作出多少贡献。尽管各职业因其为客户和社会服务的声明而获得了合法性（Parsons 1939），客户和社会机构对工具理性带来的结果却愈发不满。几十年来，由于互联网的兴起，人们获取信息越来越容易，对专家观点的忍耐度和尊重也随之越来越低（Fintor 1991；Landzelius 2006）。人们强烈要求医生的工作透明化，要求医生对公众负更大的责任。同时，医生和患者之间的私人关系也弱化了：正如 Kuhlmann(2006)所观察到的那样,医疗服务越来越"脱离肉体",越来越依赖于信息而不是私人信任。这种发展趋势导致了更多的医疗诉讼,法院也逐渐接受了医疗风气所带来的挑战(Peters 2000)。一些选民质疑高等教育中科研和教学的意义。学生(和家长)越来越不愿意接受专业点评,越来越看中分数和规定的公正性。学生给教授打分日益普遍,影响力也与日俱增,这对专家自治以及专家作为标准守门人的地位产生了冲击。在初等教育和中等教育层面,教师对课程的自主掌控也遭遇了社区学校委员会和政府的干预。

专业人员对这些与日俱增的紧张关系做出的反应之一是加强对传统行业自治的捍卫。尽管职业一直都在坚持独立自主,但以前这是作为一种正面的声明,为了构建美好社会而使用专业知识。然而最近50年来,这份坚持愈发演变成了自卫声明,是对其他观点的屏蔽。

合作团体的雏形：以医疗行业为例

我们认为当前职业精神危机的原因不在于职业脱离了行会模式,也不在于他们的市场化和官僚化不够充分,而在于他们没有发展出一种能够有效支持其价值理性存在理由的组织形式。我们进一步认为,和韦伯的观点相反,这不是一个无法解决的问题,尽管难度很大。我们通过研究记录了最近十年出现的一系列组织方法,这些方法可以应对上述挑战,战胜韦伯的怀疑主义。我们认为这些方法是构成以价值理性为导向的大型集体的元素,这类集体被我们称为"合作团体"。在合作团体里,职业责任意味着为更高社会目的服务,在实现目的的过程中遵从支持合作的组织系统的安排。

接下来,我们将从标准规范、价值观、权威性,以及经济学四个方面描述上述新模式,并以医疗界为例。

标准规范

合作团体制定了支持多劳务部门在合作过程中横向协调的标准规范。传统行会的标准制度依据是 Durkheim(1997)称作的"机械分工",用 J.D. Thompson(1967)的术语表示为"联营"——在此种规定下,分工受到限制,协作有赖于传统实践和传统情况的惯例。更加复杂的跨界合作可以通过两种方式进行管理。一种是工具理性与合同制,依靠市场价格和官僚权威来确保协作的实施。现代工业拔高了这种方式,但仍旧无法有效处理需要高级别专长和高度信任的复杂知识性合作,但这些又恰恰是专业人士的工作特质。合作团体如同官僚体制,明确列出了跨界合作的步骤,但不同于后者在工具理性和合同制的指导下,相关合作步骤由资历深的上级制定并据此进行绩效考核和质量改进,合作团体的指导思想是价值理性与合作机制,相关合作步骤是群策群力出来的,从业人员可以互相监督,共同努力提高绩效。有合作属性的医疗组织或可采取合作团体的形式来制定临床指南和临床路径(Maccoby 2006)。

与 White(1997)描述的传统模式相反,请思考一下美国医学研究所(Institute of Medicine,简称 IOM)所绘的 21 世纪新医疗系统(IOM 2001)的画像。画像上的传统医疗服务模式是"个体医生为个体患者提供解决方案"(p. 124)。在 IOM 提倡的模式下,随着时间的推移,医疗服务必须综合考虑医生的执业过程、执业环境,以及患者情况。信息技术是确保系统运行、追踪绩效,以及促进学习的基石。医务人员在工作中利用结果测评工具和相关信息,以及信息技术来重新定义持续更新的工作准则,从而改善他们的诊疗流程(p. 125)。合作学习是新模式的核心部分,其重点关注对象是患者服务;耗用管理是所有医生共担的责任;信息技术为个体医生决策和个体绩效差异的集体讨论提供支持;强有力的领导会在团队成员中建立信任关系并为团队树立愿景(Maccoby et al. 1999)。诸如 Intermountain 医疗服务中心和梅奥诊所这样的医疗机构代表了上述新的职业模式,虽然这些机构还没有展现出该模式的所有特征(Bohmer et al. 2002; Maccoby et al. 1999; Maccoby 2006)。Robinson (1999)将正在进行的变革描述为:

> "现在已经日薄西山的医生执业自治体系和非正式的转诊系统只会提高医疗服务竞争的成本,阻碍分散的社区医疗工作者进行临床合作。不同单位的医生结为联盟,无论是综合医院还是专科医院,都为非正式会诊、循证责任制,以及同行评议的新型职业文化提供了可能"(p. 234)。

价值观

新模式明确主张相互依靠的合作价值观(例如:Silversin and Kornacki 2000a,b)。这种相互依靠超越了职业界限,鼓励不同行业的专业人员相互合作,比如外科医生要和其他专科的医生(比如麻醉师)、下级同僚(护士、牧师、保安)、客户(患者)、行政人员(医院管理层)、利益相关组织(各类协会以及患者权益组织),以及监管层(美国医疗机构评审联合委员会和政府)进行更加全面的合作。受制于狭隘行会主义的合作并不能满足当前各职业的需求。要充分实现价值理性,我们需要更为开放的公民职业精神(Hargreaves 2000; Sullivan 2005)。

不同于通过内部流程和内部传统定义并保持价值观,合作类职业实行开放对话,愿意与外行沟通他们的职业目的。因此合作类职业具备价值理性,因为其终极目的代表了谋求私利之外的更高的价值理念,而且这些终极目的是通过基于效度公共标准的理性讨论所得出的（Habermas 1992）。这一特点与如今大部分职业的态度大相径庭：由于面对来自外部利益相关方的压力，同时也想抵御市场经济和官僚体制对自身行业的侵蚀，职业人员通常坚称只有他们才能判断自身工作的有效性，并且拒绝和外行讨论其工作的价值标准。这也是职业和外界隔绝并失去合法性的原因之一，然而职业还是难免要向外界寻求资助并接受外界的常规审核。

越来越多的医院都要求医生和护士以及其他医院工作人员合作以提高成本效益比和医疗质量，这一过程通常会把原来各自为政的部门整合到一起（例如：Gittell et al. 2000）。一家英国国家卫生服务医院采取了这种新的组织形式，Bate（2000）形容其为"网络团体"，通过跨学科合作取代"部落制"，以建设性多元化为特色，而不是提供千篇一律的服务。Hagen and Epstein（2005）介绍说俄亥俄州的河滨卫理公会医院（Riverside methodist hospital）成立了"临床操作委员会"，集合了跨功能职能和跨等级的工作团体，在诸如基础护理、心脏学科，以及妇女健康等广泛服务领域探索提升服务质量的机会。其他医院发现这种委员会形式是发展和追踪临床路径实施情况的理想工具（Adler et al. 2003；Gittell 2002）。这里的指南并不是保险公司为了减少成本而强加给医生的，而是由医生、护士、技师，以及管理人员本着提升质量和降低成本的目的共同制定的。在新模式下，医生不再拥有自己的"封邑"，也不再扮演传统的"船长"角色。Intermountain 医疗服务中心（Bohmer et al. 2002）和圣地亚哥儿童医院（2003 年 3 月）试点了上述路径合作模式。除了个体组织，"团体实践"正越来越广泛地应用于传统的继续医学教育领域，促进学生的学习和知识的传播（Endsley et al. 2005；Frankford et al. 2000；Parboosingh 2002）。质量改进合作体制作为围绕特定改进目标整合更大团体的方法之一，引起了广泛关注（Massound et al. 2006；Millsand Weeks 2004）。这些举动的最大愿景是将多方利益相关部门整合起来，让不同医院、不同医疗组织、各类健康计划和不同雇主的各种利益相关者聚集在一起，相互学习（Solberg 2005）。

权威组织

合作团体要求具备特殊的权威组织，能够同时协调多维度合作。因此在一些大型医疗机构，监管委员会从简单的合伙人委员会演变成了更加复杂、结构清晰、能够实施更加有效的领导工作的团体（Epstein et al. 2004）。

权威组织演变的第二部分是员工功能的转变——员工以前只能从外部施加控制权，如今则能与管理层协同合作。工具理性指导下的官僚体制利用员工的功能形成并加强了顶层管理推崇的标准制度，而合作团体中的员工，诸如梅奥诊所和美国山间医疗集团的员工，可以和行业组织一起获取并传播基于实践的知识。Freidson(1984)担心员工功能会分裂职业,侵蚀执业者的自治能力,但上述医院的经验表明员工和行业组织之间强有力的合作是实现成功至关重要的因素(Kwon 2008;Tucker and Edmondson 2003)。在重塑的员工 - 行业关系之下,比起小规模的个体从业行当,诸如病程管理、以质量为导向的职业模式信息,以及质量改进后的财务奖励这类最佳实践在诸如 Permanente 这种大型综合医疗团体里更为常见(Rittenhouse et al. 2004)。

经济结构

合作团体已经做好了在不削弱其社会价值理念的情况下应对经济影响的准备——包括对职业竞争力和动力的影响。说到竞争力,范围更广的相互依赖体系必然会要求为职业人员提供相关技术技能、社交能力、经济能力,以及管理能力的培训。说到动力,行会医生只关注患者疗效,拒绝参与任何有关费用或金钱价值的讨论,而合同关系则为职业人员指出了相反的方向,合作医疗组织鼓励医生在追求最佳患者医疗服务的同时,留心社会资源的优化使用。这种双重导向为职业人员带来了不安("双重忠诚"),但合作团体里的职业人员承认他们为社会肩负着一定的经济责任,拒绝传统的由法律规定的职业经济垄断政策。这意味着医生的薪酬补偿制度演化成了更为复杂,混合了不同标准的体系。

学校里的合作团体

教学是另外一个很有启发的案例。根据 Hargreaves(1994,2000),教学曾经以一种社区行会(教书匠人)的形式存在。自 20 世纪 60 年代开始,教学对学位有了更高要求,进入行业自治的时代。尽管行业自治为教师带来了更高的社会地位和薪资水平,但也通过上级教学指导限制了教师们的创造力。到 20 世纪 90 年代,属于"学院派"的职业新时代开始了。现在,学院派的合作规模正在扩张,鼓励教师主动参与到更多社区的公民服务中(Nixon et al. 1997)。教师的参与可视为真实价值理性的象征。

有关"职业学习社区"的教育文献层出不穷,反映了行会到行业自治的变迁历程,但究竟是何种形式的团体取代了行会,大多数文献都闭口不言。McLaughlin and Talbert(2001)指出,除了看到弱势团体和强势团体之间的差距之外,区分强势团体中的两种截然不同的亚类也很重要——"持传统理念的强势团体"和"持学习理念的强势团体"。另有若干研究尝试区分不同的教师团体类型和各团体带来的不同影响(Achinstein 2002;Little 1990;Louis and Marks 1998;Wohlstetter and Griffin 1997)。我们提出的类型学旨在更加精准地区分不同类型,并提供更加坚实的理论基础。

要测试价值理性指导下的合作团体是否能够帮助职业人员追求其终极目的,我们制定了一份调研,旨在厘清任一组织中现行的不同团体类型。我们给某个学区的教师分发了调查问卷,从而得以检测我们的假设,即学校里的合作关系越多——包括教师之间、教师与行政人员、行政人员与协会之间的合作——学生的成绩就会越好。

然而,我们的调研数据在很多方面还不完善。我们的样本太小,最终只有26所学校入选。样本小就很难实现统计学意义。然而,我们发现在帮助学生提高成绩这一方面,合作团体的力量比其他任何形式的团体力量都更为强大。

方法

通过与协会公职人员的合作,我们于2011—2012学年的1月在西部学区发布了调研问卷。该学区共有30所学校,其中包括19所小学、5所初中、5所高中,还有一所学校是为周围社区的大龄学生提供补习教育和职业发展的成人学校。

在这项研究进行期间,学生群体中共有大约20 800名来自不同民族,说不同语言的学生。约46%的学生群体接受午餐补贴或者享有免费午餐,这也意味着他们的家庭经济状况不佳。

有4所学校被移除了样本名单,其中一所是精英高中,只招收具有特殊天赋的学生。该学校的学生竞争极为激烈,招生程序繁杂。另一所学校则恰恰相反,只招收不守纪律的差生,比如说有暴力史或吸毒史的学生。考虑到我们研究对象的特质,我们从样本中移除了这两所学校。还有一所成人学校因为招收的学生类型不是传统类型,而且没有标准化测试,也被移除了。最后,我们还移除了一所不配合我们调研的小学。因此,最终我们的样本量是26所学校,问卷完成率为69%。

变量

团体类型

我们设计了一款调查问卷来评估团体类型,详见表18.1。该问卷有20款条目,覆盖了理论上的传统关系、合同关系,以及合作关系若干维度,还涵盖了我们称之为"割裂式"的团体类型,这种类型反映的是冲突和异化推而广之的情形。在学校情境下,"传统团体"代表的是行业自治和职业自主的行会模式;"合同团体"指的是受制于官僚体制标准化或市场竞争的教师团体;"合作团体"意味着同一所学校的教师之间、不同学校之间、教师与行政人员之间、行政人员与协会代表之间积极参与合作。我们在数据分析中以学校为单位计算了每项因子的平均分。

表 18.1　四种类型的学校职业团体调查表

传统团体

1. 员工按照习俗做事。
2. 通过利益交换解决年级 / 部门之间的争端。
3. 为组织招新人时，我们青睐适应现行规则的人。
4. 行政人员特别维护对他们忠诚的教师。
5. 协会领导特别维护对他们忠诚的会员。

合同制 / 体制内团体

6. 员工根据上级领导或专家制定的政策要求行事。
7. 根据正式政策与指南处理年级 / 部门之间的争端。
8. 为组织招新人时，我们青睐符合标准的人。
9. 行政人员的工作重点是确保所有人按政策行事。
10. 教师和行政人员若起冲突，协会和管理层根据正规的集体投诉流程处理。

合作团体

11. 员工参与学校规章政策的制定与改进。
12. 同僚通过理性、公开和直接的讨论解决年级 / 部门之间的争端。
13. 招募新人时，我们青睐能够主动贡献新想法的人。
14. 行政人员和教师合作制定工作目标以及最佳执行策略。
15. 教师和行政人员若起冲突，将组建劳工管理团队处理相关问题。

割裂式团体

16. 哪怕相关规章政策无法帮助我们有效工作，也很难改变政策。
17. 年级 / 部门之间的关系非常紧张。
18. 招募新人时，无论新人如何表现，都很难被组织接受。
19. 教师和行政人员通常关系紧张。
20. 协会领导和行政管理人员经常发生冲突。

我们通过专家调研和在若干其他环境下的应用测试部分证明了该测评工具的效度。应当注意的是，我们是"形成式"的建构，不是"反映式"的建构：这种建构形式源于理论，但理论并不能以验证性因子分析或进一步的探索因子分析法来预测哪些项目能够整合到一起。检测我们理论的最佳方法不是所有问卷项目的协方差，而是这些项目结合在一起预测理想因变量的能力。该测评工具前期已经经过了不同行业的测试，包括医疗、法律和商界，迄今为止的测试结果都是正向的。

学生成绩

学生成绩是由学业表现审核系数（Academic Performance Index，简称 API）来测评的。加州的 API 包括多种多样的测评工具来评估学生成绩，比如加州标准测试（California Standards Tests，简称 CSTs）、加州替代绩效评估（California Alternate Performance Assessment，简称 CAPA）、加州修正评估（California Modified Assessment），以及针对高中生的加州高中毕业考试（California High School Exit Examination，加州 CAHSEE）。加州政府官员视 API 分数为主要的评估工具，以此监控学校和学区的相关绩效，并进行绩效排名，在线上发布学区和学校评分（http://www.cde.ca.gov/ta/ac/ap/）。API 分数最低 200，最高 1 000。本研究采用了 2012 年中期以来（2011 学年末至 2012 学年）的 API 分数行列式。值得注意的是，学校行政管理人员和教师直到当年暑期或者下一个学年开始（在我们的研究中即 2012—2013 学年）才会知道他们所在学校的 API 分数。因此，我们在同学年内获取绩效数据和氛围变量时，教师不会因为提前知道了 2012 年他们所在学校的成绩而影响其对学校氛围的感知。

对照

我们用 2011—2012 学年接受折扣午餐或者免费午餐的学生百分比来对照社会经济劣势（SED）的变量。因此，该变量数值越高，意味着学校里处于社会经济劣势的学生占比约大。我们也对学校规模（学校全职教师数量）进行了对照，因为规模大的学校可能会有更多资源（例如：有更多的人力来处理学生事务以及更大的财力）。我们也参考了 2011 年的 API 分数预测 2012 年的 API。

发现

表 18.2 提供了描述统计学的结果，表 18.4 是二元分析的结果。该研究进行当年，学校 API 分数的阈值是 740 到 967（平均分：849；标准差：66），贫困学生的百分比阈值为 13% 到 100%（平均分：53；标准差：28）。合作团体是代表性最好的团体类型（平均数：41），其次是体制内团体（平均分：36）、传统团体（平均数：20），以及割裂式团体（平均数：13）。如表 18.3 所示，2011 和 2012 年的 API 分数呈强烈的正相关，意味着学校业绩的年度持续性很高。处于社会经济劣势的学生比例和学校 API 分数呈强烈的负二元相关性。传统和割裂式类型彼此呈强烈正相关，与合作以及体制内类型呈负相关。合作团体与体制内团体呈正相关，但不具备统计学意义。

表 18.2 描述统计学

变量	平均数	标准差	最小值	最大值
API 2012	849.22	66.38	740	967
API 2011	834.70	76.35	685	971
%SED	52.98	27.95	13.2	100
学校规模	34.25	18.96	19	92
传统团体	20.31	6.54	9.51	37.63
体制内团体	35.58	4.59	26.40	45.55
合作团体	41.87	9.59	21.55	62.36
割裂式团体	13.44	7.34	2.71	28.67

表 18.3 相关性

	合作团体	体制内团体	传统团体	割裂式团体	API 2011	API 2012	学校规模
合作团体	(0.756)						
体制内团体	0.343 1	(0.535)					
传统团体	−0.736 6*	−0.399 7*	(0.575)				
割裂式团体	−0.887 4*	−0.504 0*	0.742 7*	(0.746)			
API 2011	0.170 5	−0.162 8	−0.219 5	−0.030 3	1		
API 2012	0.221 4	−0.124 2	−0.287 5	−0.081	0.978 3*	1	
学校规模	−0.278 5	−0.145 5	0.185 7	0.213 1	−0.105	−0.132 6	1
SED	−0.024 2	0.240 1	0.094 2	−0.069 8	−0.870 0*	−0.901 4*	−0.097 7

团体建构的内部一致性（克隆巴赫系数）请见括号。

*$P < 0.05$。

表 18.4 就 API 分数与四种团体类型做了线性回归分析。考虑到基线成绩和社会经济地位呈高度多重共线性，我们选取了包含基线分数并排除了社会经济地位因子的模型，同时也选取了包括社会经济地位因子，但排除了基线分数的模型。下文展示的模型包括基线 API 分数和社会经济地位两个对照变量，但这些系数的方向和意义在不同参数中基本一样。如模型 1 所示，基线 API、社会经济地位，以及学校规模都和 API 分数在预测方向上具有强烈相关性，共解释了约 96% 的 API 差异性。模型 2~5 依次介绍了四种团体类型变量。体制内类型和学校 API 分数之间发现有弱正相关性（模型 2）。模型 3 和 4 表明

割裂式与传统团体都和学校 API 分数呈强负相关。模型 5 介绍的合作团体与学校 API 分数呈强正相关($P<0.01$)。如果四种类型都纳入同一种模型(模型6),传统和合作类型的说服力略强。

表 18.4   2012 学校业绩预测回归结果

	模型 1	模型 2	模型 3	模型 4	模型 5	模型 6
%SED	−0.65**	−0.706**	−0.772**	−0.747**	−0.801**	−0.837**
API 2011	0.63**	0.615**	0.549**	0.577**	0.538**	0.517**
学校规模	−0.29*	−0.267*	−0.242*	−0.228+	−0.196+	−0.200*
体制内团体		0.882+				0.409
传统团体			−1.318**			−0.925*
割裂式团体				−0.905**		0.566
合作团体					0.957**	0.873+
常数		350.9**	466.3**	426.4**	407.8**	427.3**
观测值	26	26	26	26	26	26
R 的平方	0.96	0.974	0.985	0.98	0.983	0.988

$**P<0.01, *P<0.05, +P<0.1$。

我们可以进一步审视构成每种团体类型的具体元素所发挥的作用。表 18.5 罗列了构成每种团体类型的所有元素在方向上都有相似性,且程度相近。

表 18.5   团体类型和业绩之间的元素相关性

合作团体	员工参与学校政策制度的制定和改进过程	0.118
合作团体	教师和行政人员若起冲突,将组建劳工管理团队处理相关问题。	0.116
合作团体	行政人员和教师合作制定工作目标以及最佳执行策略。	0.109
合作团体	招募新人时,我们青睐能够主动贡献新想法的人。	0.102
合作团体	同僚通过理性、公开和直接的讨论解决年级 / 部门之间的争端。	0.079 0
体制内	教师和行政人员若起冲突,协会和管理层根据正规的集体投诉流程处理。	0.065 1
体制内	根据正式政策与指南处理年级 / 部门之间的争端。	0.054 2
体制内	员工根据上级领导或专家制定的政策要求行事。	0.048 6
体制内	为组织招新人时,我们青睐符合标准的人。	0.028 8
体制内	行政人员的工作重点是确保所有人按政策行事。	0.026 7

续表

割裂式	协会领导和行政管理人员经常发生冲突。	−0.055 8
传统团体	通过利益交换解决年级 / 部门之间的争端。	−0.066 6
割裂式	招募新人时,无论新人如何表现,都很难被组织接受。	−0.074 6
传统团体	为组织招新人时,我们青睐适应现行规则的人。	−0.079 7
割裂式	年级 / 部门之间的关系非常紧张。	−0.082 9
割裂式	教师和行政人员通常关系紧张。	−0.092 3
割裂式	员工按照习俗做事。	−0.117
割裂式	哪怕相关规章政策无法帮助我们有效工作,也很难改变政策。	−0.119
传统团体	协会领导特别维护对他们忠诚的会员。	−0.124
传统团体	行政人员特别维护对他们忠诚的教师。	−0.132

第三列展现的是针对表 18.4 模型 1 中每项元素单独做的残差回归分析所得出的标准化相关系数,按大小排序。

结论：职业合作团体——前景与阻力

我们对教师的调研结果和基于案例的医疗服务分析证明了我们有关职业合作团体价值的理论观点是正确的。然而我们不能低估扩张这一新型职业组织形式的难度。一方面,自由职业的传统自治结构与风气仍旧存在,这对于职业间扩大合作领域,加强合作密度,转型为合作团体造成了强大的阻力。另一方面,强调私利的助力作用,这对任何想要将各职业更高级的社会目的放到优先地位的努力,也形成了巨大挑战。Leape and Berwick(2005)分析了一系列因素,解释医疗质量近年来为何提升缓慢,并强调了医学文化的作用以及"医学与个体和职业自治之间强韧的纽带关系"(p. 2387)对"创造安全文化所需的习惯与信仰造成了强大阻碍"(p. 2387)。毕竟即便有合适正规的组织结构存在,新模式仍旧面临极大的阻碍:

"但是许多医生都是个体户,他们没必要加入集体组织,也不情愿这么做。创建医生团体是一个艰难的过程。本研究所拜访的大多数团体都没有很好的组织架构,只是名义上的团体罢了。无论现行组织是何种文化,都倾向于保持这种松散的组织架构,而不是发展出更强大的组织。然而这种'自治'文化无法孕育出一个鼓励医生进行系统性整合或优化医疗管理实践的组织"(Gillies et al. 2001: p. 100)。

教师面临的挑战要小得多：

"在学校教书长期以来都被视为个体创业者的集聚，其自治的思想根植于私人化和不受干扰的常规制度，而且教学本身的组织架构也支持这一点。教师如今受到压力，被邀请甚至哄骗进入'合作'模式，但他们的日常工作安排通常缺乏充分的理由来进行合作。长期以来的职业与组织传统也少有先例；传统理念倾向于将教学视为私人举动。"（Little 1990, p. 530）

Cooper 等人（1996）描绘了在现行组织模式存在且造成强大阻力的情况下，尝试变革所带来的复杂情况。市场行情和政治站位关系最紧密的职业种类——比如专科医生——是变革的强大阻力。这一阻力来自职业人员及其同盟，他们认为挑战自治自由职业就是挑战职业服务的质量（Fielding 1990；Hoff and McCaffrey 1996；Warren and Weitz 1999）。

尽管面临阻力和困难，合作团体仍旧是保存现代世界职业核心价值理性导向的希望。最后究竟是合作团体获胜，还是韦伯的怀疑论正确，我们拭目以待。

（陈翔，常实，欧阳洋，李亚平，张勿扬，吴晓创，周星璨　译）

参考文献

Achinstein, B. (2002). Conflict amid community: The micropolitics of teacher collaboration. *The Teachers College Record, 104*(3), 421–455.

Adler, P. S., Kwon, S., & Heckscher, C. (2008). Professional work: The emergence of collaborative community. *Organization Science, 19*(2).

Adler, P. S., Riley, P., Kwon, S.-W., Signer, J., Lee, B., & Satrasala, R. (2003). Performance improvement capability: Keys to accelerating improvement in hospitals. *California Management Review, 45*(2), 12–33.

Bate, P. (2000). Changing the culture of a hospital: From hierarchy to networked community. *Public Administration, 78*(3), 485–512.

Bechky, B. (2003). Sharing meaning across occupational communities: The transformation of understanding on a production floor. *Organization Science, 14*(3), 312–330.

Bohmer, R., Edmondson, A. C., & Feldman, L. R. (2002). Intermountain health care. *Harvard Business School Case*, 603–066.

Brint, S. G. (1994). *In an age of experts: The changing role of professionals in politics and public life*. Princeton: Princeton University Press.

Cooper, D. J., Hinings, B., Greenwood, R., & Brown, J. L. (1996). Sedimentation and transformation in organizational change: The case of Canadian law firms. *Organization Studies, 17*(4), 623–647.

Durkheim, E. (1997). *The division of labor in society*. New York: The Free Press.

Endsley, S., Kirkegaard, M., & Linares, A. (2005). Working together: Communities of practice in family medicine. *Family Practice Management, 12*(1), 28–32.

Epstein, A. L., Fitzpatrick, R., & Bard, M. J. (2004). The four stages of development of medical group governing boards. *Group Practice Management, 53*, 52–56.

Fielding, S. (1990). Physician reaction to malpractice suits and cost containment in Massachusetts. *Work and Occupations, 17*, 302–319.

Fintor, L. (1991). Patient activism: cancer groups become vocal and politically active. *Journal of the National Cancer Institute, 83*(8), 528.

Frankford, D. M., Patterson, M. A., & Konrad, R. T. (2000). Transforming practice organizations to foster lifelong learning and commitment to medical professionalism. *Academic Medicine, 75*(7), 708.

Freidson, E. (1984). The changing nature of professional control. *Annual Review of Sociology, 10*, 1–20.

Gaynor, M., & Haas-Wilson, D. (1999). Change, consolidation, and competition in health care markets. *Journal of Economic Perspectives, 13*(1), 141–164.

Gillies, R. R., Zuckerman, H. S., Burns, L. R., Shortell, S. M., Alexander, J. A., Budetti, P. P., & Waters, T. M. (2001). Physician-system relationships: Stumbling blocks and promising practices. *Medical Care, 39*(7 Suppl 1), I92–I106.

Gittell, J. H. (2002). Coordinating mechanisms in care provider groups: Relational coordination as a mediator and input uncertainty as a moderator of performance effects. *Management Science, 48*(11), 1408–1426.

Gittell, J. H., Fairfield, K., Bierbaum, B., Head, W., Jackson, R., Kelly, M., Laskin, R., Lipson, S., Siliski, J., Thornhill, T., & Zuckerman, J. (2000). Impact of relational coordination on quality of care, post-operative pain and functioning, and the length of stay: A nine-hospital study of surgical patients. *Medical Care, 38*(8), 807–819.

Habermas, J. (1992). *Moral consciousness and communicative action*. Cambridge, MA: The MIT Press.

Hagen, B. P., & Epstein, A. (2005). Partnering with your medical staff: Turning competitors into collaborators. *ACHE Congress on Healthcare Management*.

Halpern, S. A. (1992). Dynamics of professional control: Internal coalitions and crossprofessional boundaries. *American Journal of Sociology, 97*(4), 994–1021.

Hargreaves, A. (1994). *Changing teachers, changing times: Teachers' work and culture in the postmodern age*. London: Cassell.

Hargreaves, A. (2000). Four ages of professionalism and professional learning. *Teachers and Teaching: History and Practice, 6*(2), 151–182.

Heckscher, C., & Adler, P. (2006). *The firm as a collaborative community: Reconstructing trust in the knowledge economy*. New York: Oxford University Press.

Himmelstein, D. U., Hellander, I., & Woolhandler, S. (2001). *Bleeding the patient: The consequences of corporate healthcare*. Monroe: Common Courage Press.

Hoff, T. J., & McCaffrey, D. P. (1996). Adapting, resisting, and negotiating: How physicians cope with organizational and economic change. *Work and Occupations, 23*(2), 165–189.

Institute of Medicine. (2001). *Crossing the quality chasm: A new health system for the 21st century*. Washington, DC: National Academy Press.

Krause, E. A. (1996). *Death of the guilds: Professions, states, and the advance of capitalism, 1930 to the present*. New Haven: Yale University Press.

Kuhlmann, E. (2006). Traces of doubt and sources of trust: health professions in an uncertain society. *Current Sociology, 54*(4), 607–620.

Kwon, S.-W. (2008). Does the standardization process matter? A study of the cost effectiveness of hospital drug formularies. *Management Science, 54*(6), 1065–1079.

Landzelius, K. (2006). Introduction: Patient organization movements and new metamorphoses in patienthood. *Social Science and Medicine, 62*(3), 529–537.

Layton, E.T. (1986). *The revolt of the engineers*. Johns Hopkins Press.

Leape, L. L., & Berwick, D. M. (2005). Five years after 'To Err is Human': What have we learned? *JAMA, 293*(19), 2384–2390.

Light, D., & Levine, S. (1988). The changing character of the medical profession: a theoretical overview. *Milbank Quarterly, 66*(Suppl 2), 10–32.

Little, J. (1990). The persistence of privacy: Autonomy and initiative in teachers' professional relations. *The Teachers College Record, 91*(4), 509–536.

Louis, K. S., & Marks, H. M. (1998). Does professional community affect the classroom? Teachers' work and student experiences in restructuring schools. *American journal of education, 106,* 532–575.

Maccoby, M. (2006). Healthcare organizations as collaborative learning communities. In C. Heckscher & P. S. Adler (Eds.), *The firm as a collaborative community: Reconstructing trust in the knowledge economy* (pp. 259–280). Oxford/New York: Oxford University Press.

Maccoby, M., Margolies, R. Wilson, D., Lenkerd, B., & Casey, G. (1999). *Leadership for health care in the age of learning.* Robert Wood Johnson Foundation report.

March, A. (2003). *The business case for clinical pathways and outcomes management: A case study of Children's Hospital and Health Center of San Diego.* The Commonwealth Fund.

Massound, M. R., Nielson, G. A., Nolan, K., Nolan, T., Schall, M. W., & Sevin, C. (2006). *A framework for spread: From local improvements to system-wide change.* Cambridge, MA: Institute for Healthcare Improvement.

McLaughlin, M. W., & Talbert, J. E. (2001). *Professional communities and the work of high school teaching.* Chicago: University of Chicago Press.

Mills, P. D., & Weeks, W. B. (2004). Characteristics of successful quality improvement teams: Lessons from five collaborative projects in the VHA. *Joint Commission Journal of Quality and Safety, 30*(3), 152–162.

Nixon, J., Martin, J., McKeown, P., & Ranson, S. (1997). Towards a learning professional: Changing codes of occupational practice within the new management of education. *British Journal of Sociology of Education, 18*(1), 5–28.

Noble, T., & Pym, B. (1970). Collegial authority and the receding locus of power. *British Journal of Sociology, 21,* 431–445.

Parboosingh, J. T. (2002). Physician communities of practice: Where learning and practice are inseparable. *Journal of Continuing Education in the Health Professions, 22,* 230–236.

Parsons, T. (1939). The professions and social structure. *Social Forces, 17,* 457–467.

Peters, P. G., Jr. (2000). Quiet demise of deference to custom: Malpractice law at the millenium. *Washington and Lee Law Review, 57,* 163.

Picone, G., Chou, S. Y., & Sloan, F. (2002). Are for-profit hospital conversions harmful to patients and to Medicare? *RAND Journal of Economics, 33*(3), 1–17.

Reed, M. I. (1996). Expert power and control in later modernity: An empirical review and theoretical synthesis. *Organization Studies, 17*(4), 573–597.

Rittenhouse, D. R., Grumbach, K., O'Neil, E. H., Dower, C., & Bindman, A. (2004). Physician organization and care management in California: From Cottage to Kaiser. *Health Affairs, 23*(6), 51–63.

Robinson, J. C. (1999). *The corporate practice of medicine: Competition and innovation in health care.* Berkeley: University of California Press.

Satow, R. L. (1975). Value-rational authority and professional organizations. *Administrative Science Quarterly, 20*(4), 526–531.

Scott, W. R., Ruef, M., Mendel, P. J., & Caronna, C. (2000). *Institutional change and health care organizations: From professional dominance to managed care.* Chicago: University of Chicago Press.

Silversin, J., & Kornacki, M. J. (2000a). Creating a physician compact that drives group success. *MGM Journal, 47*(3), 54–62.

Silversin, J., & Kornacki, M. J. (2000b). *Leading physicians through change: How to achieve and sustain results.* Tampa: American College of Physician Executives.

Solberg, L.I. (2005). If you've see one quality improvement collaborative. *Annals of Family Medicine, 3*(3), 198–199

Sullivan, W. M. (2005). *Work and integrity: The crisis and promise of professionalism in America* (2nd ed.). San Francisco: Jossey-Bass.

Thompson, J. D. (1967). *Organizations in action: Social science bases of administrative theory.* New York: McGraw-Hill.

Tucker, A., & Edmondson, A. (2003). Why hospitals don't learn from failures: Organizational and psychological dynamics that inhibit system change. *California Management Review, 45*(2), 55–72.

Warren, M. G., & Weitz, R. (1999). The impact of managed care on physicians. *Health Care Management Review, 24*(2), 44.

Warren, M. G., Weitz, R., & Kulis, S. (1998). Physician satisfaction in a changing health care environment: The impact of challenges to professional autonomy, authority, and dominance. *Journal of Health and Social Behavior, 39*(39), 356–367.

Weber, M. (1978). *Economy and society.* Berkeley: University of California Press.

White, C. H. (1997). *The hospital medical staff.* Albany: Delmar Publishers.

Wohlstetter, P., & Griffin, N. C. (1997). *Creating and sustaining learning communities: Early lessons from charter schools.* US Department of Education, Office of Educational Research and Improvement, Educational Resources Information Center.

Zetka, J. R. (2001). Occupational divisions of labor and their technology politics: The case of surgical scopes and gastrointestinal medicine. *Social Forces, 79*(4), 1495–1520.

第五部分
在多元化社会的大背景构建有担当的职业精神

引言

第五部分总结了本书对职业责任深入调查后获取的经验,并提出构想,绘制了重振医疗和教育职业精神的蓝图。本部分首先梳理了本书前 18 章中阐述的基本概念框架,将它们条理脉络理顺成相对贯通的整体。梳理的过程肯定会有一定的意见分歧,并非所有作者们在某些重要观点都能达成一致意见,但是本部分最终总结了作者们广泛认同的九个观点。这些观点有力地阐释了由于教育和医学职业精神尚未能充分满足在社区多样化的背景下的需求,所以我们必须向读者解释职业必要性、性质和如何实现职业责任的策略。本部分在描述了这九个观点之后,最后尝试勾画出如何维持和发展人性化服务行业的职业精神"蓝图"。

(陈翔,陈俊香,谭斯品,陈联英,于婷　译)

第十九章
经验总结：绘就蓝图

本章首先总结了基于本卷书中全部内容分析所得的共同点。在总结之后，我们描绘了一个如何在教育和医学领域培养和保持职业责任承诺的蓝图。在整本书中我们共达成九个共识，通过综合这九个观点形成了一个全面的框架。该框架阐述了教育和医学，以及其他社会人文服务行业如何能够积极转变，为全国儿童和成人提供更公平和更有效的服务。这些共识包括如何定义职业精神、职业的社会、组织和政治背景，认识行业环境对职业行为的正面或负面的影响，以及医生和教师个人之间的工作关系在多大程度上需要转化为协作的社区行动系统，从而定义和促进职业精神的实施。本章最后一节提出了一些实验性的专业实践改革蓝图，希望将来能为学术见解转化为实践行动提供一些有益的指导。

职业责任共识要点

虽然下文总结的九个观点不能涵盖本卷书阐述的全部内容和观点，但是这九个观点能够把前面章节各种不同的观点串联起来。本章我们使用单独的标题来总结这九个观点，并对其中的每一点作简要阐述。我们首先要认识到，职业责任的概念是重新认识如何改进教育和医疗服务的核心。

1. 本书对职业责任概念的确定和反复强调让人们认识到教育和卫生服务行业中对于该理念的理解和支持不足。

在这篇关于职业责任的探索性分析中，所有的作者一致认为人类基础服务所需的供应系统已经深深嵌入大型、复杂、监管严格的官僚机构。因此造成学生发现自己与素质教育的必要过程脱节和患者发现自己与健康生活方式必需过程的脱节。此外，这种忽视和疏远并不局限于学生和患者。从业人员本身如教师、医生和其他公共服务的专业人员，在试图与组织管理者、政治监管者和社区利益集团打交道时，也经历了许多挫折和情感冲突。尽管建立、注资并对客户服务相关的组织机构加以管理来积极追求服务质量、公平和可信度，但具体工作时教育和健康专业人士与其客户之间会出现摩擦,健康专业人士不能够集中注意力,不能专注到为客户的健康负责。由不当的财政激励、高压的组织管理政策、政府机构的监管干涉以及公民文化中群体的分裂性需求产生的冲突,最终都汇聚在从业人员身上。作者们一致认为,树立更有响应力、更负责任、更值得信赖的职业精神是提高医疗和教育成果的一项基本策略。然而,在过去几十年里,教育和卫生方面的改革努力往往把重点放在资源和监管机制上,忽视了职业精神和职业责任的发展,最终限制了而不是赋予专业教师和医生相应的权力。

2. 如果将全部工作按照类型分为体力劳动、工艺、艺术和专业型工作四大类,人们能够在特定类型职业任务的背景下更充分地理解职业。

本研究最重要的发现之一是:职业责任与如何实施特定类型工作任务有关,而和特定职业或工作本身的特征没有关系。学术界关于职业责任有两种传统学说,一种将职业责任认定为某种特定职业的属性(例如,法律、医学或建筑),另一种将职业责任看作是某些从业人员的特性,这群人的工作受特定的道德和责任约束。本书的撰写过程中,作者们将职业分为四种基本的类型——体力劳动、工艺、艺术和专业型工作,并认同每一种类型的职业都有自己的质量绩效标准。体力劳动需要勤奋,手工活依赖技能,艺术工作涉及创作灵感,而专业技能性的工作需要为客户的利益着想,承担相应的责任。专业人员为客户利益着想的责任感,能够创造并维持专业人员和客户之间可靠的人际关系。然而,这种责任下的职业精神却受到了利益集团需求、机构的规章制度和政府政策的重重挑战。在制定这些政策过程中,往往意在鼓励专业人员对专业规范的关注,但这些政策太容易使得专业人员注重"遵守规则",而忽视了"对客户的责任心"。为了将专业技能性的工作与其他三种类型的工作(包括体力劳动、手工活和艺术任务)区分开来,制定了合法使用强制性控制措施的框架,并指出了适当使用财政和其他奖励措施的方法。

3. 职业责任包括了从道德规范维度去关怀客户,以及在可执行的受信职责范围内支持和保护客户们的各种社会福利。

职业精神包括承担公共责任,自觉遵守职业的道德规范,维护客户的利益。即使社会和政治力量会干扰专业人员的自主权以及独立判断,但这些力量仍然是设立教育和医疗服务项目中的重要组成部分。要想取得成功,相关职业改革策略不仅必须确立和信守专业承诺,服务客户时做到勤勉、称职、体贴和值得信赖,而且必须建立相应机制来审查和约束专业人员的行为和能力。

当然,员工们会存在疏忽大意、学艺不精和考虑不周的情况,但与不负责任和不信任所引发的问题相比,这些问题更容易通过监管和监督得到解决。事实上,如果想通过强调尽职尽责和提升专业技能的政策条例来改善职业服务,但却未能充分体恤和信任员工,结果很可能是质量的恶化而不是改善。通过培养和鼓励可以加强职业责任,而强制性的要求和金钱奖励则效果不佳。当然也不是说强制要求在专业工作环境中毫不适用——强制要求对于那些漠不关心、不负责任和不称职的专业工作者来说是相当适用的。但是对他们的强制要求仅仅是做到不渎职,而并不意味着工作者会采取负责任的行动。

4. 对专业服务的社会目标及技术要求应当由组织机构来制定而不是由个别专业工作者来承担。

过去的职场中,职业精神就是指专业人员可以做出独立判断和在一定范围内采取行动的权利,而今专业人员受雇于复杂的服务体系组织,这些判断和权利遭到否定。现在面临的挑战是,如何在这种复杂的组织中,支持当下高标准的职业精神。过去专业人员独立工作,与客户签订按服务项目收费的合同,而现在专业人员和客户的一对一关系被多对一的服务体系取代,具有不同专业职责的多个专业人员相互协调共同服务客户,专业人员个体的独立判断实质上被常规化和规范化的流程所取代。这种复杂组织的管理者与治理监管机构、客户利益集团共同承担了建立工作规范和设定工作目标的大部分责任。作为组织雇员,专业人员要承担来自多方面的要求。他们要对客户的利益负责,对管理层的期望负责,通过管理层对公共政策监管机构负责,还需要承受来自不同组织的利益相关群体施加的巨大压力。

5. 制度理论强调通过复杂组织协调职业工作,该理论的两个重要特征分别为:①社会价值与生产技术相互结合,最终指导职业行为,使其合法化;②政府制度和公民文化对职业组织活动影响很大。

职业责任是在复杂的社会组织背景下产生的,这些社会组织努力处理内部合法性和生产效率的问题,同时还需要对政府监管者和组织中的重要利益相关者的期望和诉讼作出回应。随着市场对高质量人文服务需求的扩大,专业服务工作的制度化和规范化已成为保证这些服务质量和效率的必备部分。与此同时,建立牢固的环境联系对确立职业使命和目标也同样重要。职业工作者必须以他们的客户为中心,使客户信任其服务效力、诚信和道德责任。同时他们的专业工作也要符合机构标准。由于专业人员的服务质量及道德标准要对公众负责,因此行业机构不断影响着专业人员与客户的工作关系。特定任务绩效的强制要求经常约束职业工作关系。虽然这种特定任务绩效可能会创建一个更标准化的服务提供系统,但它也可能导致信任的破产,专业人员从照顾客户的职业责任中分心。通过将雇员职责与机构管理、对利益相关者的公民义务、政治体制的法律规范,以及对客户的道德感责任心相整合,可以在机构框架内提供高效有力的专业服务。

6. 专业团体通过协作建立日常的工作规范可以平衡领导指示和组织规则对个体职员的限制。

在本书阐述的观点中,最重要的见解是认识到职业责任要求专业人员在复杂的、官僚化的机构中相互协作。个人专业自主和独立判断的时代已经过去。在公共服务行业,专业人员应该相互协作,在机构内部建立执业规范和标准,在拥有相似岗位的大型机构间建立起统一执业规范和标准,这样才能很好地制定和执行整个行业的专业实践规范。很显然,个体职业人员无法独自承受来自特殊利益相关者、公共政策监管者和以效率为导向的机构管理者的干扰和压力。这些干扰是真实存在的,但也是一种机制,可以确保专业人员对他们的工作质量和公平负责。我们需要建立一个强大的具有协作精神的团体,这一团体由在同一机构工作的专业人员组成,为同一客户群体服务。一旦组织起来,这些团体就有能力建立专业可靠的操作常规,从而能够说服机构管理层或向其施压,使其放弃令人反感的规定,转而实施大家一致同意的操作常规。

用协作团体的方式来定义专业工作流程的一个重要原因是,专业工作者要对客户的福祉负责,要遵守特定的执业道德规范,这些规范对建立良好的专业人员 - 客户关系很有必要,但不一定能引起管理者、监管者或利益集团的重视。

7. 专业协会在组织机构外发挥着维护职业精神的作用——专业协会从外部维护了专业规范,使机构内的专业人员能够抵制不良的诱惑、不当的规定、不妥的政策和不公的文化规范。

专业协会是定义职业责任和在政治制度的治理政策、组织管理层的期望和公民文化意愿之间寻求并取得适当平衡的有效工具。目前,教育和医学方面的专业协会过于致力于保护其会员,而没有充分专注于实现高质量和彻底公平的服务。

8. 职业实践改革最有效的实施阶段是管道项目的早期:①招生;②选拔;③培训;④入行。一旦学员开始执业,最有力的改革内容包括:⑤强领导;⑥协作性工作;⑦改善公共政策;⑧激励管理;⑨建立强大的专业协会,平衡来自政府和公民文化的压力。

不同阶段的改革策略有很大不同。在某些情况下,最重要的是区分道德规范和社会责任感,而在其他情况下,更重要的是分析、选择合适的技术,最终给予行动的政策和社会支持。教育和医疗保健部门的领导人和改革者们目前日益关心的是如何让新人熟练操作现有的服务提供系统,并且能适应节约成本和原料的工作常规。因此，重要的是要把改革的能量投入到培训、入行和执业这几个环节。而引导这股能量的，是人们的共识，即需要对实践作出何种变革以及这些变革如何实现。

9. 作为改革和进步的中坚力量，大学应把工作重心放在确定专业实践标准，招募和培训专业人员以达到这些标准，并与学校和医院的从业人员密切合作，确保新人们在正式提供服务前掌握这些实践标准。

高校作为专业培训的主要场所，在界定职业职责、塑造职业责任感、为专业实践做好准备等方面有特殊地位。大学还与提供教育的学校、提供医疗服务的医院有着重要联系。这些关系为大学提供了影响组织规范和制定工作场所标准的宝贵机会。大学在建设一流学科过程中，意识到当他们让专业学员参与有指导的实践时，取得的培训效果最好。但是，大学往往不够重视新手的入门和适应性训练，而把重心放在研究和改进操作技术上。

迈向实现职业责任精神的蓝图

本书的结束语部分概述了如何改善培训、实践和公共政策的一系列策略，这些策略在前面的章节中已详细描述。在勾画出实现职业责任的蓝图前，首先提请大家注意我们在本书中提出需要改革的初衷：目前确实很有必要重新制定教育和健康服务方面的专业实践准则。

首先我们要认识到，不友好、不信任、没感情、不满意和不作为正在侵蚀我们的职业责任精神。

半个多世纪以来，美国决策层一直在高调地努力改善教育和卫生服务，但收效甚微。这些改革努力将重点放在保障职业所需的主要技能的良好业绩表现，而没有认识到专业发展以及培养专业工作者对客户的职业责任感的重要性。除非改革者认识到职业责任心的缺位，并开始解决当代专业人员 - 客户关系疏远的问题，否则这些改革很可能会继续偏离既定目标。

培训项目在培养职业精神和对非专业工作活动足够宽容的工作文化方面的能力是有限的。所以我们需要通过不断努力，建立"管道项目"来吸引年轻人投身人文服务事业。

美国年轻人在公立学校期间，形成了有责任意识的专业人士应该具有的思想和精神面貌。改革需要从学龄儿童抓起，通过培养他们学习选定职业的技能的热情，培养他们对不同客户需求的高度敏感性，培养他们在工作中建立关心、尊重和负责的态度。这些品质和能力对于后期如何尽责地执行专业任务很有必要。

通过强调"使命导向"在招聘和选择专业培训项目的候选人中的核心地位，最终能将具有挑战性的智力培训与对专业实践的承诺与担当意识联系起来。

培训机构和学员都应该"以使命为导向"。培训项目应该传达道德伦理和责任感，为专业实践奠定坚实基础。如果候选人参加培训主要是为了提高社会地位或追求经济回报，而对社区和客户的利益没有奉献心，那么他们接受的训练或入职培训项目几乎无法改变他们，无法让他们在接受培训后变得有奉献精神。在以使命为导向的背景下，培训课程要做到提升以下四种核心工作道德：勤勉地进行体力劳动；熟练地从事技术性工作；敏锐地洞察工作中的人文元素；有担当地取得工作应有的专业成果。

将严谨的知识和专业实践相结合来培养专业人员。

培训过程中，应该为新手提供良好的机会，让他们对自己的行为承担专业责任，并指导他们对客户需求和利益如何保持敏感，教授他们服务大众所需的技术。目前教育和医学的培训项目给新手提供了大量的实践机会。但这些实践机会往往无法很好地训练学生兼具知识体系的严谨和专业实践时的热情。医学实习项目往往强调疾病的治疗而忽视了与患者的接触；教育实习则相反，实习生与学生密切接触，但执行教学任务时缺乏技巧。

在新人进行入职培训计划中，让新人们明白自己行为的后果，通过培训过程中接受反馈和指导，加强他们关心客户的能力和奉献心，提升他们接待客户的能力。

一旦新手完成了入职培训，开始对自己的工作完全负责，他们将经历一个特别重要和脆弱的过渡期，从学生过渡为从业人员。此时我们鼓励新接受培训的从业人员将他们受过的训练应用于实际，解决工作中遇到的紧急情况。也正是在这个时候，从业人员最有可能为了让手头的工作更"高效"地完成，而做出妥协甚至是放弃对职业责任的承诺。

支持年轻的专业人员开展同行合作与跨专业合作，通过开发整合性技术、分担责任、建立相互信任，最终坚持维护专业实践标准。

长久以来，医疗和教育行业中专业工作者习惯独立自主地制定策略并服务客户。然而，正如在本书中反复讨论的那样，单打独斗的时代正在迅速结束，现代社会的理论发展和实践经验都支持对复杂的社会需求给予综合性的处理模式。现在重要的是各级专业培训都要适应这种模式的转变。

专业人员应该了解不同利益相关者的期望，并将他们的利益和期望与专业实践标准进行比较。

教育和医疗行业从业者除了有独立决策的传统之外，都有忽视或公然抵制改革的倾向。诚然，改革派常常带有偏见和狭隘的利己主义。但是专业人士不能无视他们的要求，而是需要首先了解改革派的利益相关者，然后再接受或拒绝他们的期许。专业人士除了改变态度和习惯之外，还需要从利益相关者的角度考虑问题，理解他们的诉求背后的原因，从而与他们开展积极且有建设性的对话。

组织强大的专业协会——协会是一个与机构管理者、政治治理机制和公民文化利益集团融洽沟通的团体，也是一个保持职业规范的合法性，并持续关注客户的利益和需求的组织。

专业人士接受培训后会走上工作岗位，并必然面对管理者、监管机构和公民利益团体等不同层面的管理。这些外界因素对专业任务执行度并不重视，这需要专业人士在工作中不断强调专业规范和标准来加强他们的关注。比较遗憾的是，教育和医学方面的专业协会偏向于如何保护职业者，却没能系统性的改进专业实践中的问题，为此广受政府和社会的批评。下一代的专业人士还需要加强学习，学习如何创建和领导专业协会。

需要教授三种不同的伦理体系——强调遵守合理规则的义务伦理学；强调无害和提供有效的治疗的结果伦理学；以及亚里士多德提出的美德伦理学：强调尊重人的尊严和普遍人权。

教育工作者和医生需要学习如何进行严肃的道德和伦理分析，确保他们在执业时符合道德标准。他们需要了解道德伦理分析至少有三种不同的规范，并能够从所有三种不同伦理角度分析实践问题。

建立激励制度，对下列行为予以奖励：①为客户提供服务的同时与其建立良好关系；②进行工艺改良的同时兼顾人文关怀；③提升操作技能的同时，增强诊断的敏感性。

人们在社会和政府层面讨论如何调整教育和医学激励制度，最终达到加强道德建设和提升工作效率，但其中很多讨论狭隘且幼稚。在讨论中，重要的是要思考改变激励机制的实际后果，而不是仅仅基于对市场动态的简单理解去阐述意识形态立场。很明显，教育和医学这两种职业的激励制度目前并不理想。教师劳动力市场使最需要帮助的学生只能够得到欠缺能力和经验的教师辅导，而最有能力的学生往往才能师从于最有能力的教师。同样明显的是，医学方面的激励制度使真正的人才不愿从事初级卫生保健服务，因为大量的医疗投入集中在发病率相对较低的疾病上。不幸的是，如今的改革者对这两种职业中的经济激励制度几乎一无所知。因此，改革者们必须优先评估以及优化现有的激励机制，包括数量、质量和分配的事宜。

让大学成为专业服务提供者的合作伙伴，创建一个对既定职业惯例进行批判性审查的实践基地，为新技能的发展提供一个安全的港湾，确保研究项目能够解决该领域遇到的实际问题。

大学是培养专业人才的主要机构。它们对教育工作者和医生离开培训机构后学习新的教学和治疗技术产生了重大影响。然而,大学对其毕业生进行的实践(包含职业责任)影响是有限的。而工作场所的氛围,包括工作效率和遵守法规的情况,对专业实践规范的影响最大。大学能够也应该做得更好,最终能够让毕业生跟上不断变化的职业实践标准。

(陈翔,陈俊香,谭斯品,陈联英,于婷   译)